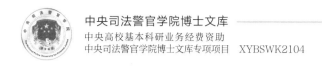

中央司法警官学院博士文库

中央高校基本科研业务经费资助

中央司法警官学院博士文库专项项目 XYBSWK2104

戒毒心理学

理论与实践

王春光 著

JIEDU XINLI XUE

LILUN YU SHIJIAN

法律出版社

LAW PRESS · CHINA

—— 北京 ——

图书在版编目（CIP）数据

戒毒心理学：理论与实践／王春光著. -- 北京：法律出版社，2023
ISBN 978 - 7 - 5197 - 7499 - 8

Ⅰ. ①戒… Ⅱ. ①王… Ⅲ. ①戒毒－精神疗法 Ⅳ. ①R163②R749.055

中国国家版本馆 CIP 数据核字（2023）第 013081 号

戒毒心理学：理论与实践 JIEDU XINLIXUE：LILUN YU SHIJIAN	王春光 著	责任编辑 慕雪丹 装帧设计 汪奇峰

出版发行 法律出版社
编辑统筹 法商出版分社
责任校对 赵明霞
责任印制 胡晓雅
经　　销 新华书店

开本 710 毫米×1000 毫米　1/16
印张 17.25　　　**字数** 288 千
版本 2023 年 3 月第 1 版
印次 2023 年 3 月第 1 次印刷
印刷 唐山玺诚印务有限公司

地址：北京市丰台区莲花池西里 7 号（100073）
网址：www.lawpress.com.cn
投稿邮箱：info@ lawpress.com.cn
举报盗版邮箱：jbwq@ lawpress.com.cn

销售电话：010 - 83938349
客服电话：010 - 83938350
咨询电话：010 - 63939796

书号：ISBN 978 - 7 - 5197 - 7499 - 8　　　　　　定价：69.00 元

凡购买本社图书，如有印装错误，我社负责退换。电话：010 - 83938349

前　　言

毒品是危害国家和社会的一大毒瘤,对其开展社会治理工作面临多重困难。《2021 年中国毒情形势报告》显示,截至 2021 年年底,全国现有吸毒人员 148.6 万名,按照国际惯例,每名显性吸毒人员背后可能还有 3～5 名隐性吸毒人员,所以,目前国内实际吸毒人数总量还较庞大,对吸毒人员开展禁毒和戒毒治疗工作仍面临着重大压力。事实上,吸毒人员滥用毒品,不仅给国家财富造成重大损失,他们在吸食毒品后冲动性和暴力攻击性增强,还对社会安全秩序造成重大影响。毒品的致瘾性和依赖性强,容易让吸毒人员成瘾,这给禁戒毒工作又设置了重重障碍。但是,加强对吸毒人员的戒治工作,帮助他们戒断毒品、摆脱毒瘾、保持操守,又是禁毒、戒毒一线工作人员的核心任务之一。

司法部于 2018 年提出"建立以分区分期为基础、以专业中心为支撑、以科学戒治为核心、以衔接帮扶为延伸"的统一模式,为规范全国司法行政戒毒工作提供了顶层设计。统一戒毒模式首次提出"以科学戒治为核心",科学戒治是一项系统性、专业性和实操性要求较高的工作,它既需要戒治相关领域、学科的基础理论支撑,又离不开具体矫治技术、方法的操作,但戒治问题归根结底还是解决戒毒人员这一"特殊人"的问题,而心理学在解决人的问题上具有得天独厚的优势。实际上,在当前戒治实务领域,心理学理论与矫治技术应用广泛且有实效性,心理矫治是戒毒矫治的核心技术手段之一,得到了基层禁毒、戒毒民警和戒毒人员的普遍认可和接受。

当下,在戒治实务工作中,仍缺少对心理学戒治理论与心理矫治技术的系统梳理和总结,特别是在对戒毒人员个体和群体系统而深入地认识上存在较大空白,对戒治对象的认识不清和不深入,严重影响了戒毒心理矫治工作的有效开展和质量体现。本书将针对戒毒实务领域的这一现实性问题,力求对心理戒治相关理论、戒治对象的心理行为特征与矫治技术的匹配等进行系统梳理和实战经验的总结,切实形成一套既有科学理论、科学原理作为基础,又有验证性好、可借鉴性强的技术方法为支撑的研究成果,切实解决戒治实务领域在科学戒治中面临的一些困惑和问题,像如何系统深入地认识戒毒人员、如何理性认识成瘾与复吸、如何科学评估和干预复吸等问题,为戒毒心理矫治实务工作提供智力支持和科学指导。

鉴于以上问题,本书主要分为三个层面的内容,即毒品基础知识和原理、如何认识戒毒人员这个"人"、如何对这个"人"进行矫治和干预,通过这三个层面内容的研究,实现对毒品及戒毒人员心理矫治工作的理论介绍和实践操作指导。

全书具体内容如下:

一是围绕毒品类型与成瘾机理、复吸相关理论展开。此部分内容主要体现于第一章"毒品与心理学概论"、第二章"毒品成瘾与复吸的主要心理学理论",通过这两章的撰写,全面且深入地阐述毒品基础知识和成瘾、复吸的基础原理和规律,让一线实务部门工作人员对毒品为何成瘾和复吸机制有较为全面的把握和理解,从而为毒品成瘾和复吸的心理矫治工作奠定基础。

二是围绕吸毒和戒毒人员是什么样的"人",他们特殊在什么地方,他们在面对毒品及相关线索时的心理行为反应特点是什么等核心问题展开。此部分内容主要体现于第三章"戒毒人员人口学特征"、第四章"戒毒人员的感知觉加工"、第五章"戒毒人员认知心理"、第六章"戒毒人员情绪加工"、第七章"戒毒人员意志心理"、第八章"戒毒人员行为特征"、第九章"戒毒人员人格特征",通过这七章内容的论述,生动而具体地给吸毒、戒毒人员个体和群体"画像",力求形象、客观地刻画这一特殊类型人员的心理行为特点和待矫治之处,像吸戒毒人员的感知、认知心理、情绪加工、意志心理、行为表现、人格特征等内容,从而为心理矫治技术和方法的选择提供靶点性证据。

三是围绕戒毒心理矫治的评估方法和主要矫治技术展开研究。此部分内容主要体现于第十章"戒毒人员心理矫治主要技术"、第十一章"戒毒人员心理行为评估技术",这两章的内容是在前面认识戒毒人员是什么"人"的基础上,归纳总结对戒毒人员心理矫治工作行之有效,又具有较强可操作性的心理行为评估和矫治技术、方法,为戒毒人员心理行为评估和矫治的具体实践工作提供借鉴和参考。

浩浩乾坤,岁月如歌。本书的问世,期待能够为戒毒心理学理论的突破性创新、药物滥用防治顶层思维的开拓、临床戒毒心理干预路径的高效探索,起到启迪和参考作用。本书既可作为高等警察院校禁毒、戒毒相关专业课程教材,也可作为法学、公安学、社会学、社会工作、公共卫生、神经精神等专业本科和研究生课程选用教本;本书以其全面而系统的戒毒心理学理论和方法论述特色,可为临床禁毒、戒毒一线专业人员提供一部全新的教科书式参考工具书。

最后,特别感谢中央司法警官学院博士文库项目对本书出版的资助,特别感谢法律出版社在出版过程中给予的指导帮助。由于著者水平有限,虽经反复审阅、校正,但疏漏、不妥之处在所难免,恳请各位专家和读者提出宝贵意见,以便修订和完善。

目　　录

第一章　毒品与心理学概论

毒品成瘾问题说到底还是人的问题。毒品,从作为改变人的精神心理状态的成瘾物质到滥用、依赖的非法物质,经由人的主动选择,个体在选择中去粗取精、加工提纯,让毒品更适应人的贪婪的需要和满足其原始的欲望。

了解毒品是如何作用于人的、人在与毒品互动中发生了哪些变化、这些变化产生了什么后果、是什么导致了人难以摆脱毒品等,这些问题的解答一方面有助于全面地了解毒品的全貌,另一方面有助于深入地探索戒除毒品的方法。

心理学是一门以探索人的意识、情绪、动机和行为等为目的的学科,要想彻底地认识吸毒人员,需要在认识人的基础上再去研究使用了毒品的人。因此,从这个角度来说,毒品和心理学的关系无疑是不可分割的,心理学为了解和认识吸毒人员提供了理论基础和实践指导。

本章以毒品对人的作用、心理学和戒毒的关系为主要内容,旨在探索毒品使用对人产生的生理和精神心理效应,以及心理学可在哪些方面对戒毒工作提供支撑。

第一节　戒毒心理学基础概念

每门学科都有一些常用的、基础且重要的概念。戒毒心理学作为心理学和药物依赖学的交叉学科,有些专业术语、概念兼顾了两门学科的属性,所以,有必要对戒毒心理学中涉及的一些基础而又常见的概念进行解析,从而让本书的读者们在看到常出现的概念、术语时不至于困惑或有歧义。

一、毒品

毒品是社会学与法学领域的术语。根据《刑法》第 357 条的规定,毒品是指鸦片、海洛因、甲基苯丙胺(冰毒)、吗啡、大麻、可卡因以及国家规定管制的其他能够使人形成瘾癖的麻醉药品和精神药品。由此可见，毒品与"药物""药品"是分不开的。

在临床上，毒品一般是指使人形成瘾癖的药物，这里的"药物"一词是一个广义的概念，主要指吸毒人员滥用的鸦片、海洛因、冰毒等，还包括具有依赖性的天然植物、烟、酒和溶剂等，与医疗用药物是不同的概念。《药品管理法》第2条第2款对临床药品的定义为："药品，是指用于预防、治疗、诊断人的疾病，有目的地调节人的生理机能并规定有适应症或者功能主治、用法和用量的物质，包括中药、化学药和生物制品等。"大多数毒品虽然也有药品的部分医疗属性，但对毒品的使用基本是失控和非医疗目的的。

另外，毒品并非"毒性药品"的简称。它是指出于非医疗目的而反复连续使用能够产生依赖性(成瘾性)的药品。从自然属性来讲，这类物质在严格管理条件下合理使用具有临床治疗价值，也就是说，在正常使用下，它并非毒品，而是药品，像吗啡、杜冷丁等有镇静、止痛的医疗效果，氯胺酮(俗称"K粉")在临床上对抑郁的治疗也有较好的效果等。不过，从社会属性来讲，如果为非正常需要而强迫性觅求，这类物质就失去了药品的本性，这时的药品就成了"毒品"。因此，毒品是一个相对的概念。当然，也有些物质依赖性强，早已被淘汰出药品范围，只视为毒品，如海洛因。还有些毒品从一诞生，就没有发挥过药品的作用，像冰毒等，基本是为了医疗之外其他目的而去使用的。

在学术研究领域，毒品这一概念常被"成瘾药物"替代，所以，本书中的毒品和成瘾药物是通用的关系。

二、吸毒成瘾

吸毒即吸食毒品，这种使用与医疗目的无关，在世界大多数国家是一种违法行为。我国《禁毒法》规定，对吸毒成瘾人员可以进行为期1~3年的强制隔离戒毒。2010年，公安部和原卫生部(已撤销)联合制定《吸毒成瘾认定办法》，该办法中对吸毒成瘾作了如下规定："吸毒成瘾，是指吸毒人员因反复使用毒品而导致的慢性复发性脑病，表现为不顾不良后果、强迫性寻求及使用毒品的行为，同时伴有不同程度的个人健康及社会功能损害。"这是从社会和医疗卫生的角度对吸毒成瘾进行的定义。

在学术研究领域，吸毒成瘾往往用"药物成瘾"(drug addiction)或"药物依赖"

（drug dependence）这两个术语。药物成瘾是指吸毒人员滥用具有致成瘾性作用的精神活性药物所导致的一种特殊精神和躯体状态。这种状态表现为吸毒人员对某种或多种药物强烈的"渴求"愿望和强迫性觅药行为，以求感受特殊的精神体验或避免因中断用药而产生的临床戒断反应。药物成瘾的形成是吸毒人员连续反复使用成瘾药物，使其中枢神经系统功能与结构发生改变，导致耐受、敏化、依赖形成，临床上表现为以精神心理障碍为特征的身心病理损害过程。当前，药物成瘾被认为是一种慢性复发性脑疾病，已形成相对广泛的医学共识。

药物成瘾以强烈的渴求和强迫性觅药状态为核心特征，一旦吸毒人员停止用药或减少用药，即出现明显甚至非常严重的临床戒断症状和负性心理反应，使滥用个体表现为连续不断地反复用药，即便中断用药很长时间，仍因强烈的渴求而表现出极高的复发（复吸）行为，这种以精神障碍和心身疾病为特征的病理状态，被称为药物成瘾（依赖）或毒品成瘾（依赖）。

在戒毒实务部门，吸毒成瘾又往往与毒品成瘾这一概念通用。本书中，吸毒成瘾与毒品成瘾也同属一个概念范畴。

三、吸毒人员与戒毒人员

（一）吸毒人员

从字面理解，吸毒人员是指吸食或使用毒品的人。2007年12月全国人民代表大会常务委员会通过的《禁毒法》规定："国家采取各种措施帮助吸毒人员戒除毒瘾，教育和挽救吸毒人员。"在管控上，公安机关可以对涉嫌吸毒的人员进行必要的检测，被检测人员应当予以配合；对拒绝接受检测的，经县级以上人民政府公安机关或者其派出机构负责人批准，可以强制检测。公安机关应当对吸毒人员进行登记。

在学术界，不同的学科领域对"吸毒人员"作了不同的界定。在医学界，吸毒人员指长期使用毒品导致大脑化学物质和内部结构发生不良变化的生物个体。在法学界，吸毒人员指因吸食或注射毒品而违反《禁毒法》规定的自然人。在社会学中，吸毒人员是指通过吸毒对自身肌体和社会生活造成严重伤害的社会个体。虽然各学科对吸毒人员作出不同解释，但在本质认定上具有共性，即均认定吸毒人员为吸食、使用毒品的人。本书结合医学界与法学界综合吸毒人员的定义，即吸毒人员指因吸食或者注射毒品导致大脑化学物质和内部结构发生不良变化的并违反相关法律法规的人员。

（二）戒毒人员

戒毒人员指正在进行戒毒的人员。与吸毒人员一样，不同的学科领域对戒毒人员的认识也不同，在医学界，戒毒人员指因慢性长期使用毒品导致中枢神经系统与其他机能受损后停止使用毒品的个体。在法学界，戒毒人员是指因吸食或注射毒品而违反《禁毒法》规定而被强制戒毒的人员。在社会学中，戒毒人员是指停止继续给社会和个人造成危害性的社会个体。虽然各学科对戒毒人员的认识存在差异性，但也有共性的地方，即戒毒人员是曾经吸毒并给自己和他人造成危害而又停止损害的个体。本书综合医学与法学对戒毒人员的认识，对戒毒人员定义为：慢性使用毒品造成神经系统及其他机能损害，因法律禁止或其他原因而停止吸毒的人员。

在我国，戒毒人员主要有四种类型：自愿戒毒人员、社区戒毒人员、强制隔离戒毒人员和社区康复戒毒人员。本书中的戒毒人员主要指在某种机构或场所接受医疗、管理教育戒治下的戒毒人员，既包括强制戒毒人员，也涵盖了自愿机构里的戒毒人员，如戒毒医疗机构、戒毒康复所的戒毒人员。

四、复吸

复吸一般是指戒毒人员在停止吸毒一段时间后，又开始使用戒毒前所滥用的成瘾物质，如海洛因、甲基苯丙胺（俗称"冰毒"）等，并较快地达到停止吸毒前的毒品剂量的行为。复吸是治疗难点，也是吸毒成瘾的表现。复吸现象不仅在吸毒人群中是一个普遍存在的问题，而且是禁毒、戒毒工作一直在解决的难题。复吸不仅是戒毒人员简单的个人问题，更有复杂的社会原因。减少复吸行为不仅要戒毒者自己有较强的戒毒动力和意志力，更需要家庭、社会等各方的关怀与政府的大力支持。

"复吸"这一概念，在临床上又被称为"复发"（relapse），是指在戒断一段时间后，重新使用之前所依赖的成瘾性物质，并且很快恢复到戒断前的用药水平。三大因素与复发有关：应激刺激、环境线索刺激、再次使用成瘾性物质。处于物质依赖康复期的人员，常常对应激刺激敏感，应激可以诱发其强烈渴求，导致复发。由于敏化反应，戒毒人员对所依赖的药物非常敏感，重新使用药物，即使是非常少量的药物，也可以点燃渴求。进入药物使用环境，可以条件反射性诱发渴求，同样能够导致复发。但复发并不意味着一定是戒毒失败,戒毒者往往从复发中获得经验,这对于有戒毒动机的患者非常重要。

本书中,为了和戒毒实务工作更贴近,我们主要使用"复吸"这一概念,主要专指戒毒人员戒断后又重新持续使用毒品的行为。

五、戒毒心理矫治

戒毒心理矫治是戒毒心理学的核心部分之一。结合实际工作来讲,戒毒人员心理矫治含有矫正与干预治疗两层含义。矫正主要针对戒毒人员偏差或错误的认知和行为变量,干预治疗则主要针对其受毒品损害的情绪、注意、决策、记忆、意志力等功能性部分。

戒毒人员心理矫治的主体在本书中统称为"戒毒工作人员",泛指与戒毒心理矫治工作相关的所有工作人员,如心理访谈人员、心理档案管理人员、心理评估工作人员、心理咨询人员、戒治项目训练人员、回归社会衔接人员等。戒毒工作人员可参与个别访谈、心理档案管理、心理评估、心理咨询与干预、戒治项目训练、社会衔接评估与训练等工作环节与内容。

心理矫治的对象是戒毒人员,本书中的戒毒人员一般是指经过生理脱毒期之后的人员。对戒毒人员心理矫治的内容既涉及一般性心理问题,如环境适应、自我探索、人际关系等;也要开展戒毒矫治相关的内容,如吸毒有关的情绪处理、戒毒动机、行为控制、渴求、防复吸训练等。

总之,这些基础和常用的概念贯穿了本书的大多数章节,故有必要对这些概念、术语的内涵与外延进行规范性的设定,从而避免理解上的偏差或歧义。戒毒工作是一项与社会紧密关联的工作,所以,本书中的一些术语、概念采用了一些社会学、法学等学科领域的术语与概念,但这些术语和概念和医学、心理学等学科领域的术语、概念在含义上是相通的。

第二节　常见毒品类型与毒性作用

毒品按不同的标准、属性可划分成不同的类型,不同类型的毒品毒性作用与精神心理效应又存在较大差异性。对毒品毒性、毒理性质的认识和精神心理效应的把握,可以从生化、生理、心理等不同的角度认识毒品的危害和功能性损害,从而为毒品治理与戒毒人员戒治工作的开展提供基础性的理论知识。

近年来，新精神活性物质层出不穷，吸食者越来越多。《2020 年中国毒情形势报告》提到，新精神活性物质滥用时有发现，花样不断翻新，包装形态不断变化，并有吸毒人员滥用新精神活性物质替代常见毒品的趋势，说明新精神活性物质的滥用已不容忽视。本书将海洛因、冰毒等吸毒人员常用的毒品称为"常见毒品"，将新出现的、被国家相关法律法规列管的新精神活性物质称为"新兴毒品"。

一、常见毒品类型的划分

常见毒品的划分，按不同的标准，可划分成不同的类型。每种类型的划分，代表了对毒品不同侧面的了解。

服用剂、吸食剂和注射剂。按使用方式，毒品可分为服用剂，如亚甲二氧基甲基苯丙胺（俗称"摇头丸"）、盐酸二氢埃托啡、三唑仑等；吸食剂，如氯胺酮、可卡因、冰毒等；注射剂，如吗啡、杜冷丁、海洛因等。一般来说，注射的方式会使毒品产生的药物效应最强，但也往往代表着成瘾程度较重。

硬性与软性毒品。按毒性相对大小和成瘾的速度来分，硬性毒品包括鸦片、吗啡、海洛因、可卡因和盐酸二氢埃托啡等麻醉品；软性毒品主要有兴奋剂（如苯丙胺类）、致幻剂（如大麻）、镇静剂类（如可待因）毒品。硬性毒品相对软性毒品毒性更大，成瘾的速度相对较快，但也存在个体差异性。

天然、半合成与合成毒品。按生产方式，天然毒品是指从原植物中提取的毒品，如鸦片、大麻、可卡因等；半合成毒品是由天然毒品与化学物质合成而得的毒品，如海洛因、可卡因等；合成毒品是完全用有机合成的方法制造的毒品，如冰毒、"摇头丸"等。通常来说，合成毒品相对于天然毒品，对个体的中枢神经系统损害性更大。

抑制剂、兴奋剂和致幻剂。从毒品对人中枢神经的作用看，可分为抑制剂、兴奋剂和致幻剂等。抑制剂能抑制中枢神经系统，具有镇静和放松作用，如阿片类。兴奋剂能刺激中枢神经系统，使人产生兴奋，如苯丙胺类。致幻剂能使人产生幻觉，导致自我歪曲和思维分裂，如大麻类、麦角二乙酰胺（Lysergic acid diethylamide，LSD）等。

"第一代"、"第二代"与"第三代"毒品。按照成瘾物质的流行时间来划分，可分为"第一代"、"第二代"、"第三代"毒品。"第一代"毒品在 2000 年以前流行，主要包括阿片类、可卡因、大麻类物质，它们的共同特征是均具有镇痛镇静、致欣快和呼吸抑制作用,成瘾性极强,过量使用极易导致死亡,是我国1990—2000年主要流行的滥用物质。"第二代"毒品自2000年以来流行,主要包括苯丙胺类兴奋剂,如冰毒、"摇头丸",滥用后可出现严重焦虑、偏执、失眠和攻击性,甚至产生自伤自残和杀人行为;致幻剂类,如氯胺酮和麦角二乙酰胺,这类物质长期滥用可产生耐受性和成瘾性,严重损害滥用者的身心健康,如出现妄想、视力下降、动机缺乏、情绪波动、沟通困难、荒谬思维、不能区分现实与幻觉、精神病性症状、极度焦虑和抑郁、自杀观念/倾向和暴力行为等。"第三代"毒品自2010年以来流行使用,被称为"新精神活性物质",主要包含兴奋剂类,如甲氧麻黄酮(喵喵)、哌醋甲酯(俗称"聪明药");镇静剂类,如 γ - 羟基丁酸(γ - Hydroxybutanoicacid, GBH)和氟硝西泮(Rohypnol);迷(致)幻剂类,如苯乙胺类化合物衍生物(NBOMe 等);合成大麻素类,如 Spice(K2)等;合成阿片类物质,如乙酰芬太尼、丁酰芬太尼、卡芬太尼等多种芬太尼类物质等。新精神活性物质的共同特征是改变人的精神心理状态,让吸食者产生心理依赖性。

二、常见毒品的毒性作用

常见毒品类型的毒性作用按阿片类、苯丙胺类、致幻类三种类型进行阐述,三种类型的毒品基本包含了我国法律管制的主要毒品。

(一)阿片类毒品的毒性作用

阿片类毒品包括鸦片、海洛因、吗啡、杜冷丁等常见的毒品种类,可以通过多种给药途径进入体内,通过激动中枢和外周神经的阿片受体,抑制突触神经递质而起到镇痛、镇静、欣快等作用。

由于本类药物有较强的毒性反应,急性中毒可导致恶心、呕吐、呼吸抑制、瞳孔缩小甚至导致呼吸、循环衰竭而死亡。

阿片类毒品长期反复使用,会对全身各系统造成不同严重程度的慢性损害:(1)中枢神经系统损害包括慢性间质性脑损伤、脑水肿、局灶性脑梗死、锥体外系病变、脑部炎症、智能障碍、横断性脊髓炎等;(2)呼吸系统损害,烫吸阿片类物质者,几乎全部有鼻炎、咽炎、喉炎、气管—支气管炎,也易发生肺炎、支气管哮喘,还可发生肺栓塞、肺水肿;(3)心血管系统损害,如细菌性心内膜炎、心肌病、心律失常、心肌梗死、心功能障碍等;(4)消化系统损害,如营养不良、萎缩性胃炎、消化性溃疡、胃节律紊乱、肝功能损害、肝炎等;(5)免疫系统损害,如细胞免疫功能降低、体液免疫功能降低等;(6)内分泌系统损害,包括内分泌腺体或内分泌组织受损,内分泌系统功能异常等;(7)泌尿及生殖系统损害,如尿潴留、性功能减退、月经异常(停经)等;(8)皮肤及内脏感染,包括皮肤局部细菌感染(如皮肤脓肿、蜂窝织炎、化脓性血栓性静脉炎)、疥疮、破伤风等,化脓性脑膜炎,化脓性关节炎,化脓性骨髓炎,肾小球肾炎,性病等;(9)病毒感染,如 HIV 感染、HBV 感染、HCV 感染、巨细胞病毒感染等。

(二)苯丙胺类毒品的毒性作用

苯丙胺类兴奋剂主要是指苯丙胺及其同类化合物,包括:安非他明、冰毒、摇头丸3,4 - 亚甲二氧基乙基苯丙胺(3,4 - methylenedioxyethyl amphetamine, MDEA,也是"摇头丸"的成分)、麻黄碱(ephedrine)、芬氟拉明(fenfluramine)、西布曲明(sibutramine)、哌甲酯(methylphenidate)、匹莫林(pemoline)、伪麻黄碱(pseudoephedrine)、甲卡西酮(methcathinone)等,主要通过激动中枢和外周的多巴胺(Dopamine,DA)受体、5 - 羟色胺(5 - hydroxytryptamine,5 - HT)受体等,刺激突触神经递质而起到兴奋、欣快等作用。

苯丙胺类兴奋剂急性中毒反应可引起收缩压和舒张压升高,低剂量时由于心输出量增加而反射性地降低心率,高剂量时则可出现心动过速和心律失常,呼吸速率及深度增加,出汗等症状。也可同时出现头痛、发热、心慌、疲倦、瞳孔扩大和睡眠障碍等症状。部分急性中毒者还可能出现咬牙、共济失调、恶心和呕吐等症状。

长期大量滥用苯丙胺类兴奋剂者,可出现躯体多系统的损害。比如,由于滥用期间厌食和长期消耗,吸毒人员体重明显下降。又如,由于在滥用时可能有磨牙动作,长期吸毒人员常会出现口腔黏膜的磨伤和溃疡。再如,长期吸毒人员常还会损害运动神经系统,像出现肌腱反射增高、运动困难和步态不稳等表现。

(三)致幻类毒品的毒性作用

致幻剂类毒品主要指 LSD、K 粉、摇头丸、大麻等毒品种类。致幻剂毒品进入人体后,会阻断 5 - 羟色胺 2A 受体神经传导,使机体发生生理变化,产生一种新的机能而影响人的感知觉系统,使吸毒人员对周围世界的感知觉加工发生改变。

致幻剂对人体的急性毒副作用表现如下:使吸毒人员能产生栩栩如生、富有鲜明色彩图像的幻觉,使人有神秘的昏昏然的感觉,可用以解除疲劳和饥饿感。

吸毒人员幻觉鲜明生动,通常为视幻觉,包括明亮的色彩、几何图案或动物形象。另外,其有增强性行为的刺激作用,也可产生中枢植物神经刺激症状,如瞳孔扩大、心动过速、血压升高,还可引出肢体反射亢进和静止性震颤、恶心、呕吐等情况。

长期滥用致幻剂类毒品对身心系统可产生严重的损害。以"摇头丸"为例,长期服用可导致精神恍惚、抑郁、睡眠障碍、焦虑和偏执等心理损伤;身体损伤包括肌肉紧张、肌肉萎缩、不由自主地咬牙、恶心、疼痛、寒战或盗汗等,并可使心率加快、血压升高,对于具有循环系统疾病或心脏病的人尤其危险。

三、常见毒品使用的精神心理效应

了解和掌握不同类型毒品对吸毒人员所产生的精神心理效应,对于开展心理干预和治疗工作具有现实性指导意义,本部分还是按阿片类、苯丙胺类、致幻类三种类型进行阐述。

(一)阿片类毒品使用的精神心理效应

1.急性使用阿片类毒品的精神心理效应

阿片类毒品在使用后往往会引起心理行为的改变。以海洛因使用为例,吸毒人员的快感体验可分为两个时期。(1)短暂"过电"体验期:强烈快感在吸毒群体中常称为"冲劲"或"闪电",并将其表述为"飘飘欲仙、销魂极乐"或"难以言表的比性高潮更强烈的快感",约历时数十秒至数分钟后吸毒人员便进入似睡非睡的松弛状态。(2)持续"升仙"体验期:此期也称"麻醉高潮"或"行星",生理上表现为组胺释放、毛细血管扩张、周身发红、皮肤发痒、抓搔极感舒适;心理上表现为所有不愉快感、焦虑感、罪恶感、自卑感、疲劳感、饥饿感、躯体不适感等均一扫而空,而呈现平安宁静感、美妙舒适感、陶醉感、解脱感、想入非非感、羽化成仙感,此期可延续0.5~2小时。

快感体验之后的3~6小时,吸毒人员的感觉良好,精神振作,能投入正常生活状态,但过后若不再次吸毒就会出现戒断综合征。无论是为了追求快感还是避免戒断综合征,吸毒人员必须在"药劲"刚刚消失或戒断综合征刚刚出现时再次吸食海洛因。

2.长时滥用的精神心理效应

长时滥用阿片类毒品会引发心理渴求(craving),吸毒人员常将其称为"心瘾"、"想瘾"或"意瘾"。心理渴求为内在心理体验,与阿片类物质的欣快效应、吸毒人员的快感体验和关联记忆有关,常难以克制,具有本能的驱策力,受其驱使吸毒人员常出现强制性觅药行为(外在的行为表现)。吸毒人员心理渴求出现时常心神不宁(内在表现),一心想着吸毒,专注于吸毒快感的记忆。随着吸毒人员成瘾程度的加深,其心理渴求也会越发强烈,成为导致戒毒人员复吸的核心因素之一。

长时滥用阿片类毒品也会引发吸毒人员的强迫性觅药行为。为了得到毒品,吸毒人员常想方设法、不择手段(甚至不惜违法犯罪)搞到毒品,带有明显的强迫性和不可控制性,具有"不达目的誓不罢休"的特点,此称为强迫性觅药行为(compulsive drug – seeking behavior)。强迫性觅药行为是指吸毒人员不顾一切后果而冲动性使用药物的行为,是自我失控的表现,它和长期使用毒品对前额叶—纹状体环路功能的破坏直接相关。

长时滥用阿片类毒品还可导致戒断症状。阿片类毒品的戒断症状主要体现在躯体反应上,像疼痛、恶心、食欲下降、胸闷、气短、流涕、怕冷、寒战等,其在精神心理上的戒断反应通常表现为焦虑、烦躁不安、坐卧不宁、抑郁、睡眠障碍等,偶见错觉、幻觉、谵妄等。吸毒人员因停止吸食或减少吸食量而产生的戒断症状和体征可通过再次吸食足量毒品而快速消除,这也使戒断症状成为戒毒人员复吸的核心因素之一。

(二)苯丙胺类毒品使用的精神心理效应

1. 急性使用苯丙胺类毒品的精神心理效应

急性使用苯丙胺类毒品后可使吸毒人员体验到兴奋、欣快感或焦虑不安,同时表现为自信心和自我意识增强、警觉性增高、精力旺盛、饥饿感及疲劳感减轻等,并可出现判断力受损。行为上表现为活动增多、话多、易激惹、坐立不安。毒品继续增加时,吸毒人员可出现严重的焦虑情绪、情感表现愚蠢且不协调,其思维联想松散、逻辑性差,并可在意识清晰的状态下出现幻觉(以幻听、幻视多见)、多疑、妄想(以被害妄想、关系妄想多见),其症状表现与偏执型精神分裂症的症状相似,但他们又未完全失去自知力,因此被称为"假阳性"精神病,临床上要注意鉴别。在精神症状的影响下吸毒人员可出现明显的冲动、攻击行为,还可伴有兴奋、谵妄等症状。他们在言语上语速增快,表达含糊不清或持续言语,在行为上表现为刻板动作,一个行为(如擦桌子)可持续数小时或十几个小时而不感疲倦。

2. 长时滥用苯丙胺类毒品的精神心理效应

长时滥用苯丙胺类毒品的吸毒人员存在认知功能损害,主要包括决策功能、抑制反应、计划、学习、记忆及注意、动机等方面的损害。在长期吸食毒品人员中，最初用药后的欣快感往往代之以突发的情绪变化，表现为情绪不稳、易怒、易激惹，后者表现为因小事而大发脾气。长期吸毒人员还会表现出冲动性的增强，如冲动性攻击行为、冲动性觅药行为等，这可能是长期滥用苯丙胺类毒品损害了前额叶—杏仁核神经环路的功能所导致的。

（三）致幻类毒品使用的精神心理效应

1.急性使用致幻类毒品的精神心理效应

急性使用致幻类毒品可引发感觉和精神心理的异常变化。感觉变化包括：物体的形状扭曲、颜色改变、注意力无法集中、自我感觉听力显著提高，少数情况下会出现感觉错乱（如听到颜色、看到声音等）。精神心理变化表现为：情绪改变（欣喜、悲伤或易激惹）、紧张、时间感扭曲、无法表达自己的想法、人格解体、梦境般的感觉和视幻觉。

2.长时滥用致幻类毒品的精神心理效应

长时滥用致幻类毒品最大的危险显然是其精神效应。长期吸食致幻类毒品会引起认知功能的改变，人格解体，会促发精神病或抑郁症的发病，有时甚至会诱发吸毒人员的自杀。长时吸毒人员还会出现"闪回"（Flash Back）现象，所谓"闪回"就是待药效消失一段时间后，使用者在体内不存在致幻剂的情况下又体验到了致幻剂所引起的某些感觉效应。这些效应多数是视幻觉，有时可以持续数月甚至数年，但是致幻剂使用的频率与闪回的发生频率并无关系。

长时滥用致幻类毒品也会导致吸毒人员心理行为的变化。吸毒人员最常见的是人格改变，即长期使用后外表显得呆板、不修边幅、反应迟钝。另外，其还会导致吸毒人员记忆力、计算力和判断力下降而影响工作。青少年使用后容易形成一种被称为"动机缺乏症状群"的情况，表现为情感淡漠、缺乏进取精神、人格与道德沦丧、对事物缺乏兴趣和追求，导致上述现象的原因可能是致幻类毒品蓄积慢性中毒后引发的心理和行为表现。

总之，对不同类型毒品的毒性作用和精神心理效应的认识和了解，有助于从心理行为的角度对戒毒人员开展专业帮助提供理论指导，如我们在进行心理干预和治疗过程中，对戒毒人员的精神症状和心理行为的异常表现能够知道其源头所在，从而提出有针对性的干预和治疗方案与措施。

第三节　新精神活性物质的管控与戒治

2010 年以来,包装精美的"糖块"、香醇可口的"巧克力"、外表酷炫的"饮料"、酷感新奇的"卡通"贴纸……不经意间,这些看似普通的食品、饮料、日常用品却被添加了一种叫"新精神活性物质"的东西,对青少年及成人世界正产生着深刻的影响。

这些物质绝大多数为新出现的事物,多为现有非法精神活性物质的衍生物或类似物,因尚未被纳入联合国《1961 年麻醉品单一公约》和《1971 年精神药物公约》管制,故被称为"新精神活性物质"。因此,联合国毒品和犯罪问题办公室(The United Nations Office on Drugs and Crimes,UNODC)发布的《2013 年世界毒品问题报告》对新精神活性物质的定义是,以纯粹或配剂形式出现,没有被联合国国际公约管制,但可能对公众健康造成危害的物质。我国学者张黎、张拓对新精神活性物质的定义为:所谓新精神活性物质,是指尚未被我国规定管制的能够使人形成瘾癖,其滥用问题已经对公共健康安全造成现实危害或潜在威胁的精神活性物质。

新精神活性物质的字面意思为新型的、作用于精神状态的物质。因此我们可以将其理解为"新"的精神活性物质,那么其基本属性综合表现为以下几点:第一,新精神活性物质的本质是精神活性物质,其作用于人的思维、情感、意志等精神心理层面,能够使人产生兴奋、抑制、麻醉和致幻等效果,并具有成瘾性,能够使人产生依赖性并形成瘾癖;第二,区别于其他精神活性物质,新精神活性物质的"新"是指最新被滥用的,对公众健康造成了新的威胁;第三,新精神活性物质未被列入管制名单,不受法律约束和管控,一旦被列入管制名单后,就成为"毒品",受法律约束和管控。

一、新精神活性物质与毒品的关系

新精神活性物质被不少媒体称为"第三代毒品",又称"实验室毒品"。说到"第三代"毒品,我们先简要回顾一下国内毒品的发展历程。"第一代"毒品主要包括阿片类、大麻类物质,植物性成分占比比较大,躯体依赖性大于精神依赖性;"第二代"毒品主要包括苯丙胺类兴奋剂、致幻剂类、类阿片类镇痛药等,化学合成的占比比较大,精神依赖性强于躯体依赖性。

实际上,将新精神活性物质统称为"第三代毒品"并不是那么严谨的。如果从广义上来说,凡是带有毒性作用,对人体身心健康产生影响的物质都可以泛指为"毒品",从这个角度来说,新精神活性物质可以泛称为毒品。不过,我们经常所说的"毒品"是指法律意义上的毒品,即具有成瘾性、危害性且被国家法律法规列管的物质。新精神活性物质虽具有毒品的成瘾性与危害性属性,但未必都会及时被列入相关法律法规管制的行列,所以,新精神活性物质未必都是法律意义上的"毒品"。

只有被列入管制的新精神活性物质,才是真正意义上的"第三代毒品"。国内对新精神活性物质列管的法律依据主要是《非药用类麻醉药品和精神药品列管办法》,该办法采用附表的方式对新精神活性物质进行列管。截至2019年12月,我国共列管了170种新精神活性物质和整类芬太尼类物质。2021年5月11日,国家禁毒委员会又宣布将合成大麻素类物质进行整类列管,并新增列管氟胺酮等18种新精神活性物质,这意味着截至2021年5月,国内"第三代毒品"的队伍已壮大至188种。但比起全球报告的1000多种新精神活性物质,我国所列管的新精神活性物质仅是其中的一小部分。

"第三代"毒品其实并不神秘,在某种意义上,它们还是"旧相识"。因为从源头上来说,"第三代"毒品是"第一代"与"第二代"毒品的衍生物或类似物,不法分子为了逃避监管或打击,对现有的化学合成毒品或天然原植物进行化学结构的部分修改、创新或加工生产,制造出不受联合国《麻醉品单一公约》《精神药物公约》以及世界各国国家相关法律法规所管制,具有与管制药品相同、类似或更强作用效果,会对公众健康造成威胁或危害,存在被滥用可能的单一物质或混合物质。所以,"第三代"毒品只是在前两代毒品基础上的衍生和发展,同前两代毒品有着千丝万缕的联系。

正是由于"第三代"毒品与"第一代"、"第二代"毒品切割不断的关系,纵使"第三代"毒品变化多端,如以多种形式、多面效应、多样品种面世,但其众多变化仍离不开三大类型:兴奋剂、抑制剂与致幻剂。也就是说,它们发挥作用,无外乎使滥用者的精神状态处于兴奋、镇静(欣快)、幻觉等情形。以卡芬太尼为例,它是阿片类毒品的衍生物,作用与吗啡和海洛因相似,药效却是吗啡的数十倍到一万倍,可产生极度欣快感,只需0.02克的微小用量,就足以使一名成年人毙命,极易过量导致死亡。

因此，"第三代"毒品虽然披着新精神活性物质的外衣，但万变不离其宗，其原形上还是"第一代"、"第二代"毒品的化学结构。只不过经过不法分子的改良，它的精神作用效应可能更强，成瘾性与危害性更甚，更需要引发我们的警惕和抵制。

二、新精神活性物质滥用特点

当下，新精神活性物质往往以"合法"的标签示众。比如，"合法嗨药"、"草本兴奋剂"、"舞会丸"、"合成养生药"、"合成大麻"、"草本迷幻剂"、"浴盐"、"植物化肥"、"草本香料"、"房间除味剂"、"壮阳茶"、"社交活化剂"和"研究用化学物质"等名称，用以逃避监管和打击。再加之其包装形形色色、伪装多变，真假难辨、迷惑性和欺骗性极强，正呈现出泛滥流行的态势。

新精神活性物质的泛滥呈现出以下特点：

一是制造方法简便，原料易得。新精神活性物质在实验室中通过物理或化学的方法改变管制毒品的分子式就能合成，且化学分子式和制造工艺可以通过互联网、师徒传授等渠道获得，一旦某种物质被管制，紧接着就会有新的物质被合成出来成为替代品。由于中国庞大的化工加工产能，化学原料易得，使中国已成为新精神活性物质的重要生产地。因此，"第三代"毒品制造方法简便，原料易得，故致非法市场上的"第三代"毒品千奇百怪，层出不穷。

二是价格低廉，受众广泛。相对于"第一代"、"第二代"毒品，新精神活性物质由于制造方法简便，原料易得，故其价格就相对低廉，如网络上流行的"小树枝"，成本价在10元以内，销售价在数十元至百元之间，大多数人都能负担得起，如从普通上班族到在校学生，都可承受得起，其受众群体就会更广泛。

三是药效作用更好，致瘾性更强。新精神活性物质被选择的主要原因则是它的成瘾性及其产生兴奋、镇静、致幻的作用更强；吸食感受更舒服、更愉悦；药物作用比"第一代"、"第二代"毒品温和，持续性久等，这些都是新精神活性物质作为"第三代"毒品的突出卖点。例如，合成大麻素（被禁的"上头电子烟"主要成分为合成大麻素）作为大麻的替代品和辅助品，其结构与天然大麻完全不同，但其使用后产生的欣快感、幻觉等与大麻相似，其作用效果也是大麻的几十倍甚至上百倍；哌嗪类物质是"聚会药物"和"派对药丸"的主要成分，它的兴奋和致幻作用比较温和，而且持续的时间更长。正是由于新精神活性物质的这些优势特征，使它一上市，就受到使用者的普遍"喜爱"与接纳。

四是披上合法外衣，诱骗社会大众。不法分子将新精神活性物质作为新的

"商机",这些物质被包装成药品、饮料、香烟等,在公共娱乐场所、网上商城等售卖,并宣称这些物质不属于毒品,利用社会大众的猎奇心理,诱骗他们进行尝试。同时,继续依托原有的毒品流通渠道和消费市场,向既有吸毒人群兜售所谓合法的、安全的"新药",用以替代"第一代"、"第二代"毒品的使用,继续拖拽吸毒人员滑向毒品的深渊。

五是销售渠道更加隐蔽,执法难度大。不法分子把新精神活性物质掺杂于食物、饮料、日常用品等之中,从表面上很难识别出来,并且打破传统的交易方式(面对面),通过物流、快递等形式进行递送,且在网络进行交易支付,这种销售方式和渠道往往比较隐蔽,执法取证难度较大,在一定程度上助长了贩毒分子的气焰。

六是检测手段滞后,吸毒处罚困难。新精神活性物质品种多,更新快,即使已被国家法律法规列管为管制药物的新精神活性物质,利用传统的检测方式,像尿检、唾液检测等手段,可能结果为阴性,检测不出其毒品成分,这就为吸毒行为后续的处罚制造了困难。如果不对"第三代"毒品吸毒人员进行处罚,那么,就会让吸食者及周围的人误认为新精神活性物质不是毒品,从而会诱使更多的人去尝试。所以,还应结合"第三代"毒品的化学特性,加快研发新的检测手段,为打击新精神活性物质吸毒行为提供技术手段。

2020年新冠肺炎疫情暴发以来,受疫情与国内外经济形势的影响,人们的精神压力普遍增大。"第三代"毒品主要作用于个体精神状态的改变,迎合了人们提升精神活性和"减压"的需求,这也使它们在不同的群体中都有滥用的趋势,也改变了以往借助毒品进行社交、娱乐的使用模式。

值得一提的是,"第三代"毒品在青少年群体中的流行趋势更应值得关注。"第三代"毒品的兴奋、欣快、致幻等药物效应满足了青少年追求刺激、新奇、与众不同的心理感受,再加上其包装精美,名称怪异,较好地满足了青少年个性表达的愿望,所以,"第三代"毒品在青少年群体中深受欢迎。但是,长期滥用这些毒品,不仅容易导致恐惧、焦虑、过度紧张等问题,还会引发精神疾病进而造成永久性的精神创伤,给青少年滥用者造成不可逆转的健康损害。

三、新精神活性物质的种类与精神心理效应

随着毒品形势的发展,新精神活性物质的种类更新速度迅猛,不断有新的品种被制造出来,据 UNODC 历年发布的报告显示,在2009年全球范围内的新精神活性物质仅有166种,而截至2017年,全球共报告了803种新精神活性物质。现

对主要类型进行介绍。

（一）兴奋剂类

典型代表如甲氧麻黄酮（喵喵）、哌醋甲酯（聪明药），其作用类似苯丙胺、可卡因和"摇头丸"，使用后可使人感觉精力充沛、情绪高涨、活动增多、思维加快、言语增多、欣快。大量吸食可导致精神病样症状，如幻觉、知觉分离、意识不清等。

（二）镇静剂类

典型代表如 γ－羟基丁酸（GHB）和氟硝西泮（Rohypnol），作用类似于苯二氮䓬类药物，可使人欣快、放松或睡眠、丧失记忆。高剂量使用可引发中毒反应，像松弛、欣快、混乱、嗜睡、恶心、呕吐、易激动、眼球震颤、外周视觉丧失、幻觉、短时健忘症、心搏徐缓、呼吸抑制、呼吸暂停、昏迷等，严重时可诱发猝死等危险性后果。

（三）迷（致）幻剂类

典型代表如苯乙胺类化合物衍生物（NBOMe 等），作用类似于麦角二乙基酰胺（LSD）、"迷幻蘑菇"和"K 粉"，可改变人的感知觉和出现幻觉（幻视、幻听），产生欣快感、热情增加、"开悟"和与周围世界分离等。大量使用可致精神过度兴奋，产生焦虑人格解体等，对吸食者和社会将造成无法预估的后果。

（四）合成大麻素类

典型代表如 Spice（K2），其作用类似于大麻，但作用更强和更复杂，可产生陶醉感、放松、意识改变、大脑脱抑制、精力充沛和欣快。长期吸食合成大麻素类，会产生心血管系统疾病及精神错乱，其成瘾性和戒断症状也与天然大麻类似。合成大麻素常常被高比例地混合使用，在药理上，药物可以在人体内发挥协同作用，可使人获得欣快感，具有抗焦虑、抗抑郁等效果，但大量吸食则会引起偏执、心悸以及幻觉。

（五）合成阿片类物质

典型代表如乙酰芬太尼、丁酰芬太尼、卡芬太尼等多种芬太尼类物质，作用与吗啡和海洛因相似，是吗啡作用的数十倍到一万倍，可产生极度欣快感，极易过量导致死亡。长期滥用合成阿片类物质,极容易形成精神依赖,出现严重的戒断反应,让戒断者痛不欲生。

除此之外,还有苯二氮䓬类、苯乙胺类、哌嗪类物质等,种类繁多,结构复杂,几乎在药理上都具有成瘾性。合成的新精神活性药物不断调整分子极性和结构,使药品进入人体后,中枢神经系统作用增强,对吸食者的身体和精神造成极大的威胁。了解新精神活性物质的毒性作用,是为了更好地监管和监控,以减少其对个人、家庭和社会的危害。

四、新精神活性物质的管控与戒治

未来,在较长的一段时间里,新精神活性物质与"第一代""第二代"毒品并列叠加存在情形还将维持一段时间。随着新精神活性物质品种的不断出现,被列管的新精神活性物质成为"毒品"的范围也会越来越大,届时,将出现三代毒品滥用者并存或三代毒品共用的情形,这更会增加社会治理的难度和戒治的挑战性。

第一,"第三代"毒品主要作用于大脑"多巴胺系统"、"5-羟色胺系统"、"去甲肾上腺素系统"、"内源性大麻素系统"和"内源性阿片肽系统",其作用与"第一代""第二代"毒品类似但更为强烈和复杂,但其作用机制尚未完全清楚,使用后果不明,复吸风险性难以预测。因此,今后,加强对"第三代"毒品作用机制与成瘾机理的研究具有重要意义,可为"第三代"毒品的治疗和预防奠定基础性工作。

第二,"第三代"毒品的及时列管仍然存在滞后性。新精神活性物质的滥用达到了一定规模,其成瘾性和危害性得到了一定的论证,才会被相关法律法规列管,这就会有较长的一段列管等待期。新精神活性物质的更新速度较快,如果列管进程远远滞后于新精神活性物质的研发进度,就会导致更多的新精神活性物质以"合法"的外衣猖獗于社会,处于失管的状态,致使"第三代"毒品的种类越来越多,但管控能力却较滞后的现象持续。

澳大利亚是采用"骨架管制"(Generic Control)的典型,其对新精神活性物质的管制范围更宽,他并没有明确提及某一特定的管制物质,而是对新精神活性物质作一个简单概括,只要该物质对生理、精神方面产生影响或具有成瘾性即可作为毒品管制。未来,我们是否可以借鉴"骨架管制"的模式,加速对新精神活性物质的列管,使一线禁毒部门对"第三代"毒品的执法有法可依,加速对"第三代"毒品滥用者的打击处理,将是在管制方面亟待解决的问题。

第三,"第三代"毒品滥用者的戒治问题是未来需要重点关注的问题。随着国家相关法律法规对"第三代"毒品列管的范围越来越广,禁毒一线部门也会加大对吸食人员的打击力度,不久的将来,戒毒所等戒毒机构将要面临收治"第三代"毒品吸食者的情形。这部分人员被收治后,其戒治的重点在哪? 与"第一代""第二代"毒品成瘾者戒治的区分点在哪? 其复吸的风险性如何? 一系列问题都需要研究解答。

第四,新精神活性物质滥用的矫治有以下难点:一方面,有许多新精神活性物质的作用效果和化学属性尚不被掌握,并且存在很大比例的混合滥用。混合滥用无疑会给吸食者的身心健康造成更大的危害,同时意味着新精神活性物质吸食者进行戒断治疗时很难及时找到对症的方法。另一方面,吸毒是一种违法行为,然而新精神活性物质打着"合法"的旗号进行兜售,很难判定吸食者主观上是"明知"还是确被蒙蔽,在对此类人员戒治时是以毒品知识教育为主,还是以转变其主观认知为主,还需要进一步的探索研究。

第五,新精神活性物质变种快、花样多、成本低、价格低廉,又有"合法"这一保护色,其吸食滥用容易在人群中快速传播,大面积扩散。人群的异质性决定了较难用一种或几种标准化的方式开展矫治工作,寻求不同类型吸食新精神活性物质人群的心理行为特点,也是将来需要深入考虑的一个课题。

第六,新精神活性物质的宣传教育模式在未来也需要有所创新。由于新精神活性物质善伪装、巧变化,大多还贴着"合法"的标签,滥用者并不认为自己是传统意义上的"吸毒人员"。在这种情形下,如果我们的毒品宣传教育还停留在传统的"说教式""恐吓式""填鸭式"的模式上,很可能达不到教育说服的效果。因此,未来如何结合"第三代"毒品的特点,创新毒品宣传教育模式,让社会大众特别是青少年群体更容易接受"第三代"毒品的成瘾性与危害性的教育,也是一个亟待解决的问题。

总之,目前全球毒品滥用的流行现状不是"新旧替换",而是"三代同堂,迭代流行,形势严峻"。面对新精神活性物质("第三代"毒品),我们既要了解其种类与毒性作用,也要知晓其管控与戒治中存在的问题与难点,从法律层面、技术层面、管理层面、制度层面等寻求解决这些问题的对策,以便更好地促进"第三代"毒品的防控工作。

对个人而言,新精神活性物质虽能一时提升个体的精神状态,可一旦停下来则会陷入持续的精神空虚和痛苦之中,这又驱动个体反复使用毒品去解决精神的问题,从而陷入无尽的循环之中。因此,如何充实个人的精神世界,正确应对现实的挫折和压力,加强自我修行,促进自我健康发展,也是每一个个体需要关注和重视的问题。

综上所述,虽然目前新精神活性物质的滥用者还没有进入强制隔离戒断的程序之中,但随着吸食人群规模的扩大,相信不久的将来国家会对新精神活性物质滥用者进行管控和处罚,届时,对吸食及滥用新精神活性物质的矫治是不容忽视的一项课题。

第四节 心理学与戒毒工作

还原吸毒人员的本质,除了吸毒这一特殊属性外,他们在本质上和普通人是没有什么区别的。因此,对吸毒人员开展戒毒工作,是以对人的心理行为的了解和把握为前提的。心理学作为研究和探索人的一门学科,可以将其研究成果迁移到戒毒工作实践中去,心理学与戒毒工作实践的结合,就是戒毒心理学的研究与应用领域。

具体来说,戒毒心理学主要围绕三个方面的工作进行研究,即毒品、吸毒人员、毒品和吸毒人员的交互作用。三个方面分别围绕着"戒之对象、戒之主体、戒之过程"进行探索,揭示毒品、吸毒之人、毒品作用于吸毒之人的原理和戒除的规律,深入地探索心理学在戒毒工作领域的基础理论和实践方法。

一、戒之对象

戒毒,戒的是毒品及相伴随的其他成瘾物质或成瘾行为。开展戒毒、戒治工作,首先要弄清"毒品是什么"这一问题。毒品,可以说是我们戒毒工作者开展戒治工作的最大"挡路石",受国内外毒情形势的影响,对它短时间内并不能彻底"铲除",而只能采用一定的方式从戒毒之路上"移除"。要实现移除的目的,就需要对它有清楚的认识和了解,如围绕毒品的成分、结构、属性、毒理机制、毒效性、危害性等对其进行深入、全面的认识和了解,掌握毒品相关的基础知识、原理、规律,才能对阻碍我们戒治工作的"挡路石"提出良好的移除之策。

弄清毒品的基础知识和原理,也有助于一线戒毒工作人员树立威信。做戒毒工作,如果连毒品的基础知识、基础原理都不清楚,很容易被戒毒人员质疑:"你连毒品到底是什么都不知道,凭什么说帮我戒毒?"所以,一线戒毒工作人员应当比戒毒人员更清楚毒品的机理和危害，带领戒治活动才容易让戒毒人员信服，也容易在戒毒人群中树立威信，做起戒治工作才会更得心应手。

此外，与吸毒相伴随的成瘾物质或成瘾行为的基础知识、原理、属性等也是需要戒毒工作人员有所掌握的。不少吸毒人员在使用毒品的同时，还会伴有酒精、烟草等使用的情况；还有的吸毒人员在吸毒的过程中及其后进行赌博、网络游戏等成瘾行为，这些共生的成瘾物质或成瘾行为，都可对戒毒人员发生复吸行为起到线索诱发的作用。所以，戒毒不仅要戒除毒品，戒除与之相伴相随的成瘾物质或成瘾行为也是目标之一。

二、戒之主体

戒之主体可分为两大类：一类是从事戒毒矫治工作的主体，即戒毒机构的工作人员，他们主要利用专业知识直接或间接地对戒毒人员进行矫治工作；另一类是被戒治的主体（受戒主体），即戒毒人员，他们接受戒毒机构工作人员给予的各种教育矫治活动及其他可对其吸毒、复吸行为产生影响的行为活动等。

（一）戒治主体

1. 戒治工作专业化

戒治工作是一项专业性很强的业务工作。"专业性"就是指专业特性，是从事某专业活动时应必备专业知识和专业素养才能胜任的特性。"专业性强"就是指没有认真学过这个专业或者接受过专业培训的人，根本无法从事这个专业的工作。"业务工作"是指这项工作是戒毒机构的主业之一，既是主业，就需要"术业有专攻"，才能业务精、成效好。

之所以说戒治工作是一项专业性很强的业务工作，主要基于以下原因：一是戒除毒瘾是一项专业性很强的工作，也是一个科学而系统的过程，需要专业机构及专业人员从事这项工作。戒瘾，目前并没有特效药物或者一劳永逸的方法，需要经过生理、心理、行为、家庭、社会等综合性因素的干预才能有所效果，在这个过程中，就需要专业机构和专业人员的帮助，从而确保戒治不偏离科学的方向。二是完成脱毒治疗、戒治训练达到身体康复这一戒治目标涉及多门专业性很强的学科，需要许多专业性很强的专门人才。从学科角度来看，戒治工作涉及医学、医药学、教育学、心理学、社会学、管理学、法学等各个学科。从人才角度来看，戒毒工作需要配备专业医疗人员、护理人员、心理矫治人员、行为矫治人员、专业评估人员、康复训练人员、回归社会指导人员等。实践中,针对每一位戒毒人员的专业戒治都是根据戒毒人员基本症状、身体条件,综合各学科技术分析,制订专门戒治方案进行科学戒治。三是戒毒专业中心建设本身就是戒治专业化的体现。戒毒专业中心的实体化运行是新时期新形势下全国统一的戒毒工作基本模式的核心和关键。其中,专业中心建设是其关键环节,五大专业中心在实体化运作中承担着戒毒医疗、教育矫正、心理矫治、康复训练、诊断评估等专业戒治工作。"四区五中心"将科学理念、专业方法、综合施策融为一体,从而形成综合配套的戒毒技术标准和规范体系,推动实现场所内科学精准戒毒。

2. 戒治主体专业化

戒治工作的专业化必然要求戒治主体的专业化。专业性很强的工作需要专业人才来承担,专业性很强的事业需要专业化队伍去建设。成事之道以专而精,以杂而散。只有专业人干专业事,戒毒事业才可能取得成功。

戒治工作的专业化说到底还是队伍建设的专业化。戒治工作以提升教育戒治质量为中心,狠抓专业化队伍建设,走教育戒治科学化、专业化的发展道路,戒毒工作水平和质量才能取得明显的提高。当前,我国戒毒工作呈现出一些新特点,如传统毒品、合成毒品和新精神活性物质叠加滥用等,在戒治工作上面临着一些新的挑战,如对传统毒品和合成毒品戒毒人员的矫治手段的丰富化,对新精神活性物质滥用者矫治靶点与规律性的探索等,这就对建立戒毒医疗、心理矫治、教育矫治、康复训练、诊断评估等队伍专业建设的要求进一步提高。只有不断加强戒毒工作队伍专业化建设,逐步增加戒毒人民警察专业队伍规模,切实提升戒毒人民警察专业素质和职业能力,才能有效提升戒毒工作科学性和专业性。只有运用专业知识、技能和方法,发挥专业队伍整体效能,不断凝聚合力,打造社会化戒治新机制,才能全方位、多角度、深层次地推进戒治工作的科学化、专业化发展。

戒治主体专业化建设的内在要求主要体现在以下几点:一是"专业意识"的要求。作为一名专业戒毒工作人员,首先要具备专业意识,这是专业化队伍建设的"关键"。我们注重"专业意识"培养,就是要求专业戒毒工作人员在从事专业工作时要涵养敬业精神,筑牢严谨的专业精神底线;就是要求专业戒毒工作人员在攻克某一戒治难题时有"专注"精神,不达目标誓不罢休,不解决问题绝不放过的态度和行事风格;就是要求专业戒毒工作人员对戒治工作有科学精神,遇到问题不是靠主观经验或观察去解决,而是依托科学原理和规律,寻求科学证据,用事实和数据去作判断和决策,培养坚实的科学素养。

二是"专业能力"的要求。专业能力是指从事某种职业需要具备的知识、经验、素养与技能。建设高素质的戒毒工作专业队伍必须重视专业能力建设,队伍专业能力的高低直接决定着戒毒工作质量的优劣。戒治工作是一项系统而复杂的工作,涉及医学、教育学、心理学、法学、社会学、人类学、生物学、化学等多学科、多领域的知识和理论,这就要求专业戒毒工作人员要有"复合型"的专业背景,除了某一学科擅长之外,还要有意识地涉猎其他相关学科的知识,有这些综合型的知识作为背景,在遇到一些戒治难题时才能较快地把握正确的矫治目标和方向。

三是"专业实践"的要求。专业实践是检验和提升专业能力的重要环节。推进戒毒工作队伍专业化建设,要非常重视强化专业实践锻炼。实践是最好的课堂,应用是最好的培养。尤其是对一些专业性要求比较高的岗位,像医疗、教育矫正、心理矫治等,某一技能、方法如果不在岗位上践行,可能只能停留在书本和认知层面上。"纸上得来终觉浅,绝知此事要躬行",这句古语也是强调实践和练习的重要性,因此,专业戒毒工作人员要主动在岗位上践行理论、技能和方法,在实践中成长、在作业中提高。戒毒机构也要把优秀专业人员放在适当的岗位,人尽其用、人尽其才、人岗相适。

3. 心理矫治工作人员专业职责

心理矫治作为科学戒治的核心环节,对从事这一岗位的工作人员有一些基本要求:应具有 2 年以上基层戒毒工作经历、2 年以上心理矫治工作相关经验,持有心理咨询师及相关资格证书,能够运用心理专业设施、心理测评软件对来访者进行测评,能够熟练掌握文献检索工具,能够查阅国内外毒品相关领域的文献,为其解决心理问题提供科学依据。

心理矫治作为一项专业性要求较高的工作,其专业职责包括:能够精通运用至少一种以上的心理行为干预方法,引导压力过大、情绪不稳定、有暴力倾向的戒毒人员进行合理情绪释放和调节,实现身心放松、提高心理健康水平;能够借助心理器材,像沙盘、艺术治疗器具等,开展环境适应、人际关系、自我认识、人生规划等的辅导与缓解,对常见心理问题进行专业性心理分析与治疗,促进戒毒人员的人格发展与心理健康;能独立开展心理矫治相关领域理论及应用研究,针对吸食传统毒品和新型毒品、新精神活性物质戒毒人员的不同心理特点,开展戒毒心理状态测试和复吸风险干预;能够结合知识库、大数据、物联网、人工智能等新科技,实现对戒毒人员生理、心理、行为信息、社会支持系统等数据收集记录、整合分析,根据自动生成的心理康复、心瘾矫治、家庭关系修复等个性化方案,系统运用现代化戒毒技术对戒毒人员脑神经进行训练康复。

(二)受戒主体

戒毒人员是戒毒工作的对象和被戒治的主体,对戒毒人员的科学认识有助于戒治工作的良性开展。做戒毒工作,毫无疑问,我们的工作对象是戒毒人员,那么,对戒毒人员本身的科学认识和把握,应是开展戒治工作的前提,也是确保戒治工作不走弯路、歪路的基础保障。

对戒毒人员的科学认识离不开对"人"的科学认识。戒毒人员,除却毒品、吸毒这一特殊因素外,也是普通人,既然是普通人,那么他们就具有大众的基础的心理行为属性。所以,对戒毒人员进行科学认识之前,首先要对普通人有基础性的认识和把握,如普通人的感知、认知、思维、情绪、感受、意志、行为、动机、需要、注意、记忆、人格特质等是"怎么发生的?""发生发展的特点和趋势是什么?""对人的影响和作用又是什么?"等基础性问题。对这些基础性问题的掌握,可以为科学认识戒毒人员提供基本的原理知识,如果说戒毒人员的成瘾行为是一个"黑匣子",那么这些基础性的知识就可为打开这一"黑匣子"提供钥匙。

在对"人"的认识基础上,我们再需要加上毒品的因素,来对戒毒人员做进一步的认识和分析。比如,戒毒人员在感知、认知、情绪、感受、行为、动机、注意、记忆等基本心理上相对于普通人,有什么特殊之处? 那么,这些特殊的地方,可能就是我们需要进行戒治的内容。

本书后面有几章的内容,专门用来对戒毒人员进行心理"画像",力求从各个角度、不同层面、不同维度全面而深入地分析和探究戒毒人员个体与群体的心理行为特征表现,从而对受戒主体需要戒治之处、需要改善之处、需要提升之处有一个清晰的认识和把握,为后续的心理矫治等工作提供科学严谨的基础资料。

三、戒之过程

戒之过程主要聚焦于如何戒除毒品,关键又在于搞清楚毒品和人发生了什么? 在认识了毒品、认识了人的基础上,再进一步的工作就是要看毒品和人是如何发生交互作用的这个大问题,又可分为两个小问题:一是什么人会选择用毒品? 二是毒品是如何让人成瘾的?

要回答"什么人会选择用毒品?"这一问题,就要把戒毒人员和吸毒相关的因素进行分析。比如,围绕戒毒人员的遗传、家庭、社区、同辈朋友、人格特质、成长经历等生物、环境和个性等因素来进行分析，寻找戒毒人员在吸毒前就和普通人的不同之处，一方面可从预防的角度对戒毒工作提出相应的建议和对策，另一方面也可从戒治的角度分析吸毒人员吸毒的核心因素是什么，从而为针对性的个案戒治工作提供角度和思路。

要实现上述两个目标，就得从谈话、评估、建档等基础性工作做起。对戒毒人员进行个别深入谈话、心理行为评估、建立个人心理档案等基础性工作，可以了解戒毒人员吸毒前的相关事件、吸毒史、成长经历、当前的心理行为状态等内容。

"毒品如何让人成瘾的?"，要回答这一问题，需要从毒品作用于人的大脑、小脑、呼吸、消化、心血管、免疫等器官和循环系统后引发的变化说起。有句话叫"凡是能让人成瘾的东西必定会满足了人某一方面的需求"，毒品也是如此，它满足了人的生理和心理需求，让人有奖赏体验，并且戒断后出现躯体和精神各种不适，从而引发强烈的觅毒动机，这些都是毒品让人成瘾的生理心理因素。

掌握了"毒品如何让人成瘾"的密码，我们或许就可以破解"戒毒难、复吸率高"的谜题。解决戒毒人员复吸的问题，不可避免要触及"为何复吸?"的问题，"为何成瘾"可在较大程度上对"为何复吸"进行回答和解释。

综上，毒品及戒治问题可从三个层面进行探索。第一个层面是毒品基础知识的问题，第二个层面是人、戒毒人的问题，第三个层面是毒品和戒毒人交互性的问题。三个层面的问题，如果能够得到清晰的回答，需要医学、神经科学、心理学、教育学、社会学、人类学、哲学等多个学科的知识和理论支撑，所以，科学戒毒、科学戒治是建立在综合学科基础之上的一项系统工程。但是，对三个层面问题的回答，又可找寻到科学戒治的真谛和本质，所以，对三个层面的探索和思考，是具有现实意义和实践价值的，值得戒毒工作者去研究和探索。

四、心理学可发挥的作用

心理学在回答"戒之对象"这一问题可发挥基础性作用。像普通心理学、人格心理学、社会心理学等基础心理学，探究人的知情意行、个性、群体心理等内容，基本包含了个体和群体的心理行为研究的内容，对了解和认识个体及群体奠定了基础。戒毒人员基本的心理行为表现，像认知特点、情绪情感、意志力、行为、人格特征等，都可以心理学的基础内容为依据进行探索和认识，从而为破解戒毒难题提供基础性的理论知识。

随着心理学学科的发展，心理学的分支研究越来越精细化，为揭示"戒之过程"提供了前沿的理论和技术。近年来,随着认知心理学、生理心理学、神经心理学等分支心理学的发展,为进一步揭示毒品和吸毒人员是如何发生作用的,开启了一扇新的探索之门,比如,认知心理学关于学习记忆的研究,为理解戒毒人员成瘾记忆的发生、发展和消退干预等奠定了基础性内容;又如,神经心理学关于神经递质、神经环路的研究进展,为更深入地理解毒品的作用机制、成瘾行为和治疗方法提供了新的视角。

此外,临床心理学中有关满足、幸福、快乐体验等积极正向的研究,也可为戒毒人员从人生发展的角度提供支持,给予正能量,对于促进其康复和回归正常的社会行为提供丰富的资源。家庭心理治疗的内容为戒毒人员缓解和家人的关系,争取家人的理解和支持,提供了理论指导和方法实践,有利于戒毒人员回归家庭后继续保持操守。

总之,心理学的各个分支学科都可为戒毒心理学提供基础性的知识和方法。戒毒心理学作为心理学的一个分支学科,它的完善和发展也离不开心理学各分支学科的支撑,从其他分支学科及医学、生物学、教育学、社会学、法学等学科领域汲取和补充相关的理论和方法,戒毒心理学才能得以长远的发展。同时,戒毒心理学的研究和应用,可进一步丰富心理学大门类的理论知识和实践方法。

■ 主要参考文献

1. 邓芸菁、张锋、杨宏:《毒品依赖性研究:心理学和神经生物学模式的回顾与展望》,载《中国药物依赖性杂志》2006 年第 1 期。

2. 孟国尧、万好、刘彩兴:《毒品依赖及防治》,载《齐鲁医学杂志》2007 年第 6 期。

3. 林崇德:《毒品预防教育心理学的理论创新与实践突破》,载《赣南师范大学学报》2019 年第 2 期。

4. 游彦、邓毅、赵敏:《第三代毒品——新精神活性物质(NPS)发展趋势评估、管制瓶颈与应对策略》,载《四川警察学院学报》2017 年第 1 期。

5. 陈荣飞、付尚礼:《新精神活性物质现状、滥用原因及防控对策研究》,载《山东警察学院学报》2020 年第 5 期。

6. 魏英、周波:《我国精神活性物质依赖治疗的现状及相关对策》,载《保健医学研究与实践》2018 年第 6 期。

7. 王春光:《"第三代毒品"的前世、今生与未来》,载微信公众号"洞透心理"2021 年 6 月 20 日。

8. 董丰瑞:《我国新精神活性物质管控困境与对策研究》,中国人民公安大学 2020 年硕士学位论文。

9. 廖波主编:《普通心理学》,航空工业出版社 2012 年版。

第二章　毒品成瘾与复吸的主要心理学理论

成瘾与复吸是人类活动中复杂而又令人费解的一种行为模式,对成瘾与复吸问题的研究是一个跨学科的新兴课题。不同的学科对成瘾与复吸问题有不同的解释,如医学、精神病学、心理学、生理学、社会学、生物学、人类学、法学等学科,都对成瘾与复吸有本学科的理论分析。但成瘾与复吸的主体是人,心理学对人的研究与分析可发挥重要的作用,本章主要依据心理学学科领域,运用像精神分析心理学、认知心理学、人格心理学、社会心理学等的理论观点对成瘾与复吸问题进行归纳分析,以加深对成瘾与复吸问题的认识。

戒毒心理矫治技术的开展,离不开成瘾与复吸相关理论的指导。在对成瘾与复吸问题的认识上,心理学的多个流派提出了不同的观点,像精神分析认为"成瘾是本我追求快乐的体现"等,通过心理学相关理论对成瘾与复吸的分析,我们能更全面、深入地认识成瘾与复吸问题,从而在科学认识成瘾与复吸本质的前提下开展戒毒心理矫治工作。

第一节　毒品成瘾的心理学理论

心理因素在成瘾行为中起到独特的作用,像对毒品的错误认知、追求奖赏刺激的行为等表现,都对毒品成瘾行为发挥着不同的作用。本节通过分析生理心理学、精神分析、行为主义、人本主义、认知主义、人格素质等心理学的理论观点对成瘾行为进行阐述。

一、生理心理学对成瘾行为的分析

生理心理学认为,药物成瘾是成瘾性药物与机体相互作用所产生的一种特定的病理生理和病理心理变化,表现为一种适应性病态平衡状态。这种平衡状态实际上是一种依赖外源性物质维持的大脑功能和结构发生病理变化的慢性过程,表现为中枢神经元发生了神经生化和神经组织的代偿性变化,这种变化最终导致中枢神经系统处于一种不同于正常本质的病态平衡状态,促使这种病态平衡状态出现的动力便是药物的奖赏效应。

人类对奖赏效应的生理和心理认识始于 20 世纪 50 年代。1954 年,美国心理学家詹姆斯·奥尔兹(James Olds)和皮特·米尔纳(Peter Milner)在对实验鼠进行中脑网状系统睡眠控制区电刺激试验时,意外地发现当电极无意插入鼠脑中隔时,脑内某些区域表现出异于平常的本能反应,这种本能反应超乎寻常,致使进行电刺激的小鼠以每小时 500～5000 次的速率疯狂地自我踏压杠杆,连续自行刺激。这种刺激比食物、水、性等本能需要更富吸引力。更令人惊讶的是,实验鼠对自我电刺激脑部所产生的奖赏从不满足,始终不间断地压杆以获得快感。据此,詹姆斯·奥尔兹和皮特·米尔纳认为动物脑内可能存在一种"愉悦中枢"(pleasure center)或"强化区域"(reinforcement area),只要刺激该区域就可产生一种"奖赏效应"。强烈的奖赏效应和缺乏满足感是直接激活脑部奖赏系统的两大特征。

药物成瘾所致的奖赏效应是指在使用依赖性药物时所产生的正性情绪、认知变化和行为反应,如极度放松、情绪愉悦、精神欣快、思维活跃、乐观自信、兴奋激亢、安详惬意、心境满足等。所以,药物成瘾奖赏效应属正性强化作用。正性强化作用作为激活个体用药行为的催化剂,可使成瘾性药物表现出强大的"情绪情感扩张力"和"心理驱动力",其刺激使用药个体可能在首次用药时就产生依赖和成瘾。所以,药物成瘾性是奖赏效应的正性强化作用的结果。也就是说,奖赏产生强化,强化导致成瘾(依赖)。研究证实,所有致成瘾性精神活性物质都具有奖赏效应即中枢正性强化作用。

所有成瘾性精神活性物质产生奖赏效应的原理为:均可直接或间接升高多巴胺系统区域突触间隙的多巴胺递质水平而触发奖赏环路(腹侧被盖区—中脑边缘多巴胺系统—额叶),产生正性强化作用,促使心理和生理依赖及耐受性形成。因此,多数学者认为奖赏机制可能是药物成瘾形成和毒品复吸行为发生的基础性原因。

二、精神分析心理学对成瘾行为的分析

精神分析的人格结构理论与性心理发展理论是精神分析心理学的基础性内

容,精神分析心理学对成瘾的认识也是基于这两种理论而建立起来的。

(一)精神分析的人格结构理论对成瘾的解释

精神分析的创始人弗洛伊德(Freud)认为人格结构由本我、自我、超我三部分组成。本我指人的本能、欲望,是原始的力量源泉,本我有即刻要求满足的冲动倾向,处于潜意识的最深层,遵循的是享乐原则。因此,精神分析理论学者认为,药物成瘾者要从药物中寻求即时的"享乐"感,以使自己心里踏实,适应环境,从而满足其本我的需要。

20世纪30年代,桑多尔·拉多(Sandor Rado)称药物滥用是自我障碍,是"对天然自我结构的人为破坏"。当药物作用消退后,药物成瘾者的负性感受便会再度出现,与使用药物时引起的正性感受形成鲜明对比,个体自然会产生更强烈的用药渴求。此时,自我成了药物的奴隶,药物成瘾者便更加关注自己的负性感受,而解除感受困扰的唯一手段就是继续滥用药物。当药物依赖形成后,药物所致的快感常常取代了性欲和性体验,甚至成了性目的,此时自我便受制于"受虐本能"和"死亡本能"。克里斯特尔(Krystal)和拉斯金(Raskin)在1970年的研究中说:"在自我不足的人格中,毒品被用来逃避他们面临的也许对别人来说并不构成潜在损害的精神创伤。通过使用毒品,虽然逃避了现实,但这只是暂时的,当化学反应消退时,充满邪恶的现实世界又重新回到眼前,他们不得不再次从毒品中寻求安慰,从而形成对毒品的依赖。"

也有精神分析学者认为,耐受性对药物滥用的形成固然重要,但更重要的可能是药物成瘾者试图与母体合为一体,这是缓解自我紧张感的内心需要。部分药物成瘾者采用静脉注射法滥用毒品,这象征着他们愿意退行到胎儿期,从而与母体有更紧密的联系。此外,用药使内心紧张得以释放,自我的完整性得以恢复。

(二)精神分析的性发展理论对成瘾的解释

精神分析的性心理发展理论认为人的行为都是受性的本能和欲望来支配的,性的背后就是潜在的心理能量称为力比多(libido),也就是性力或欲力,其常常驱使人们去寻找快感。当然,这个"性"不仅仅是指以生育为目的的两性行为,它包括广泛的身体愉快,甚至还包括心情的愉快和放松。弗洛伊德曾经指出,对成瘾者而言,毒品充当了其性满足的替代品,除非重建正常的性功能,否则戒断后的复发在所难免。

20 世纪 60 年代,萨维特(Savitt)认为产生物质滥用的根本原因在于童年期母爱不足,以及父亲被动和无能的人格特征。也有研究者认为,滥用者在童年早期大多经历过对所爱对象的失望,主要表现为处于恋母期的儿童对同性别的家长感到失望。在这样的家庭中,滥用者对母亲多有抵触情绪,其药物滥用行为往往是用来逃避母亲控制的手段。萨维特还发现,药物滥用者多不能忍受"延迟的满足",他们之所以使用药物,在于用药后即刻便可获得强烈的满足感。

药物成瘾者常常伴有情感与行动调节功能及自尊维持功能受损,这使成瘾者在客体关系中出现问题,导致成瘾者将成瘾性药物视为抚慰性内在客体的替代物,因此成瘾者反复使用药物,以调节自己的情绪状态,消除无力、无助感,并期望补偿自我调节功能的缺损、低自尊以及人际关系等客体关系问题。

总之,精神分析理论认为药物成瘾者的人格结构多有缺陷,本我力量过于强大,自我力量不足且脆弱、低自尊,导致成瘾者为弥补不良的心理结构而使用药物。在此过程中,药物成瘾者能够重建部分自尊,达到内在的和谐。不幸的是,上述自尊与和谐仅在使用药物后短暂存在,一旦恢复清醒状态,上述效果也随之消失。与单药滥用相比,多药滥用者可能有更为不稳定的童年经历,他们把滥用药物的行为作为"自我治疗"的方式。

三、行为主义对成瘾行为的分析

行为主义对成瘾行为的解释,主要集中于经典条件反射理论、强化理论、社会学习理论等三个方面。

(一)经典条件反射理论对成瘾的解释

经典条件反射,又称巴甫洛夫(Pavlov)条件反射,是指一个中性刺激和另一个带有奖赏或惩罚的无条件刺激多次联结,可使个体学会在单独呈现该刺激时,也能引发类似无条件反应的条件反应。最早应用条件反射理论解释药物成瘾与复发问题的是美国学者维克(Wikler),他视成瘾为一种条件反射训练的结果。1971 年,维克用大白鼠进行了实验研究,发现特定的情境可诱发动物出现戒断样反应。在临床工作中维克也注意到,从医院或康复机构出来的滥用者,一踏上原先熟悉的环境就可能触景生情,出现戒断症状,从而产生强烈的用药冲动,且大多数人难以自持。

现实中,毒友、吸毒的环境、工具等刺激本都是一些无关刺激,这些刺激常伴随着吸毒人员吸毒时产生独特的欣快感出现,久而久之,无关刺激与吸毒的欣快感反复同时出现,就变成了条件刺激。比如,吸毒人员吸毒成瘾后一见到毒友、吸毒环境、烟具、注射器、矿泉水瓶等条件刺激就引起对吸毒的欣快感的回忆,进而产生强烈的觅药渴求。吸毒人员不仅承认某些情境或线索会诱发自己对药物的渴求感以及一定程度的戒断症状,还可按各因素对自己的影响程度对其进行排序。

(二)强化理论对成瘾的解释

在经典条件反射中,强化指伴随于条件刺激物之后的无条件刺激的呈现,是一个行为前的、自然的、被动的、特定的过程。在斯金纳(Skinner)的操作性条件反射中,强化是一种人为操纵,是指伴随于行为之后以有助于该行为重复出现而进行的奖罚过程。斯金纳将强化分为两种类型:正强化和负强化。当环境中增加某种刺激时,有机体反应概率增加,这种刺激就是正强化;当某种刺激在有机体环境中消失时,反应概率增加,这种刺激便是负强化,是有机体力图避开的那种刺激。人们可以用这种正强化或负强化的办法来影响行为的后果,从而修正其行为。药物成瘾的形成与强化密不可分,当个体使用成瘾药物后心情愉快放松,甚至产生快感,为再次享受这个状态,个体会继续反复使用该药物,最终使用药物的行为得以强化,即正强化。如吸毒人员试图停止使用某药物,或使用药物量较前减少时,会出现躯体或心理不适,为了缓解这种不适感,他们往往选择再次使用该药物,最终使这种行为得以增加,即负强化。

正负强化的作用机制虽存在不同之处,但它们的目的是一致的——使吸毒人员达到成瘾状态。正强化主要影响对药物的精神依赖,负强化主要影响对药物的躯体依赖,二者相互关联,互相影响。吸毒人员从偶然用药到习惯性用药,再到成瘾,是一个渐进的过程,联结性学习在其中起到重要作用。

除了成瘾药物的强化作用外,社会因素也有强化作用,形成药物成瘾的情景和条件也可形成环境上的强化作用,即二级强化。比如,吸毒人员经常加入一块吸毒的小"圈子",取得了情感上的交流,分享吸毒感受和体验找到了归属感。吸毒的环境、工具等都会强化吸毒行为,形成社会性的强化,促使药物成瘾更加顽固。

(三)社会学习理论对成瘾的解释

社会学习理论由班杜拉(Bandura)最早提出。他认为,人类的许多行为都是依靠观察习得,并通过替代强化形成的,通俗来讲,就是由模仿而得,它受注意、保持、动作再现、动机、态度等心理过程的支配。行为强化包括外部强化、自我强化和替代性强化。替代性强化是指观察者看到榜样或他人受到强化,从而使自己倾向于做出榜样的行为。药物滥用就是一种习得性的社会适应不良行为。例如,吸毒人员最初从毒友那里看到他们吸毒及吸毒后的神态,可能模仿其吸毒行为,从而在同伴群体中学会了吸毒。持续性的药物使用是药物对个体强化效果的增强导致的,而反过来这又加强了对药物使用的积极结果的期待,继而再次促使药物使用行为的增加。

社会学习理论一方面重视榜样的作用,另一方面强调心理控制的作用,指个体认为可以在多大程度上把握和控制自己的行为。社会学习理论观点认为人的心理控制源倾向不是一种特质,也不是一种先天性倾向,会随着环境条件的变化而变化。如果一个人的生活需要长期受人照顾或受人约束,则其心理控制源会向外控方向转变。国内外的研究证实,吸毒成瘾人员的内控性低,有比较高的外控倾向,高外控者更易产生焦虑、抑郁的情绪。他们较多地相信行为的结果由外部所控制,而较少地相信成功要依靠自己的努力。低内控性使他们缺乏自我把握和控制能力,所以可能更多地将药物成瘾行为归于外部因素,为自己的戒毒失败提前找好各种理由,从而减少吸毒成瘾所带来的愧疚感。

行为主义从学习联结、正负强化、观察学习与内外控等角度对药物成瘾进行了解释,让我们了解到成瘾行为发生的内外部条件和机制。但是,行为主义过于重视外部条件和因素的影响,而基本忽视个体认知加工因素在成瘾形成中的作用,这也是其不足之处。

四、人本主义对成瘾的分析

20世纪五六十年代,以马斯洛(Maslow)、罗杰斯(Rogers)等为代表的一批心理学家创立了人本主义心理学,坚持以人为本的价值观和人格发展,强调把自我实现、自我选择和健康人格作为人生追求的目标,构建了人本主义理论(humanistic theory)。

马斯洛曾提出著名的需要层次理论,认为个体成长发展的内在力量是动机,而动机是由多种不同层次的需要所组成。他将人的需要从低到高分为生理需要、安全需要、归属与爱的需要、尊重需要和自我实现需要五个层次。很多心理学家从人本主义视角分析青少年药物成瘾问题：青少年正处于好奇心旺盛的阶段，他们追求新奇刺激，喜欢挑战和冒险性行为，网络上不良文学对吸毒行为及感受的"美好描述"对青少年产生了无穷的诱惑，而毒品所产生的奖赏效应又满足了青少年追求新奇刺激感的生理心理需要。此外，青少年在现实生活中遭遇失败时可以在同伴群体中寻求保护，能够在一定程度上消除他们由于无力应付现实环境中的不安全因素造成的威胁，因此加入某个同辈团体可以使青少年找到安全感和归属感。不良的同辈团体中如果有吸毒行为的示范，青少年受不良同伴的压力或引诱，很容易以身试毒，从而获得团体的赞扬和肯定，也会获得同伴的尊重。这种归属、被尊重的感觉可以部分满足青少年自我实现的需要。上述原因使青少年容易对药物成瘾。

罗杰斯将自我划分为理想自我和现实自我，认为两者之间存在一定的距离。当现实自我与理想自我接近时，人格便处于和谐状态；当现实自我与理想自我的差距较大时，人格便处于冲突状态，个体就有可能产生悲愤、怨恨、苦闷等情绪问题。当理想自我和现实自我发生冲突时，个体可能会在使用药物的过程中构建自我想象世界，以迎合自己的心理需求，减少负性情绪与感受，可一旦停止使用成瘾药物，理想自我与现实自我的冲突重现，导致个体对成瘾药物的心理渴求。当心瘾发作时，"理想自我"与"现实自我"的冲突使个体内心的道德感、责任感与罪恶感、失败感相互作用，这种矛盾冲突只能加剧情感负担，其最终结果可能是重新使用成瘾药物。

总之，人本心理学关注人的动机和需要，成瘾药物某种程度上满足了个体的生理需要和归属的需要，这是个体在成瘾药物上的心理获益，一定程度上促进了对成瘾药物的渴求。个体在使用成瘾药物后，在药物的精神心理效应作用下，会构建出一个"理想"的虚拟世界，弥补理想自我与现实自我的差距，但这种虚拟世界随着药物效应的消退而消失，成瘾者又重新陷入矛盾冲突之中，产生了新的对成瘾药物的需要。

五、认知心理学对成瘾的分析

认知理论（cognitive theory）聚焦认知方式对成瘾的影响，它强调个体对当前情境的信息加工和理解即认知是导致人们成瘾行为的关键因素。该理论认为，成瘾的认知过程主要是成瘾者信息加工缺陷，或者认知方式的偏差所致。信息加工缺陷主要是指成瘾者的注意缺陷，比如，对成瘾药物及相关线索存在注意偏向，成瘾者的注意力和注意资源集中于成瘾药物及相关线索而难以转移，诱发成瘾者产生渴求，从而使其产生觅药的想法和行为。

另外，成瘾者也有着独特的认知加工习惯，以特定的方式对信息加以歪曲，并且这种歪曲与成瘾行为有着密切的关系。贝克（Beck）是认知理论的代表人物之一，他认为人脑中那些错误的自动化思维，往往造成认知歪曲，从而产生不良的情绪和行为。滥用成瘾药物是后天习得的行为，随着反复进行，逐渐形成自动化思维和特定的行为模式，比如，吸毒人员把吸毒行为模式视作自己的一种生活方式。吸毒人员常常将歪曲的认知与客观真实现象相混淆，作出错误判断；他们也可能会夸大对药物使用的积极结果的期待，并且将负面结果发生的可能性最小化。例如，吸毒人员可能会有与毒品使用有关的认知歪曲，如"我不使用毒品就无法快乐""为了放松，我必须吸一口"。每当产生情绪波动，面临压力或面对困难时，吸毒人员则习惯性地使用毒品解决情绪的问题，回避遇到的困难，从而导致恶性循环。

认知理论还认为，成瘾存在成瘾者的自动化加工特征。成瘾受储存在长时记忆中自动化行为图式控制，其操作程序不需要注意（自动）就可完成，并且显示出完整性和协调性。自动化的操作图式有快速、省力、无意识等特征，不需要注意的特征提示，当环境刺激或相关线索足够强时，成瘾行为就会不由自主地发生，一旦这种行为开始了，就几乎很难停止，表现出像子弹进入弹道一样的倾向，只要开始就意味着控制行为的结束。觅药行为与用药行为反复发生，就形成了一种自动操作、快速有效的模式，经常越过注意就完成了而且很难阻止。

总之，认知心理学侧重于从认知加工过程的角度对成瘾进行解释，关注成瘾者认知模式对成瘾形成的影响，凸显个体内控因素的重要性，为成瘾的认知治疗奠定了基础。不过，该理论没有考虑人格特征等基础结构的影响，从而忽视了个体在认知加工上的个体差异性，这也是该理论的不足之处。

六、人格心理学对成瘾的分析

不少吸毒人员认为，吸食毒品是他们在空虚、挫折和压力之下，寻求解脱和逃避现实的一种方法。但是，同样是面临挫折和压力，为什么有的人选择滥用毒品，有的人则不会呢？答案可能和人格的健全或缺陷有关。

(一)人格发展与成瘾

人格心理学认为,人格发展越完善,就越能对自我作出正确的评价,在压力面前对自我态度、自我行为的调节能力就越强,也就越能形成稳定的心理特征,反之就容易出现心理不稳定和心理危机。一些心理承受能力差的人,缺乏自我调节能力,使他们无法摆脱心理危机和缓解心理压力,导致一些人通过滥用成瘾药物,来降低他们的应激反应和提供对快乐的需要。

药物滥用作为一种偏离和违反社会规范的行为,大多数吸毒人员在滥用成瘾药物前经历了一个心理危机的过程。科布尔(Coble)的研究证实了这一点,他在调查中发现,在被调查的药物滥用者中,有86%的人在药物滥用以前是行为越轨者。成瘾者特别是年轻的吸毒者成瘾前的经历,大多有某些品行障碍和越轨行为,如逃学、偷窃、斗殴和少年犯罪等。他们的成绩差,情绪不稳,与社会格格不入,常无法适应正常的学校和社会生活,这使他们与正常人群疏远,与不良团体或不良同伴越走越近,沾染不良习气和吸毒的概率大大增加。

(二)人格缺陷与成瘾

个体人格缺陷也是成瘾发生的基础。有研究认为有三种人格缺陷者易产生药物依赖,即变态人格、孤独人格和依赖性人格。这些人格缺陷所表现的共同特征为:易产生焦虑、紧张、欲望不满足、情绪不稳定、情感易冲动、自制能力差、缺乏独立性、依附性强、意志薄弱、外强中干、好奇、模仿、冒险、高感觉寻求等。

一些心理学家倾向使用"依附性人格"来解释药物成瘾的原因。依附性人格的特征是缺乏自我控制和自我尊重,存在享乐主义,缺乏对未来筹划的能力,精神和情绪经常处于抑郁状态。依附性人格使药物滥用者一方面遵循快乐原则,从毒品中寻求最基本的快感满足;另一方面药物滥用者对成瘾行为的后果置若罔闻,只是寻求片刻的满足。这些极易让他们对成瘾药物产生依赖,但最终到底染上其中的哪一种成瘾药物,则视外界的具体条件而定。比如,他们听别人说吸食海洛因会产生美妙的愉快感,就由于好奇心、侥幸心、从众心驱使想去体验尝试。

也有研究者发现,凡与药物依赖相一致的人格缺陷就可以造成其他物质依赖,如酒精、尼古丁等成瘾物质。成瘾者的这些人格特征证明了心理学家所持的可能存在"成瘾人格"的观点。所以,成瘾行为也是一种自我伤害性疾病,并伴有意志或人格缺陷。

总之，以上的理论都从各自的角度对成瘾的心理行为进行了分析，各有特色、各有侧重，能够帮助我们从不同的角度认识成瘾，但彼此又有共通之处，如成瘾是自我满足的一种方式，成瘾者的自控性比较差等，然而，并没有任何一种理论能完全独立地把成瘾行为解释清楚。因此，今后对成瘾的研究有必要对各种理论进行整合，提出成瘾的综合观，以整体的思维和理论模型去认识和分析成瘾，为应对防治成瘾行为提出有力的理论依据。

第二节　毒品复吸相关的心理学理论

毒品成瘾是一个以精神心理障碍为主要特征的慢性、高复发性脑病。居高不下的复吸率是困扰药物依赖痊愈性治疗的最大症结，也是毒品成瘾成为当今世界治疗难度最大疾病之一的原因所在。所以，在开展科学有效的脱毒治疗基础上，将更多的矫治关注点放在脱毒后康复治疗与防复吸干预上，已形成了全球性高度的学术共识。

对复吸开展矫治干预工作，要明确复吸的原因何在，并根据复吸原因制订针对性的训练方案。不同的学科，对复吸的解释也不同，像社会学认为复吸是对社会规范和道德法律的越轨行为等。本节主要从心理学的角度探索戒毒人员复吸的原因和机制，从而为戒毒心理矫治工作提供理论基础。

一、生理心理学对复吸的解释

生理心理学认为，生理心理因素对个体的复吸有着重要的影响，其中，有两个因素最为显著：一是戒断反应与稽延性戒断反应；二是渴求心理。

（一）戒断反应与稽延性戒断反应

戒断反应是停止使用成瘾药物后出现的一系列躯体与精神症状。长期使用成瘾药物后，脑内的细胞和分子水平会产生一系列重要的改变，比如，神经元的一些受体、受体偶联蛋白或细胞内的一些信号转导分子都处在一个代谢活跃的水平，并维持与反复用药相适应的状态，这种状态被称为神经适应性改变。若此时停药，神经细胞工作的平衡性将会被打破，药物成瘾者就会出现戒断反应。常见的戒断反应涉及意识、认知、情绪、睡眠或运动等多种状态的改变,例如,出现幻觉、妄想、抑郁、焦虑、心境低落、易怒、易激惹、失眠、疲乏或多梦等精神症状,同时伴有恶心、腹泻、呕吐、疼痛、乏力、颤抖等躯体症状。不同的毒品类型所导致的戒断反应存在差异性,但基本都会出现精神症状。戒毒人员为了摆脱这些负性的精神心理效应及躯体感受,会比较快地使用毒品,从而开启复吸行为。

稽延性戒断反应是指戒毒人员脱毒治疗后,急性戒断反应得以控制或消除,但仍不同程度地持续或间断出现以焦虑情绪、躯体不适、睡眠障碍三个主要临床特征为代表的症候群。从病理生理学和病理心理学角度看,稽延性戒断反应是导致毒品复吸的重要生物学因素之一。不同类型的毒品所产生的稽延性戒断反应存在较大差异性,海洛因等阿片类药物依赖所产生的稽延性戒断反应最为突出和典型,其他毒品如苯丙胺类、古柯类、大麻类等滥用药物临床戒断反应和稽延戒断反应均相对不明显或甚至不出现。

海洛因等阿片类药物依赖稽延性戒断反应的出现主要是由于戒毒人员体内的内啡肽、去甲肾上腺素(NE)、5-HT、DA功能未能完全恢复,加上毒品本身纯度以及掺杂物对躯体和神经系统造成的损害在短期内未恢复,所以,即便经过临床脱毒,戒毒人员在一定时间内仍会出现不适的症状反应,包括周身乏力、精神怠倦、食欲低下、情绪恶劣、感觉过敏、失眠、抑郁等临床表现;这些症状持续时间不等,有的仅数周,有的可达数月甚至数年。海洛因等阿片类药物依赖稽延性戒断反应的长时间存在,在较大程度上促使了海洛因戒毒人员的复吸行为。但近些年来,随着对稽延性戒断反应治疗水平的提高,稽延性戒断反应对复吸的影响比例有所下降,特别是接受强制隔离戒毒2年的人员,基本上已无稽延性戒断反应存在,但其复吸率仍居高不下,说明毒品复吸原因的复杂性和多元性。

(二)渴求心理

渴求是毒品心理依赖性核心表现。致依赖性药物和毒品通过中枢"奖赏环路",产生强大的正性强化作用。这种正性精神强化作用使吸毒者经历了强烈而深刻的心理欣快体验,并以成瘾记忆的形式存储于大脑记忆系统中,这些记忆再次激发唤醒时则诱发渴求心理反应。罗伯特(Robert)等人研究提出,滥用的成瘾药物所产生的"脑奖赏"强化效应,可导致用药者的渴求欲望延至多年,甚至终身。戒毒人群中广泛流行的所谓"一朝吸毒,十年戒毒,终生想毒"的说法,就是对此效应的一种写照。

渴求心理的外显标志就是毒品复吸行为。由于毒品给戒毒人员留下的特殊精神体验记忆深刻，使他们无法控制对这一精神感受的强烈渴求。"再吸最后一口""再用最后一次""再吸一次就戒毒"是大多数戒毒人员难以摆脱的念头。毒品造成的被戒毒人员称为"心瘾"的心理和精神依赖严重程度，是我们正常人难以想象和理解的。渴求心理一方面导致戒毒人员开始复吸，使用越来越多的毒品；另一方面，反复的复吸及毒品使用剂量的累积，反过来也会强化渴求，让戒毒人员的渴求反应越来越严重。

临床研究显示，渴求所致复吸是一个从轻到重的演进过程。由于滥用的毒品种类不同、毒品质量和数量不同、吸毒个体差异不同以及脱毒后中止吸毒时间的不同，渴求的程度也不尽相同。在吸毒人员群体中，"渴求"是一个阶段性的由最轻逐次递增并不断加重的连续过程。对于每个吸毒者而言，"渴求"的严重程度、发生频率、持续时间与脱离致依赖性药物的时间呈一定的阶段性负相关，即脱毒后的 1 个月内"渴求"的程度最重，发作频繁，每次发作的持续时间也最长；1 个月后其严重程度、发作频率、持续时间开始逐渐减轻；3 个月后减轻的程度比较明显；3～6 个月低于 1～3 个月，6～12 个月又有所降低；如果给予针对性治疗干预 6～12 个月，渴求程度一般可减轻至接近康复状态。

另外，渴求的每次产生具有一定的规律性，如坐过山车一般，开始表现十分强烈，如果能得到及时干预和接纳调控，渴求会随之降低，并随着干预的时间与自我接纳而逐渐淡化，复吸行为也会得以中止。

二、行为心理学对复吸的解释

行为主义理论认为，无论是动物自身给药行为还是药物成瘾者的复吸行为，主要基于以下两点：一是正性强化；二是负性强化。同药物成瘾一样，正负性强化在药物成瘾人员的复吸行为中发挥着重要作用。正性强化对自身给药行为产生奖赏性效应，而负性强化的目的在于减轻或回避某种行为所带来的负性情感体验。

操作性行为理论认为，初吸是通过正、负性强化而习得吸毒行为；复吸是由于吸毒成瘾后，戒毒人员建立了毒品的易感行为刺激反应链。与他们重返吸毒环境、重睹吸毒场面或重见吸毒工具、重闻毒品味道、重新听到吸毒话题，特别是重新回到自己原先所熟悉的吸毒环境之中直接相关。

现实中，许多戒毒人员不管与毒品脱离了多久，一旦重现原先吸毒的情境，便会立即触景生情,产生强烈的用药冲动和程度不同的戒断反应,这使大多数人很难自持而重蹈毒途。故戒毒人员进入"吸毒成瘾—戒除毒瘾—再次吸毒"的循环过程,可能是只戒除了生理上的毒瘾,却并未对已习得的易感行为反应模式进行工作。由马拉特(Marlatt)和戈登(Gordon)提出的复吸认知行为模型则认为复吸是因为当戒毒人员面临高度危险的情景时,如果戒毒者能够有效地进行反应,比如,把戒毒保持行为与自我肯定、长远发展联结起来,他的戒毒自我效能感就会提高,复吸的可能性就会降低;如果面对高危情景不能有效应对,把吸毒行为与快感体验等联结在一起,戒毒自我效能感就会降低,就会重新开始使用药物,导致再次复吸。

三、人格心理学对复吸的解释

人格决定了个体的行为方式和生活方式及态度倾向等,影响个体对心理社会压力源的认知评价、情绪产生、心身反应性等。人格既可以作为疾病的特异性因素,在不同的疾病中发挥作用,也可以成为某种疾病发生发展的基础条件。基于以上两点,人格不仅与药物成瘾的发生有关,也在很大程度上决定着戒毒人员的近期和远期戒毒保持行为。独立、坚韧、主动的人格特征有助于戒毒人员保持操守,远离毒品,拒绝毒友的诱惑,从而减少复吸行为;反之,依赖、犹豫、被动的人格特征很容易使戒毒人员失去底线,在毒品及毒友诱惑下戒毒决心动摇,从而比较快地重新走上复吸之路。

事实上,吸毒人员在长期吸毒过程中,人格被扭曲,正常的人生观、价值观、是非观、伦理道德观被破坏,逐渐形成对毒品的"依附性人格",表现为缺乏对家庭、社会的关注和热情,缺乏对生活的责任和追求,思维变得狭隘和懒散,在独立性、创造性和主动性等方面普遍低于常人,只想通过吸食毒品来逃避现实。可是,短暂的逃避之后,他们陷入的是更深、更严重的空虚和痛苦,导致他们又重启对毒品的使用。反复长期的毒品滥用,反过来加重其人格变异程度,对毒品的"依附性人格"也越来越得到强化,从而加大了戒毒矫治工作的难度。

即使经过一定时间的戒毒治疗,吸毒人员的人格扭曲和心理缺陷仍不能得到立即改善。他们表现出多疑、孤僻、自卑等病态人格,导致对生活失去兴趣、工作能力减退、思考能力下降、行为意向降低。同时,在戒毒期间他们刚刚形成的对毒品的抵御心理还相当脆弱,一旦在生活中受到某种精神打击(如歧视、嘲讽等),出现各种挫折(如事业、婚姻失败等),情绪极易波动,此时,只要一旦接触毒品,其精神防线就即刻崩溃,陷入复吸深渊。

总之,人格因素在戒毒人员吸毒及复吸行为中提供了基础性的发动作用,促使戒毒人员比较快地启动复吸及适应复吸后的变化;但反过来,戒毒人员的屡次复吸,也会改变其人格结构,逐渐形成"依附性人格",推动戒毒人员在复吸之路上越走越远,他们人格的变异也给戒毒矫治工作设置了更大的障碍。

四、认知心理学对复吸的解释

(一)认知心理加工与复吸

由于认知心理学的发展,有研究开始借助认知心理学的概念对复吸过程的认知加工作出新的解释。比如,通过引入吸毒人员对与药物及其相关线索的优先加工的假设,来揭示药物成瘾及复吸行为的认知机制。该理论假设认为复吸机制最为显著的特征是吸毒成瘾人员对其成瘾的药物及其相关线索存在一种显著性的注意偏向,这种注意偏向是作为药物相关刺激引发吸毒人员心理渴求感及复吸行为的关键性认知中介。它是通过调节药物刺激及吸毒人员对这些刺激的初始反应即心理渴求,同时调节吸毒人员后续的行为反应如药物寻求与复吸行为而起作用的。

基于认知与情绪信息加工领域的研究,从另一个角度对复吸行为进行了解释,该研究认为复吸行为是对负性情绪信息过度加工所导致的。该研究认为在大脑内存在"冷""热"两个对立的神经系统,"冷"系统负责认知控制相关的功能,"热"系统和冲动、非理性等功能加工有关。通常情况下,"冷"系统与"热"系统是处于平衡的状态,使人的行为维持在理性与冲动平衡的状态。可受毒品的影响,大脑的"冷""热"系统间的平衡性被打破,"热"系统逐渐占据主导性地位,戒毒人员在"热"系统支配下出现更多的冲动、非理性的决策和行为反应,复吸行为就是其中之一。

(二)认知障碍与复吸

长期滥用毒品,会导致戒毒人员认知系统的功能性损害,这也进一步导致其认知偏差、认知扭曲等认知障碍。戒毒人员的认知障碍突出表现为吸毒的侥幸心理和补偿心理等,他们往往出于补偿心态在脱毒治疗后产生"再吸最后一次""再来最后一口""再打最后一针"等的侥幸心理,其结果是不断重复的"最后一次",

而没有一次是真正的"最后"，这种认知障碍是造成复吸的最常见和最重要的原因之一。

戒毒人员的认知障碍还表现为戒毒自我效能感偏低，像戒毒动机缺失和戒毒信心不足等。自我效能是由班杜拉（Bandura）提出的，是指个体感觉能有效地控制自己生活的某些方面的能力。如果戒毒人员具有较高的戒毒自我效能感，就对自己能够成功戒毒的预期比较高，就具有较强的改变动机和信心。假如他们能在一次高危情境中完成一次有效应付，自我效能感受就会提高，复吸的可能性就降低；如果缺失成功的应付经历，那么他的戒毒自我效能感就会降低，就会感到无助，进而通过偶尔用药以获得即刻的满足，并发展成反复用药而导致完全的复吸。所以，戒毒人员的自我效能感、个体对于戒毒的决心及内心关于操守的目标对是否复吸有很大影响。比如，一些戒毒人员在求治或被迫治疗时，内心所定的目标并不是彻底戒断，而是希望减少用量和（或）改善躯体状况，因此，治疗后的复吸率自然会高于那些确实有戒毒愿望且希望彻底摆脱的戒毒人员。临床发现，在治疗开始时，出于各种各样的原因（如滥用药物造成不良的社会后果及躯体并发症），许多人戒毒的决心（似乎）很大，动机很强烈。但若干时日之后，戒毒人员会渐渐忘却药物造成的不良后果，戒毒决心及动机逐渐淡化，而成瘾记忆中毒品所致的愉悦、欣快体验逐渐唤醒显露，逐步会产生"再来一次"的想法及实施"吸一次"的行为。也就是说，戒毒人员的戒毒效能感总是在波动状态，促使戒毒人员不断地权衡利弊得失，不断地与自己的信念作斗争。因此，如何维持他们的戒毒效能感，是广大戒毒工作人员努力的目标之一。

五、社会心理学对复吸的解释

（一）社会适应不良行为模式与复吸

社会心理学理论认为，复吸行为是一个过度学习的不良行为模式。它由一系列适应不良的行为习惯组成，像追求即刻满足、沉溺于感觉寻求、不平衡的生活方式等。由于戒毒人员受早年的成年经历、家庭环境、习得性体验、优势强化条件（奖惩）、认知水平及生理因素等影响，个体没有学会正确地应对行为，当他们在生活中遭遇挫折或应激事件时，只能通过不适应的方式来替代，复吸就是其中之一。戒毒人员通过复吸这种病态的行为，来缓解应激反应和减压，但也进一步习得和强化了适应不良的行为模式。

复吸这种习得性病态行为模式和吸毒朋辈群体直接相关。吸毒人群之间相互的情感互动对吸毒行为的影响十分明显。临床观察发现,几乎所有吸毒者相互之间似乎存在一种天然的"非血缘亲近感"。两个互不相识的陌生吸毒者相遇,通过气味、外观等途径很快就能识别对方是吸毒者,顷刻之间就似乎毫无障碍地结成了"亲朋熟友",这在普通人群中是十分难以见到的。除了他们之间存有的吸毒嗜好和共同经历外,似乎无法找到其他合理解释。心理和神经行为学研究提示,这可能是药物成瘾者中存在的一种特殊的"情感内动因子",是由于吸毒者大脑某些区域的同频放电所致;这些因素能使成瘾者在茫茫人海中敏感地找到吸毒同类,在相遇的很短时间内迅速结成所谓的"吸毒行为共同体"。这是一个很普遍的现象,尽管现在还无法从理论上获得相关支持,但有临床数据分析显示,"毒友"之间互相影响所占比率可高达92.7%。许多戒毒人员称,自己一旦回到原先的同伙中或遇到同类吸毒者时,一般情况下,很难抵御吸毒同伴的劝说和引诱,禁不住在"再来一口"或"再来最后一次"的劝诱下,重新滑回吸毒深渊。

（二）家庭因素与复吸

家庭是个体生活的终端场所,是人生的避风港和安全岛。人生遭遇挫折时,首先想到的就是能够得到家庭的温暖、关爱、支持、鼓励、帮助和保护。但现实是由于家庭出现了吸毒成员,使整个家庭乃至家族蒙受重大耻辱和伤害,吸毒又使家庭消耗了大量金钱财物,家庭其他成员难免对其充满怨恨和怒责。当戒毒人员回归家庭后,家庭其他成员从感情上难以原谅和接受他们,不愿倾听他们的心声,也不相信他们的言行,更不愿花费时间和精力去帮助他们与毒品"抗争",再加上各种原因造成的家庭结构和功能缺失,使家庭与吸毒成员在情感和本体上疏远。这些必然挫伤戒毒人员的自尊心、自信心和自救心,使其坠入求助无望、求归无纳、万念俱灰、甘心自堕之境,结果只能是自暴自弃,复吸自毁。

1.家庭态度对复吸的影响

受毒品成瘾性的影响,吸毒成瘾者一次次戒治,一次次复吸,一次次重新循环。每一次复吸给家庭带来的不仅是家庭经济的崩溃,而且在精神和情感层面使家庭遭受难以接受的打击,导致家庭与吸毒成员关系恶化,家庭结构和功能破坏,成员间共同生活氛围消失,特别是戒毒人员的家庭责任缺失,对子女和父母、配偶毫不关心,感情淡漠,也会导致整个家庭对吸毒者的戒毒行为信心丧失。

家庭在对待戒毒人员的戒毒态度上,容易从一个极端走向另一个极端,比如,从开始的满怀希望到后面的悲观失望,以悲愤怨恨的心态将吸毒成员完全排除在家庭之外。正如社会学家所惊呼的:"一个吸毒者不仅毁掉吸毒个体自身,他还将给一个家庭乃至整个家族带来毁灭性灾难。"社会和家庭对吸毒者几乎一面倒地不接受和不相容,导致离开戒毒治疗环境后,戒毒人员"有家难归,有亲难投,有苦难诉,有路难行"。最后只好又投奔"毒友难朋群",再入"毒品罪恶坑",复吸也就成为意料之中的事情。

2. 家庭结构缺失对复吸的影响

家庭结构的完善对回归的戒毒人员戒毒康复至关重要。如果家庭自身有许多问题,如家庭解体、成员复杂、结构不稳、经济困难、文化低下、教育缺失等,则难以给予戒毒人员回归家庭提供良性环境,如果家庭或家族还有其他吸毒成员,回到这种家庭如同回到吸毒群体一般,复吸几乎是必然结果。良好的家庭可减少或杜绝不良成员的孳生,创设正性向上的家庭环境,能使家庭在良性的道路上不偏离方向;反之,家庭的结构缺失不但孳生和孵化不良成员,而且对成员的负性变化起到催化作用,加快戒毒人员复吸的速度。

3. 家庭功能缺乏对复吸的影响

家庭功能缺失是家庭中吸毒成员复吸的重要原因之一。由于种种原因,有相当一部分家庭缺乏毒品常识和戒毒知识,对戒毒治疗的复杂性和艰巨性认识不足。当戒毒人员回归后,家庭缺乏应有的知识储备,只是简单地认为,吸毒就是思想觉悟不高、意志力低下、道德品质脆弱、无聊、精神空虚至极的结果,除了以怨恨的心态予以责骂、训斥、警告、威胁,甚至肢体冲突外,不能提供戒毒人员最需要的亲情关爱和理解支持,错失了家庭这个挽救吸毒个体最重要的平台之一的功能。当然,这与基层政府、社区(村)没有及时采取措施提高家庭功能也有一定关系。

由于家庭在行为上没有实施具有实际内容的知识教育、情绪疏导、心理交流、亲情沟通,在生活上对回归的吸毒成员缺乏家庭关爱,在管理上缺乏理性的约束帮教,甚至有的家庭错误地认为,戒毒治疗和操守保持是戒毒机构或社会相关部门应该管的事,家庭只要配合(有不少家庭拒绝配合)送人就算尽到了责任。可以说,经过多年的吸毒,家庭是吸毒戒治者最后的重生希望之地,因为家庭是吸毒者最可依靠的长久康复操守场所,可以预见,失去了家庭支持,戒毒人员的希望又在哪里? 戒毒人员逐渐被家庭和社会边缘化和遗弃是一个非常危险的局面,如果这个群体失去了家庭的后盾与支持,他们要在现实社会环境中生存,就必然与其上游毒品供应源头牢牢捆绑,同时,竭尽手段发展下游吸毒新生群体,走上以贩养吸的道路,导致国家和社会吸毒群体的数量越来越大,这对任何一个社会都是不可忽视的问题。

(三)社会支持和接纳与复吸

社会支持与接纳度对复吸行为也产生着重要的影响。当下,吸毒人群在任何国家都处于逐渐被家庭及社会边缘化的非主流群体,当戒毒人员戒断治疗后回归社会时,由于其以往的吸毒行为给社会造成恶劣影响,因此广受他人的鄙视和厌恶。"大烟鬼""瘾君子"成了这些人的显著标签和"代名词",昔日的朋友、同学、同事甚至亲人挚友都避而远之或遇而嫌之。他们成了社会的"另类",很难重新融入正常社会主流。这种社会性宽容和接纳的缺失,对戒毒群体是一个难以医治的"硬伤",而结果只能是将他们推向社会的对立面。社会不接纳他们,家人不理解他们,工作单位天然地排斥他们,他们只有投向毒品。从很大意义上讲,这种社会功能缺失所埋下的隐患,犹如"暗雷"随时都可能会因各种不稳定因素的变化对社会产生破坏性作用。

此外,人本主义心理学告诉我们,人需要有个体归属感,如果这种归属感在正常的社会群体里得不到,他们就只有回到吸毒群体里去寻找,在吸毒群体里找到归属感的最快途径则是吸毒,而戒毒人员一旦复吸就等于吸毒群体又得以扩散和增长。因此,为了拯救迷途的吸毒病患者,一个负责任的社会,应该为其回归构建人性化的支持体系,在接纳和救治其受损身心和重塑健康人格的关爱中,共建并共享和谐社会。

总之,影响复吸的因素有很多,如心理和生理在内的生物学因素、人格因素、家庭因素和社会因素等,都可对成瘾和复吸做出不同层面的诠释。但是,这些因素在成瘾和复吸中的作用并不是孤立的,而是相辅相成的。生理心理因素是成瘾和复吸行为的生物学基础,人格因素是成瘾和复吸存在的先天基板,家庭社会因素是成瘾和复吸发生的环境前提。毒品的致欣快强化效应是成瘾和复吸的核心内在原因,人格的缺陷与障碍起到了辅助性的内因作用;戒断反应与稽延性戒断反应等生理因素、家庭和社会影响是成瘾、复吸的重要外因,成瘾和复吸是各种内外因素综合作用的复杂结果。对成瘾和复吸有一个理性、综合的科学认识,是解决这一难题的重要基础与前提。

■ 主要参考文献

1. 梅松丽、张明、刘莉:《成瘾行为的心理学分析》,载《医学与社会》2006 年第 10 期。

2. 钱若兵、傅先明、汪业汉:《毒品成瘾的神经机制、治疗现状和进展》,载《立体定向和功能性神经外科杂志》2005 年第 3 期。

3. 朱杰、曹国芬等:《药物成瘾相关的神经结构可塑性改变》,载《生理科学进展》2011 年第 6 期。

4. Julie Worley, *Recovery in Substance Use Disorders*: *What to Know to Inform Practice*, Issues in Mental Health Nursing, Vol. 38:1, p. 80 – 91(2017).

5. Christian S Hendershot, et al. ,*Relapse Prevention for Addictive Behaviors*, Substance Abuse Treatment, Prevention, and Policy, Vol. 6:1, p. 1 – 17(2011).

6. 杨立红:《戒毒者复吸的主要因素研究》,西南师范大学 2005 年硕士学位论文。

7. 钱伯建:《吸毒者复吸影响因素及内隐认知研究》,南京大学 2011 年硕士学位论文。

8. 杨钰莹:《堕落与觉醒:复吸与持续戒瘾者的心理历程研究》,华中师范大学 2020 年硕士学位论文。

9. 杨良主编:《药物依赖学》,人民卫生出版社 2015 年版。

第三章　戒毒人员人口学特征

探索吸毒人员的人口学特征,对从个体和群体的角度认识他们具有特殊的意义。每名吸毒人员走上吸毒之路,必不是孤军而行的,在他们的背后,往往有一个"圈子",有一个让他有归属感的小团体,甚至形成了一种"吸毒亚文化",推动着他们在吸毒、复吸之路上越走越远。因此,了解这个特殊群体的人口学基本特征,如年龄、文化程度、地域、职业状况等,对勾勒这个群体的心理行为特征有着基础性的作用,也可为寻求其吸毒和复吸行为的规律性提供参考,同时,还可为如何建立戒毒人员的心理健康档案提供科学的依据,从而为后续针对性的心理矫治奠定基础性工作。

第一节　戒毒人员人口学基本特征

随着近年来毒品类型的变化,戒毒人员从传统型毒品(以海洛因为代表)逐步演化成以合成型毒品(以甲基苯丙胺为代表)为主的人群,在人口学特征上也呈现一些新的变化,如女性吸毒人员有增加趋势等。戒毒人员的人口学资料主要指和吸毒及复吸行为相关的静态因素,如年龄、性别、文化程度、婚姻状况、吸食毒品类型、吸毒史等。

一、戒毒人员的年龄特征

吸毒人群中青年仍是主体,但是未成年人也占到了一定的比例。据《2019 年中国毒品形势报告》发布的数据显示,18 岁至 35 岁的吸毒人员有 104.5 万名,占 48.7%;18 岁以下的有 7151 名,占 0.3%。另据媒体报道,国内已发现的最小的吸毒人员仅 9 岁。国内一项对 10837 名吸毒人员的调查发现,35 周岁以下的吸毒人员占比78.9%,和全国吸毒人员的年龄分布具有一致性。

青少年群体占比较高有其生理心理原因。由于青少年的自我控制能力有所欠缺,再加上好奇心、同辈群体、亚文化的影响,他们主观上不把吸毒当成一件"错误"的事或者"违法"的事,而是觉得这种行为很"酷"、很"前卫"、很有"胆量",这些都增加了他们尝试吸毒行为的概率,让其在比较早的年龄就开始接触毒品等成瘾物质。

18~35岁的群体是吸毒人群的主体,这对戒毒心理矫治工作设置了障碍,也提供了机会。生理心理学的研究表明,个体的大脑在25岁左右发育才较为成熟,所以,越早开始吸毒,对吸毒人员的大脑损伤就会越严重,这是开展戒毒心理矫治的障碍;但是,青少年的大脑功能由于具有较强的可塑性,其受到毒品损害的部分,经过长时间的自然康复或者专业的干预训练之后,又可以得到一定程度的康复,这为戒毒心理矫治工作的开展提供了良好的契机。

近年来,吸毒低龄化的趋势日趋明显。据公安部禁毒局2017年的数据显示,国内现有吸毒人员中年龄最小的仅为10岁。吸毒年龄的低龄化原因是多方面的,一是现在的孩子信息接收渠道广,对毒品信息的接触较他们父辈更早。过早的接触毒品相关的信息,再加上孩子对毒品危害认识不清,孩子很容易被一些不良媒体所宣传的错误信息所诱导,从而对毒品充满了好奇心,并在好奇心驱动下去尝试毒品。二是当今社会价值观多元化,也较大地冲击着少年儿童的价值理念。网络、自媒体、短视频等媒体对社会价值观的宣扬良莠不齐,一些消极错误的价值观对少年的冲击较大,如"玩就玩刺激的""及时享乐"等,对少年儿童正确价值观的形成影响较大。三是少年儿童过早地接触电子产品、游戏等瘾品,也为成瘾提供了"先天条件"。少年儿童越早接触电子产品、游戏等带有成瘾性质的物品,他们的大脑就越会对这些瘾品产生注意偏向,逐渐地,普通的瘾品已不能满足他们的心理需求,他们就可能转向尼古丁、酒精、毒品等刺激性更强的瘾品。所以,吸毒低龄化的趋势需要引起国家禁戒毒部门的重视,采取多种措施来教育引导少年儿童养成健康的生活方式。

二、戒毒人员的性别差异性特征

当前,戒毒人员在性别上仍以男性戒毒人员为主,占80%左右的比例。这也和我们国家总体的吸毒人员以男性为主的情形相一致。但是,近年来,女性吸毒人员的数量有逐年增加的趋势,相应地,女性戒毒人员的比例也略有上升。

在毒品及毒资来源上,男性和女性存在一些差异性。比如,男性主要依靠自己的积蓄来供自己吸毒,如果败光了积蓄,可能就会使用一些违法犯罪的手段去筹措毒资。女性在毒品及毒资来源上对男性吸毒人员有一定的依附性,在吸毒之初,女性一般没有毒品供货渠道,多是依靠男性的"货源";在成瘾之后,女性吸毒人员对男性的依附性会更强,甚至不惜出卖肉体来获取少(微)量的毒品。

在平时吸毒的次数上,男女一天两次及两次以上的比例都比较高。国内一项调查发现,男性每天吸毒两次及以上的人数占调查人数的44%(调查人数3936人),女性每天吸毒两次及以上的人数占调查人数的49%(调查人数575人),女性比例高于男性5个百分点,可能说明了女性一旦吸毒成瘾后,对毒品的渴求度更高。

在吸毒行为原因上,男性和女性主要集中于好奇、追求刺激、心情不好、减肥、随大流、治病、赌气六个方面,但两者又存在不同之处。国内一项研究发现,无论男性还是女性吸毒者在"吸毒因为好奇"的吸毒原因上选择比例均较高(62.2%的男性吸毒者和58.8%的女性吸毒者都选择了这个原因)。除此之外,男性吸毒原因更偏向于追求刺激和随大流,分别比女性高7.5个百分点和1.8个百分点。女性吸毒原因更偏向于心情不好、赌气、减肥和治病,分别比男性吸毒者高出6.4个百分点、4个百分点、3.6个百分点和4.1个百分点。这可能说明男性因主动大胆追寻感官享受需求或者因社交需求而沾染毒品,女性更易受到负性感性因素的影响或者其他方面的积极效果而选择毒品。

三、戒毒人员的文化程度特征

(一)戒毒人员文化程度偏低

戒毒人员的文化程度普遍偏低。国内有一项对六地区1103例戒毒人员的调查,被调查对象分别来自西安市(222例)、北京市(208例)、湖南省(101例)、哈尔滨市(71例)、贵州省(102例)和湖北省(399例),结果显示戒毒人员的文化程度在初中及以下的比例占到63.4%,说明了戒毒人员的文化程度普遍不高。在戒毒一线的实际工作中,虽然部分戒毒人员报告自己是高中或者是初中学历,但经过深入地访谈,还会发现相当一部分人实际上并没有读完高中或初中,他们实际的文化水平其实是低于自己报告的情况的。

当然,也不排除部分戒毒人员为了逃避戒毒场所组织的学习、测试等任务而低报自己的学历,如本来自己初中毕业,但在填写或者问答时谎报自己是小学毕业或文盲;本来自己是高中毕业,可能谎报自己是初中或小学毕业等。这种低报的情况多发生在"多进宫"的戒毒人员中,他们希望通过低报文化程度来获得某些特殊照顾或者躲避一些学习教育活动,需要引起戒毒场所工作人员的注意:要意识到他们谎报学历可能不是最主要的问题,通过谎报学历来逃避或对抗教育矫治活动才是关键性的问题。

(二)戒毒人员文化程度偏低与吸毒戒毒的联系

戒毒人员文化程度偏低可能是导致其走上吸毒之路的重要原因之一。文化程度直接影响认知水平,认知水平又影响着对事物的认知加工和分析判断能力。戒毒人员的文化水平普遍不高,这严重影响了他们对事物的认知加工和分析判断能力。所以,他们在面对毒品及毒友的引诱时,在低认知加工和弱分析判断能力的作用下,容易出现从众行为,他们在不了解毒品是什么、可能具有哪些危害的情况下,冒险尝试使用毒品,并且有了第一次、第二次之后,还会不断地去尝试使用,极易走上成瘾或依赖的道路。

戒毒人员的认知水平低也会影响其复吸行为。部分文化程度不高、认知水平低下的戒毒人员,即使在经过两年的强戒后,他们也很难从这次强戒中吸取教训、总结经验,从戒毒场所走出大门的那一刻,心里想的更多的是如何补偿自己这两年戒断的煎熬。所以,他们可能会在第一时间去寻找毒品,即时满足自己的心理需求,较快地走上复吸之路。

对于低报自己学历的戒毒人员,他们低报的目的就是逃避或对抗戒毒场所的教育矫治工作,换句话说,他们根本就没有想过要戒毒,只是想着在戒毒场所中能待得舒服一点,赶紧把戒毒期限熬完了,出去之后就"自由"了。因此,这部分人大概率是没有戒毒动机的,他们出所后发生复吸的风险性也更大。

(三)戒毒人员高学历人群扩大的趋势

近年来,高学历人群吸毒成瘾有逐步扩大的趋势。在一项针对319名戒毒人员的调查中发现,大学及以上学历的人员占比达10%左右,研究生学历的戒毒人员也占到了一定的比例(2%左右)。这一人群一般初次吸毒年龄较大,社会化程度相对较高,有一定的社会地位和人脉圈子,吸毒行为相对比较隐蔽,难以及时发现。但这类人认知水平相对较高,一旦激发出戒毒动机,树立了戒毒信心,他们会比较快地走上戒毒之路；再加上他们的理解力和接受力较好，能够较快较好地掌握戒毒技能和方法，在实际中应用水平和效果也会比较好。

四、戒毒人员的家庭支持系统特征

戒毒人员回归社会后如果获得家庭有力的理解和支持，有利于其长久保持戒断操守。戒毒人员回到一个充满温情、理解和支持氛围浓厚的家庭，他的内心也会变得柔软，并且感受到亲情的力量，这种力量可以帮助他对抗对毒品的渴求。

家庭和家人是支撑戒毒人员保持操守的有力力量。北京市某戒毒康复所对122名解除后保持操守的戒毒人员采取问卷调查和访谈的方式，发现在影响其保持操守的因素中"家人支持和信任"占比26.23%、"因吸毒导致家庭变故，不想再愧对家人"占比13.11%、"不能影响子女"占比26.23%，在影响保持操守的因素中，家庭和家人累计占比65.57%。由此可见，戒毒人员大多数人还是比较看重家庭和家人的，这也会成为促使其坚持戒毒的动力之一。

但是，现实中戒毒人员的家庭支持系统普遍不容乐观。从婚姻状况方面来看，有80%以上的戒毒人员处于未婚和离异状态，即使是已婚状态的戒毒人员，配偶也大多对其成功戒毒不抱太大希望，在戒毒方面表现为家属支持力度薄弱；从家庭结构方面来看，部分戒毒人员从小可能就生长在不完整的家庭中，吸毒之后部分家庭成员（包括父母等）、亲戚基本和其断绝了来往，使其不管是在戒毒期间，还是回归社会后，多处于无人照管、无人监控、无人劝教的状态，也加速了他们复吸的速度。

对部分戒毒人员来说，家庭关系修复存在一定的难度。由于多年的吸毒和复吸经历，戒毒人员的家人已经很难相信其能够戒毒，况且，一些戒毒人员为了毒资，还想尽各种办法对家人及亲戚朋友进行坑蒙哄骗，失去了家人和亲戚朋友的信任，也在物质和精神上对家人造成了较大的损失和伤害。因此，戒毒人员想挽回家人的信任和获取家人的支持，是具有一定难度的，既需要戒毒人员在认知上有彻底的转变，又需要他们在具体行动上能够让家人放心，才能逐渐获取家人的理解、信任和支持。

五、戒毒人员的职业特征

据相关调查，80%以上的戒毒人员处于无业或无固定收入来源的状态。由于吸毒行为在世界许多国家被定性为违法或犯罪行为，不可避免会受到法律的惩罚,一旦吸毒人员被贴上"违法人员""瘾君子"的标签后,之前的工作岗位可能就难以保住。加之使用毒品后,吸毒人员在毒品的药理作用下,往往处于精神和情绪的异常状态,如意识模糊、过度兴奋、幻觉、躁狂等,这些异常的状态也不能让其从事正常的工作和生产劳动,所以,会有吸毒的人变"懒"的说法。

无业的吸毒人员除了吸毒这一违法行为外,往往还具有其他违法犯罪的经历。一项调查研究发现,366 名男性冰毒戒毒人员中,无任何前科的仅有 2 人,占比 0.55% ;1 次前科(含强制戒毒、劳教戒毒或和吸毒行为有关的盗窃、抢劫、寻衅滋事等罪名)的有 207 人,占比 56.56% ;2 次前科的有 82 人,占比 22.4% ;3 次及以上的有 75 人,占比 20.49% ;"进宫"次数最高达 10 次。无业或无固定收入的状况会让吸毒人员沉迷于毒品之中,为了持续地使用毒品,他们可能会采取铤而走险的方式,如盗窃、敲诈勒索、抢劫、绑架甚至杀人等违法犯罪的方式去筹措毒资,给社会和普通大众的生命财产安全造成危害。

现实中,戒毒场所一般会采取职业技能培训的方式,对无业的戒毒人员开展相关技艺的培训和证书获取。这种方式对戒毒人员来说,具有一定的效果,如多了一项或几项可选择的工作技能,为出所后从事某项具体的工作岗位奠定基础。但是,仅仅有技能层面的培训还是不够的,还离不开心理层面的一些工作,如对职业价值观念的塑造、对劳动心理的培养等。

六、戒毒人员的吸毒种类与吸毒史特征

(一)戒毒人员的吸毒种类影响其戒治状况

合成型毒品仍然是我国滥用人数最多的毒品。《2020 年中国毒品形势报告》发布的数据显示,在 180.1 万名现有吸毒人员中,滥用合成型毒品人员 103.1 万名,占现有吸毒人员总数 57.2% ;滥用阿片类毒品 73.4 万名,占现有吸毒人员总数 40.8% 。与国家毒品滥用形势相一致的是,多数省市戒毒所里被强制隔离戒毒人员也是以合成型毒品戒毒人员为主。

吸食毒品类型不同,戒毒人员的心理行为问题也存在差异性。比如,海洛因戒毒人员往往对身体的不适感过度敏感,比较容易出现寻医求药的行为;冰毒戒毒人员则容易兴奋、活跃,他们对外部的新颖刺激有比较多的关注,但不喜欢沉闷的学习方式,再加上他们易冲动、易怒,和周围人发生矛盾冲突的概率也会比较大。所以,针对不同毒品类型的戒毒人员开展心理矫治工作,是要以分析其心理

行为表现特点为前提的。

吸食毒品种类的数量也和心理矫治的难度关联在一起。戒毒人员越是存在多毒品共用的情形,对他们神经系统及其他生理性的改变就越严重,这使他们在戒毒期间的躯体症状、心理及渴求症状越顽固,加大了戒治的难度。

吸毒种类还会影响到吸食方式,吸食方式和成瘾程度有一定的关联。如海洛因等毒品,发展到后期,几乎都以注射的方式吸食,注射方式相对烫吸、含服等吸食方式,能更快、更充分地到达中枢神经系统,带给吸毒人员即时的吸毒感受。冰毒一般是以烫吸为主的方式,但部分冰毒吸毒人员为了达到更好更快的"上头"效果,也会铤而走险,采用注射的方式吸食。注射的方式吸食毒品,最大的危险则是过量引发中毒死亡,不过,吸毒人员明知这种方式的危险性还仍采用这种方式,只能说明其成瘾程度已比较严重,因为采用一般的吸食方式很难带给他们吸毒的感觉,所以,他们宁愿冒险也愿意尝试注射吸毒的方式来获取快感体验,体现出他们对毒品的依赖性也比其他吸毒人员更大,这种严重成瘾的吸毒人员在戒治上难度也较大。

(二)戒毒人员的吸毒史影响其戒治难度

被强制隔离戒毒的人员基本已处于重度成瘾的程度。我们自己的一项研究用《精神障碍诊断与统计手册》(DSM-5)的诊断标准对戒毒人员的成瘾程度进行评定,发现95%以上的强戒人员处在中、重度成瘾的地步。伴随重度成瘾的发展,是戒毒人员吸毒时间普遍较长,累计摄入的毒品量更多。在另一项研究中显示,被调查的339名戒毒人员中,入所前吸毒史最短为6个月,最长为33年,平均为(8.9±6.4)年,其中既往吸毒史为5年以下者占38.1%,5~10年者占19.8%,10年以上者占42.1%。由此可见,强戒人员的吸毒时间平均在9年左右,普遍高于社区戒毒人员和自愿戒毒人员。

吸毒时间的拉长增加了心理矫治的难度。随着戒毒人员吸毒时间的延长,他们摄入的毒品量也在累积,其成瘾程度也会越来越重,到后期可能需要摄入更多的毒品才能满足其生理和心理需求,这对其中枢神经系统的结构和功能性损害也会加重,引发多重精神障碍和心理障碍等问题,如幻视、幻听、焦虑、抑郁、冲动、自控能力变差等,这些都为心理矫治工作的开展设置了重重障碍,增加了戒治的难度。

总之,戒毒人员的人口学资料看似普通寻常,但如果深入分析,挖掘它们的共性与个性特征,对后续的心理矫治工作具有十分重要的意义。因此,我们在对戒毒人员开展心理矫治工作前,要做的一项基础性工作,就是采集和分析他们的个人基本信息,即建立心理矫治档案。戒毒人员心理矫治档案的建立是一项奠定矫治根基的工作,基础性工作做得扎实,后面矫治方案的制订和具体干预环节才能得心应手,方向清晰,目标明确,避免走弯路。

第二节　戒毒人员人口学特征与戒毒心理矫治

戒毒人员的年龄、性别、文化程度、家庭等人口学特征都会影响到其后续的心理矫治工作的开展,如何结合戒毒人员的人口学特征,更切合实际地对戒毒人员开展心理矫治工作,是戒毒心理学重点关注的内容。

一、吸毒人群的低龄化特点与心理矫治的关系

随着戒毒人员初次使用毒品的低龄化现象,戒治难度增加。研究表明,戒毒人员越早开始使用毒品,形成依赖或成瘾的可能性就越大,戒治的难度也会加大。青少年的大脑神经系统还在发育之中,这时期使用毒品可能会造成神经系统的重大损害,如认知加工系统、情绪系统、奖赏动机系统的结构和功能性损害,且难以在戒断后自然恢复,这也增加了戒治的困难和挑战性。

初次使用毒品的低龄化现象,提示我们开展心理矫治工作要注意毒品对神经功能的损害性和社会功能受到不利影响的特点。戒毒人员早年神经功能的损害,可导致戒断期间出现很多心理行为问题,如冲动、情绪化、渴求等,制订心理矫治方案时可能还要多考虑这层生理因素。

此外,由于长期使用毒品,吸毒人员逐渐疏远正常人群,其朋友圈的毒友数量平均在3个以上,越早开始吸毒的人员,其朋友圈的毒友数量可能更多,这也增加了戒毒的难度。帮助戒毒人员建立正常的社会支持系统,远离"毒友圈",是必要而有现实意义的。

吸毒人群低龄化的趋势对禁戒毒宣传教育工作也有所启示——如何在少年儿童中开展特点鲜明、行之有效、入脑入心的毒品预防教育工作,是一项至关重要的任务。多年来,传统的毒品预防教育工作多以说教式、灌输式为主,离少年儿童的心理发展阶段和兴趣点距离较远,不能较好地打动他们,也就难以把毒品相关

的知识传递给他们。所以,从禁戒毒工作的长远考虑来说,毒品预防相对打击和戒治更有现实意义,也是投入成本相对较少的环节,做好这一环节,少年儿童这一群体就是一个重要的关卡,我们不占领这一关卡,贩毒、吸毒分子就可能乘虚而入。这就要求我们的毒品预防教育工作要采用多种形式、利用多种媒体渠道,制作打动少年儿童之心的作品,切实把禁戒毒相关的知识、案例和感受等传递给少年儿童群体,让他们在接触不良信息之前就先筑好毒品防御的战线。

二、吸毒人群的性别差异特征与心理矫治的关系

性别这种天然的差异造就了男性和女性在很多方面不同,对戒毒人员来说,这种性别差异同样造成男性和女性吸毒人员在心理行为表现上不同,两个性别群体在心理矫治上的侧重点自然也有所不同。

(一)男性戒毒人员心理矫治的侧重点

性别差异会造成男女戒毒人员心理矫治的侧重点有所区别。通过男、女戒毒人员在复吸风险团体干预下的对比研究发现,在情绪管理上,男性戒毒人员的团体干预效果要显著差于女性戒毒人员,由于男性更加偏向理性的特点,提示对男性的团体情绪干预方案要不同于女性,要多引导男性戒毒人员对自己的情绪感受从理性表达到感性描述。心理学的研究表明,男性戒毒人员普遍存在述情障碍。戒毒人员述情障碍是指戒毒人员对自己和他人的情绪情感状态的觉察、识别和表达能力的下降。比如,国内一项对 218 名男性戒毒人员的述情障碍研究表明,男性戒毒人员相对正常人群,在述情障碍的各因子上(描述情感的能力、认识和区分情感与躯体感受的能力、幻想以及外向性思维能力)得分显著性偏高,说明男性戒毒人群述情障碍具有普遍性和凸显性。因此,对男性戒毒人员的心理矫治要注重其述情障碍,多引导他们表达情绪和躯体感受,对其情绪管理能力的提升是有益处的。

对男性戒毒人员而言,不少人把吸毒和复吸的原因归结于社交或应酬需要,这种外归因的方式能减轻其复吸的压力,但会影响其保持操守。如何引导男性吸毒人员的内省,比如,通过内观的方式,让男性戒毒人员认识到吸毒只是多种可选择行为中的一种,除了吸毒这种应对方式外,我们还可以有其他的选择,从而减少复吸行为的发生,也是对男性戒毒人员开展心理矫治需要侧重的一方面。

此外,对男性戒毒人员来说,遇到愤怒等刺激性事件,多偏好采用攻击、暴力的方式解决问题,这就增加了安全管理的风险,也给教育矫治工作设置了障碍。

因此,对男性戒毒人员的心理矫治还要注重引领其对冲动性、攻击性的觉察和识别,提升戒毒人员的自我管控能力。

(二)女性戒毒人员的戒治独特性与难点

对女性而言,比较残酷的一点是,一旦开启了吸毒之门,会比男性更容易成瘾,并且成瘾后的依赖性也更强,这一观点在女性吸毒人员每天两次及以上使用毒品的频次,高于男性5个百分点上得到了印证。性激素的差异可能是女性易成瘾性的重要因素。研究表明,女性体内的雌激素诱导纹状体和伏隔核多巴胺DA释放增加,进而调控DA诱导的奖赏效应增强。因此,女性在同等剂量的毒品刺激下,会体验到比男性更强的奖赏效应,也就更容易成瘾。一旦成瘾后,女性相比男性对毒品的依赖性更强。以冰毒为例,一般情况下,冰毒在体内的半衰期为12小时左右,但是在女性黄体期,冰毒的代谢物在胃肠道的通过时间更长,重吸收更充分,也会让女性延长毒品所带来的奖赏体验,增强女性的毒品依赖性。另外,女性成瘾者相对男性在戒断后多个脑区呈现出灰质体积下降的情况,这也增大了女性的戒断难度。

女性毒品成瘾后所带来的精神和行为变化也和男性有所不同。比如,冰毒成瘾的女性抑郁发病率要比男性高,且自杀倾向和自杀行为也相对男性多。脑成像的研究发现,女性成瘾者的海马体体积相对男性有明显萎缩、变小的现象,这可能导致了女性吸毒人员在戒断后的记忆力和应激反应普遍较男性差。此外,女性冰毒吸毒人员在戒断后的情绪波动、情绪不稳定性相对男性也更大,情绪问题也更普遍,为了摆脱负性的情绪感受而再去使用毒品往往是其复吸的重要因素之一。在行为上,冰毒成瘾的女性比男性更具攻击倾向和暴力行为,我们在戒毒场所里发现吸食冰毒的女性戒毒人员具有较强的言语攻击性和肢体冲突行为。

女性戒毒人员的依附性问题也需要引起重视。她们的依附性除了毒品之外,还有对男性吸毒人员或家人等的依附性,因此心理矫治工作要从认知、行为、情感等层面开展,引导女性戒毒人员重建独立性和自主性,更重要的是帮助其重建社会支持系统,摆脱对男性吸毒人员的依附性,这对于其戒毒操守的保持有较好的助力作用。

总之,应针对女性易成瘾性、戒断难度较男性更大、戒断期精神问题和情绪问题更严重的特点,对女性戒毒人员的心理矫治制订针对性矫治方案,以区分于男性戒毒人员的矫治靶点和矫治方向。我们在对戒毒人员开展心理矫治工作前,应充分考虑性别的差异性及在此基础上的问题特异性,区别对待、突出重点,制订适合男女各自生理和心理特点的心理矫治方案。

三、戒毒人员文化程度特征与心理矫治的关系

对文化程度不高、认知水平低下的戒毒人员开展心理矫治工作要结合其吸毒和复吸的特点分析。要让其充分认识到吸毒行为带给他们的是弊大于利,除了吸毒之外,他们还能找寻到其他满足内心需求的东西,如运动、音乐等。戒毒一线民警对这类人开展心理矫治工作还要考虑他们的认知水平低下的特点,在制订矫治方案时,不要有太多超出其认知能力的内容,组织开展具体的矫治活动时,尽量用他们能理解的语言,鼓励和引导他们多表达想法和感受,从而保证矫治活动的效果。

对于文化程度较高、认知水平较好的戒毒人员开展心理矫治工作应注重对其认知方式的调整和戒毒技能的传授。不少高学历的吸毒人员往往对毒品存在认知偏差,如"吸毒可提升工作效率""吸毒更能创造灵感"等认识,这些错误的认知观念可以通过认知疗法来进行矫正,并辅之以毒品成瘾的机制解释说明,可让其有充足的认知证据接受戒毒工作人员的矫治。他们在认知上发生改变后,可以把具体的戒毒技能和方法传授与之,如情绪释放技术、正念防复吸技术、运动康复方法等,可以让其在面临高危情景或心瘾泛起时能有缓解和消除的具体技能、方法,从而减少其发生复吸的机会。

四、戒毒人员的家庭支持系统特征与心理矫治的关系

戒毒人员家庭支持系统薄弱,这一特征决定了如何重新获取家人的信任和支持可能是戒毒人员在家庭关系修复方面要重点解决的问题。部分吸毒人员沾上毒品之后,自己的积蓄很快会被挥霍一空,加之大多没有固定的经济来源,而维持吸毒又耗资不菲,所以,他们可能会穷尽各种方式(坑、蒙、骗、套、诱等)对家人、亲戚等周围的人进行欺骗,来获取毒资。久而久之,家人及周围的其他亲属就会对其失去信任,增添戒备之心,对其戒毒更是怀疑不信。因此,对戒毒人员开展心理矫治工作,还要考虑其家庭关系的修复这一重要靶点。可在戒毒人员中应用家庭治疗技术,帮助其重建家庭支持系统。家庭治疗技术有结构化的操作步骤,比如家谱图、影响轮、雕塑技术等,通过这些技术的操作,引导戒毒人员挖掘戒毒的家庭资源,争取家人的支持,修复和家人的关系等,为戒毒人员创造一个良好的家庭支持系统。

另外,家庭责任感的培养对部分戒毒人员来说也是不可回避的问题。部分戒毒人员使用毒品后,终日浑浑噩噩,不理家事,对父母和配偶、子女不管不顾,完全没有家庭责任感。对这部分人来说,唤起其对家庭的"良知"可能有助于其戒毒的针对性,如可通过经典典籍的阅读、讨论、反思等方式,激发其对家庭和家人的正性情感和责任感,可能是对这部分人开展家庭心理治疗的关键所在。

对于真心想戒毒的人员,戒毒场所工作人员还要在戒毒行动上有所引领。比如,引导他们制定切实可行的戒毒规划和短、中、长期戒毒目标,并围绕规划和目标设计戒毒步骤,每一步都能落地执行,让家人看到戒毒人员的决心和具体行动,对于缓和家庭关系、修复家庭裂痕,是有不可替代性的作用的。

五、戒毒人员的职业特征与心理矫治的关系

对无业戒毒人员的心理矫治,要首先从职业价值观、就业观的重塑做起。不少戒毒人员在意识里存在看不上苦活、脏活、累活的想法,满脑子想的是少付出、来钱快的行业,这种偏差的职业价值观严重影响了其出所后的再就业问题。我们也不乏看到这一现象,部分戒毒人员在戒毒场所通过相关的职业技能培训,取得了从业的资格证书,如理发师、美容师、面点师、汽车修理工等,但到了社会上真正去从事这些职业的却寥寥无几。原因在于,他们在认知层面上普遍认为这些工作低下、辛苦、挣钱慢,因此,不改变他们的职业观念、就业观念,仅仅在技能层面上培训,是难以达到技能培训或劳动矫治的效果和目的的。

心理矫治的目标之一就是要培养戒毒人员正确的职业观和就业观,转变他们错误的观念,培养他们的劳动价值感,促使其出所后能从最基础的工作干起,这也有利于其填充空虚的精神世界,降低复吸的风险性。这一目标实现后,再对戒毒人员开展职业心理测试,结合其心理素质表现及人格特质等内容,因材施教、因人施教,传授匹配每个人特点的就业技能。同时,还要帮助其进行职业生涯规划,让其明确职业规划中各个阶段要达成的目标,使其就业后职业方向更加清晰明确,减少因无所事事而产生的复吸行为。

六、戒毒人员吸毒种类与吸毒史与心理矫治的关系

(一)戒毒人员吸毒类型与心理矫治

如上文所述,戒毒人员吸食毒品的类型不同,可能造成的心理行为问题表现

各不相同。比如,吸食冰毒的戒毒人员相对海洛因戒毒人员存在情绪更加不稳定、行为更加冲动等问题,那么在开展心理矫治工作中,就要抓住不同毒品类型所造成的心理行为问题的侧重点,有针对性地去开展矫治工作。

对于多毒品共用的戒毒人员,在开展心理矫治工作前,建议先对其进行身体医学检查,排除器质性病变对心理矫治工作的影响。在此之后,对这部分人的心理矫治工作,应侧重于帮助其寻找生命的价值和意义,逐步消除其以追求单纯的感官快乐为目的的多毒品滥用模式。

(二)戒毒人员吸食方式与心理矫治

戒毒人员的吸食方式与成瘾程度紧密相关。越是采用危险性高的吸食方式,越能给吸毒人员带来强烈的吸毒体验,但也预示着吸毒人员对毒品的耐受性和依赖性已到比较严重的地步。即使是在戒断后,他们的戒断反应与心理渴求也要比其他戒毒人员更为明显,这也就增加了戒治的难度。

针对上述问题,心理矫治工作需要从认知和行为两个角度着手。一是从认知层面上,要让此部分戒毒人员意识到动脉、静脉注射等吸毒方式虽然吸毒体验好,但存在很大的风险性,同时也会加重自己的药物耐受性和依赖性,导致自己摄入越来越多的毒品,使自己越来越难摆脱毒品的控制。此外,以注射的方式吸食毒品,不太容易把握好剂量,比较容易出现过量而导致猝死的情形。二是在行为层面上,这部分戒毒人员由于吸毒时间长、成瘾程度重,要求其较快地戒除毒品不太现实。因此,从降低危害的角度来说,引导他们改变自己的吸食方式,从高风险的吸食方式转向低风险的吸食方式,从高剂量的吸食方式转向低剂量的吸食方式,逐渐实现戒除毒品的目标对他们而言更为现实一些。

(三)戒毒人员吸毒时间与心理矫治

对吸毒时间较长的戒毒人员开展心理矫治工作要注意时间节点问题。一般情况下,吸毒史越长,他们的戒断症状和稽延性戒断症状持续的时间可能也会更长,在他们还存在戒断症状期间,不建议开展心理矫治工作,可采用运动、药物等方式缓解其戒断症状后,再介入心理矫治工作。

对吸毒时间较长的戒毒人员开展心理矫治工作还要考虑矫治内容的安排问题。此部分人即使过了戒断反应期,仍可能会残余一些负性的情绪,如易冲动、易激惹、烦躁、情绪低落等。此外,他们的戒毒动机可能普遍不足,处于被动戒毒的状态。因此,对他们心理矫治的开展要遵循先解决情绪问题,再解决动机问题,最后给予具体的戒毒技能和方法这一矫治顺序。

总之,戒毒人员人口学特征上的表现会对戒毒人员开展心理矫治工作产生直接影响,所以,在开展心理矫治工作之前,收集和分析戒毒人员的人口学资料,既是基本功,也是十分有必要、有意义的一个环节。戒毒人员心理矫治工作的开展,结合其人口学特征去进行,可以少走弯路,直通目标,提升矫治效率和质量,可达到事半功倍的效果。

■　主要参考文献

1. 杨建华:《113 例吸毒人员情况的调查分析》,载《中国当代医药》2009 年第 12 期。

2. 苏中华等:《408 名社区吸毒人员操守保持的相关因素分析》,载《中国药物依赖性杂志》2005 年第 3 期。

3. 范红霞、安叶青、孙雅峰:《女性 141 例吸毒行为的现状分析》,载《校园心理》2016 年第 1 期。

4. 傅强、马玉英:《吸毒人员人口学特征及心理特点的调查报告》,载《皮肤病与性病》1999 年第 2 期。

5. 徐洋洋等:《医疗机构药物滥用监测模式下药物成瘾性特征分析》,载《中国医院药学杂志》2021 年第 1 期。

6. 段宏宇:《云南省吸毒人口结构与吸毒行为的关联性研究》,云南师范大学 2016 年硕士学位论文。

第四章　戒毒人员的感知觉加工

【案例分析】海洛因带来的痛苦

老 A,有十多年的海洛因吸毒史,反复多次进出戒毒场所。我们在访谈中让其谈一谈吸食毒品的感受。

就他吸食的海洛因而言,他说道:"在最开始的一两个月,是没有什么依赖性的。就跟刚学抽烟的心理状态和形式差不多,高兴的时候抽两口,不开心的时候抽两口。抽烟追求的是云雾缭绕和烟的呛辣感带来的刺激,海洛因所带来的这个是,抽完以后人特别放松的飘飘然昏昏然,特别舒服。"他还进一步补充说:"如果一次吸食够量的话,就感觉到很爽,飘飘然,昏昏然。然后就想睡觉。睡醒之后,还会再吸几口,刚吸完只是感觉头晕晕的,但大脑是清醒的。会变得比平时要狠心一点,没有平时那么善良,一旦成瘾后就和吃饭一样离不开的。"

老 A 在描述自己吸毒的感受时,呼吸不由自主地变得急促,瞳孔也比之前有所扩充,并且伴有咂巴嘴的细微动作。

当问及成瘾后的感受,他犹豫了一阵,说道:"当有了生理反应,这个时候如果不吸的话,就会全身发麻,如蚂蚁在咬,全身无力,特别不舒服,坐立不安。这个时候为了得到毒品可以说会想尽办法和手段,如会偷家里的东西出去卖。一旦拿到毒品后,就会迫不及待地抽上一口。"

老 A 对海洛因吸食的感受,便涉及对毒品的感知加工,像"飘""昏""全身发麻"等描述,就是对毒品吸食过程及戒断之后的感知特征。一方面,这些感知特征是毒品产生的药物效应;另一方面,对吸食过程及过程后的感知加工也会加剧对毒品的摄入。像老 A 这样,在谈及自己吸毒感受时伴有一些细微躯体反应的戒毒人员还有很多,他们对自己的身体变化并没有感知,但这些变化却在悄然中发生,影响他们的生活和戒治进展。因此,揭示戒毒人员在吸毒和戒毒过程中感知觉的变化特征,有助于其对自我的了解和对戒治中异常变化的掌控,从而增加戒毒成功的可能性。

感知觉是我们认知加工世界的基础,也是我们和外部世界互动的关键"窗口"。对外部事物的颜色、形状、质地、空间等感知觉特征的加工,让我们对外部世界有直观、全面、深入、细致的认识。同样,个体对毒品的认知和感受,也离不开感知觉的参与,比如,毒品在视网膜呈现的形状、颜色、大小等会通过视觉通道进入大脑,让个体对毒品在直观上有一个初步的认识。毒品被吸食后,引发的视觉、听觉、嗅味觉、运动知觉、时间知觉等的变化,更是对吸毒人员的感知觉加工形成强烈的冲击和深刻的印象,这些均对戒毒人员的吸毒和戒毒过程产生了重要的影响,成为戒治工作中不可忽视的环节之一。

长期滥用毒品,戒毒人员的感知觉加工会出现异常表现。毒品的毒性作用,会引起中枢神经系统的异常反应,受中枢神经系统支配的感知觉加工系统也会受到影响,比如,吸毒人员在使用毒品后出现的视听通道异常情况、戒毒人员对毒品及相关线索的注意偏向、戒断毒品后的感知加工异常等,无不证明了毒品对个体感知觉加工系统的功能性损害。了解和掌握戒毒人员感知觉加工系统的异常,可为戒毒心理矫治工作的开展提供靶点及注意事项,具有重要的现实意义。

第一节　戒毒人员的感觉加工

感觉是人类认识世界的开始,是人类最普通的心理现象,也是一切较高级、较复杂的心理现象的基础。人们能随着气温的不停变换而选择不同的服饰,能看到五彩缤纷的色彩,能听到美妙悦耳的声音,能产生知觉、记忆、思维、想象等复杂的心理过程,都是因为人类有感觉的存在。吸毒人员在使用毒品过程中和使用毒品后,感觉通道都发生了什么变化? 这些变化又可能会对戒毒工作产生什么影响?这些都是值得探索的问题。

一、感觉的定义

感觉是人脑对直接作用于感觉器官的客观事物的个别属性的反映。要正确理解感觉这一概念,需把握以下几个方面:第一,感觉的产生必须具备三个条件,即客观事物、正常的感官(眼、耳、鼻、舌等)和正常的脑功能,这三者必须同时具备才能产生感觉。例如,视觉的产生离不开相应的客观刺激物、正常的眼球与视神经以及健全的视觉中枢。第二,感觉强调的是对客观事物的个别属性的认识,此个别属性就是物体单一的物理、化学属性或有机体本身的生理特征。例如,物体的大小、颜色、形状、气味、硬度,有机体的冷热、饥渴、疼痛等。第三,感觉是客观事物对人脑的直接作用所产生的,这种直接性避免了认知加工的时间,让客观事物第一时间被大脑接收到。

二、感觉的种类

依据感官通道的差异以及它所反映的最适宜刺激物的不同,人体的主要感觉可分为五种基本感觉,即视觉、听觉、嗅觉、味觉和触觉。

(一)视觉

视觉是人体最重要的一种感觉。研究认为,在人类获得的外界信息中,有80%是来自视觉,正常人的大部分活动是在视觉控制下完成的。

视觉信息的产生是由眼的折光成像机制和光感受机制将外界光刺激转换为视神经冲动信息的过程。眼的折光系统(角膜、房水、晶状体、玻璃体以及瞳孔)将外界光刺激折至视网膜上,其中,瞳孔的光反射和调节反射是实现折光成像的生理基础。眼的感光系统是视网膜,眼的光感受机制是发生在视杆细胞和视锥细胞中的光生物化学和光生物物理学两类反应。

视觉信息的产生过程大致是,光线透过眼的折光系统到达视网膜,并在视网膜上形成物像,同时兴奋视网膜的感光细胞,然后神经冲动沿视神经传导至大脑皮层的视觉中枢,从而产生视觉。

(二)听觉

听觉是仅次于视觉的重要感觉通道,它在人的生活中起着重大的作用。

听觉的形成过程可以大致分为以下几个阶段:声波→耳郭(收集声波)→外耳道(使声波通过)→鼓膜(将声波转换成振动)→耳蜗(将振动转换成神经冲动)→听神经(传递冲动)→大脑听觉中枢(形成听觉)。

(三)嗅觉

引起嗅觉的适宜刺激是能溶解的、有气味的气体分子。这些气体分子激活嗅细胞的气味受体,进一步激活特异性的 G 蛋白,把气味信号转换成动作电位,沿嗅觉传导通路传输到嗅皮层,最后大脑完成对气味信号的整理和识别作用,形成对气味的感受。

（四）味觉

味觉的适宜刺激是能溶于水的物质,分布在舌面、上颚上面的味蕾是接受味觉刺激的器官。最基本的味觉有甜、酸、苦、咸四种,我们平常尝到的各种味道都是这四种味觉混合的结果。

味觉的感受性与机体的生理状况有关,饥饿时对甜和咸的感受性比较高,对酸和苦的感受性比较低;吃饱后则相反,对酸和苦的感受性变高,而对甜和咸的感受性变低。

（五）触觉

刺激作用于皮肤,未引起皮肤变形时产生的是触觉。触觉产生的途径包含了初级中枢和高级中枢,其中脊髓背角是触觉信息在皮层下水平加工的初级枢纽,躯体感觉皮层是加工触觉信息的主要脑区,且针对不同特征的触觉信息进行加工,存在相对独立的脑网络连接。

三、戒毒人员感觉加工

（一）吸毒过程中的感觉加工异常变化

吸毒人员在使用毒品过程中,他们的感觉加工往往会出现扭曲的表现。比如,现实分崩离析,四周正在进行的活动从背景转换成了前景,任何背景都在消失,所有的声音和画面都在同步进行。曾在 TED 演讲的脑科学家马克（Mark）曾是一名吸毒成瘾者,他在谈及吸毒时的感受写道:"谈话的嘈杂声膨胀了,分解成短语,每一个短语都闯入我的思想,像是被风暴驱逐的波浪。每张脸、每个动作都呈现出巨大的能量,仿佛是通过某种直接环路与我的感觉中枢相连接。房间膨胀了,变换着形状和大小。它变得不止一个房间——它是一个巨大的空间,分解成子空间,扣人心弦的戏剧通过每个眼神、每个说出或没说出的单词、每个面部运动展现出来。这些面孔的皮肤分解成由毛孔、面部特征、面部毛发组成的异国织物,面部毛发似乎在我盯着它的时候生长出来,令人目瞪口呆、惊讶不已。我不需要这么多细节,我被加速本身弄得不知所措,不管发生了什么,都发生得太快了,而且有一阵强烈的生理唤醒在我腹中迅速增长，与感觉的崩塌保持同步。每一秒我都感到更加窒息，因为庞大的视觉环境、声音的洪流、身体涌出的兴奋和无法忍受的恐惧。"

正如马克的分享一样，吸毒人员在吸毒中还会出现视听等感官通道的异常变化。比如，吸食冰毒的吸毒人员在使用毒品过程中会产生"耳聪目明"的感觉，他们觉得视力和听力都比不吸毒时管用，像视野范围貌似得以扩充、听觉能力貌似大大改善等，但实质是在毒品刺激下他们的视听感官出现了异常的情况。吸食海洛因的人员则有过视觉现实感的分解体验，他们会把周围的环境、正在经历的事情，以电影胶片的形式，一帧帧地进入眼睛，周围的世界对他们来说仿佛是正在上映的电影，而他们不过是观众，这种和现实世界的分离，也是毒品对感觉神经系统刺激后所产生的异常变化。

还有一种常见的现象，就是吸毒人员在吸毒过程中比较喜欢听一些节奏感强、声音劲爆的动感音乐，这可能和听觉通道的兴奋刺激更能促进毒品的奖赏效应有关，动感音乐刺激的 DA 和毒品刺激的 DA 等化学物质在大脑内重合叠加，会让吸毒人员有更强的兴奋、欣快、刺激感。

吸毒人员在吸毒过程中还比较重视嗅味觉方面的体验。特别是吸食新型合成型毒品的人员，他们在使用毒品（像冰毒）过程中会添加"麻果"等含有特殊味道的其他毒品，还有吸毒人员在"冰壶"（吸食冰毒的工具之一）中添加冰红茶等有味道的饮料，其目的都在于让自己在嗅味觉上有更好的体验，以增强毒品带给自己的美好感受。

吸毒人员在吸毒过程中饥渴感会被抑制。我们在戒毒实务工作中，常会遇到部分戒毒人员说自己吸毒后可以"三天不吃不喝"，甚至有些吸毒明星利用这一现象来减肥。之所以毒品能够抑制饥渴感，可能是因为毒品抑制了吸毒人员的"饥饿中枢"。研究表明，外侧下丘脑是启动进食行为的关键中枢，被称为"饥饿中枢"，这一区域在毒品作用下发生了被抑制的现象，可以导致吸毒人员在毒品发生作用期间，没有任何饥饿感，这便是他们常说的"吸毒后可以三天不吃不喝"，也是部分吸毒明星能够迅速瘦下来，但是却显得面黄肌瘦的原因。

（二）戒毒过程中的感觉加工

吸毒人员在吸毒过程中感觉加工系统的异常变化，也会影响到其在戒毒过程中的表现。比如，戒毒人员在戒毒期间存在对特定音乐（他们在吸毒过程中常听的快节奏感的音乐)的偏爱,可能是通过听觉通道的刺激来补偿没有毒品的匮乏感,这种现象在成瘾程度较重的戒毒人员身上表现得更明显。不过,从另一个角度来说,对特定音乐的偏爱可能也是这部分戒毒人员对毒品仍存在渴求的表现之一,需要戒毒工作人员对其进行正确的引导。

戒毒人员的味觉系统在戒断期间可能有钝化的表现。这一现象主要体现在戒毒人员在戒毒期间喜好高糖和高盐的食品,比如,他们比较喜欢含着糖块,偏好口味比较重的方便面、火腿肠等高盐的食品,这些可能和毒品对其味觉系统的破坏性有关,他们的味觉变得钝化、不敏感,导致吃味道淡的东西没有食欲,只能频繁地进食高糖、高盐等味道浓厚的食品,刺激味蕾从而激发食欲。

戒毒人员在戒毒期间感觉加工的异常还体现在对自己体温的感知上。我们在实际工作中曾注意到一个现象:部分戒毒人员对季节变化有比较敏感的反应,具体体现为怕冷和怕热,他们一到夏秋换季之际,就急于给自己添加衣物,深入调查后发现是怕冷,但是,这种冷的感觉是他们主观感受到的,往往和外部的气温相差较远。反之,到了冬春交替之际,他们对热的感觉又不同于正常人,会表现出怕热,对外部季节和气候的变化反应异常敏感。这种对体温感觉的异常加工,一定程度上可能反映了毒品对其体温觉感知系统的功能性损害,但对一些戒毒人员而言,体温的异常感知变化也可能是其渴求反应的表现。

综上,戒毒人员在吸毒和戒毒的不同阶段,其感觉加工系统在毒品支配、破坏下均表现出异常的变化,对这些特征变化进行记录和分析,可为戒毒人员在戒毒期间可能出现的感觉系统问题有所预知,为减少管理和教育风险提供科学参考。

四、戒毒人员感觉加工特征与戒毒心理矫治的关系

戒毒人员在感觉加工上的异常特征表现,也可对戒毒心理矫治工作一些启示和注意事项的提醒。由于戒毒人员在感知加工方面的异常往往被归咎于精神症状的范畴,认为心理干预和心理矫治对其似乎发挥不了什么作用,但其实并不尽然,属于精神症状的问题,理所当然地交由精神科医生处理,而属于心理范畴的问题,心理干预和心理矫治工作还得有相应的措施。

在吸毒期间出现的感觉系统的异常变化,像视听感觉通道的现实分离感,戒毒工作人员可依据生理心理学的理论知识,从生理心理机制的角度向戒毒人员阐释原理,让其了解这种现象出现的缘由和危害,增加其对毒品的认知和回避意识,从而降低其复吸行为发生的概率。

　　对于在戒毒期间出现特定音乐偏好的戒毒人员,要引导其觉察能力。一方面,对听觉刺激有特别偏好的戒毒人员,首先要从机理上给其解释说明,让其了解自己为什么会出现这样的偏好;另一方面,要侧重于从觉察、体悟的角度做好引导,引导其观察和感受自己在听所偏好的音乐时,身体上的变化、情绪上的变化、头脑里的想法等,并将这些变化和想法与渴求时的状态相对比,让戒毒人员意识到这种特殊的偏好可能和毒品的渴求是有联系的,从而对可能发生的复吸行为有所警示。

　　对于体温觉感知异常的戒毒人员,排除器质性问题后,可进行心理放松疏导。体温觉出现偏差时,首先要排除器质性的问题,比如,是否感冒、炎症、病毒感染所引起的。其次,排除掉器质性问题后,需进一步考虑心理方面的问题,通过引导戒毒人员开展渐进式肌肉放松方式,让戒毒人员身心得到松弛,可能对这一问题有一定的帮助。

　　综上所述,吸毒人员的感觉加工系统在吸毒过程中及戒毒期间都有一些不同于正常人的表现,了解和掌握这些异常的表现,对鉴别戒毒人员的一些行为问题是有参考价值的;同时,对其感觉加工系统的异常表现,也可以从心理干预和心理矫治的角度提出对策建议,帮助戒毒人员缓解异常问题。

第二节　戒毒人员的知觉加工

　　知觉是在感觉加工的基础上,进一步对事物的各个属性进行加工综合,从而从整体上得出对事物的认知。吸毒人员在感觉加工上的异常表现,必然也会导致其知觉加工上的问题,像社会知觉偏差、时间知觉偏差、错觉等,对戒毒人员的戒治生活和复吸行为带来一定的风险性。

一、知觉的定义

　　知觉是人脑对当前直接作用于感觉器官的客观事物的各个部分和属性的整体反映。知觉是不同于感觉的一种大脑加工方式。感觉是把信息传递到神经系统的过程,通过感官从外部客观世界或从自身获取各种信息。知觉则是对这些信息进行组织、解释和综合评定。

　　知觉是在感觉的基础上产生的,是对感觉信息整合后的反映,是高于感觉的感性认识阶段。但是,知觉并非感觉的简单相加,而是对客观事物的分析、综合的有机结合。同时,知觉还在一定程度上受到个体知识、经验及各种心理特点(如兴趣、需要、动机、情绪等)的制约,因此,可能会出现知觉错误的情况。例如,一个苹果,先感觉它的颜色、形状和味道,将这些感觉到的信息进行综合加工,进而形成苹果的整体形象,就可以将它和西红柿分开。但是,如果个体在迫切想得到西红柿的情况下,如果只综合一些局部信息,如颜色、形状等,那么就可能在动机影响下,出现把苹果误当成西红柿的情形,这就是知觉错误的发生。

二、知觉的种类

根据知觉对象是否属于人,把知觉分为社会知觉和物体知觉两大类。

(一)社会知觉

社会知觉是对人的知觉,包括对他人的知觉、人际知觉和自我知觉。对他人、对自己、对和他人的互动等属性信息的综合,作出评定,则会形成对他人的知觉、自我知觉和人际知觉。但是,受主客观因素的影响(如兴趣、爱好、需要、动机、习惯、情绪情感、文化、偏见等),我们容易形成对他人贬低、自我抬升的知觉,从而对人际知觉产生一定的偏差,影响到我们和他人的人际互动和关系。

(二)物体知觉

物体知觉可以根据事物具有的空间、时间和运动的特性,把知觉区分为空间知觉、时间知觉、运动知觉和错觉等。

1. 空间知觉

空间知觉是对物体的形状、大小、深度、方位等空间特性的知觉。空间知觉是后天习得的条件反射,是由视觉、触觉、动觉等多种感觉器官协同作用的结果。其中,视觉占主导。空间知觉主要包括:形状知觉,即靠视觉、触觉和动觉判断事物的形状;大小知觉,即靠视觉、触觉和动觉判断事物的大小;深度知觉,即判断物体的距离及物体不同部分之间的相对距离,也即距离知觉和立体知觉;方位知觉,即依靠视、听、触、动、平衡觉等协同活动,判断物体所处方位(上、下、左、右、前、后、东、南、西、北)。

空间知觉对我们的日常生活意义重大。我们要判断物体的形状、大小、深度、方位等,都离不开空间知觉的支持,有了空间知觉的支持,我们才能更好地区分物体和更精准地感知物体的位置等。

空间知觉在体育运动中也起着重要作用,如踢足球时对球门、门框、球员间的距离及方位判断,或跳高、跳远时对助跑距离的判断,均对空间知觉有较高要求。

2. 时间知觉

时间知觉就是对客观现象的持续性和顺序性的知觉。时间知觉也是后天习得的。时间知觉主要有长短知觉、速度知觉和节奏知觉。时间知觉分为时序知觉和时距知觉,时序知觉是指事件顺序的知觉;时距知觉为对两个连续事件间的间隔性或某一事件持续的时间段的知觉。

个体如果存在时间知觉的异常,更有可能发生对持续时间的异常感知。临床对于脑损伤患者及精神病患者的研究发现,额叶、纹状体等脑区和 DA 的分泌异常会对时间知觉有所影响,造成患者时距知觉的感知障碍。

吸毒人员长期受毒品影响,和时间知觉加工相关的脑区可能会出现异常,导致戒毒人员在吸毒和戒毒期间对时间知觉分别出现低估与高估两种不同的情形,在一定程度上对其生活和戒治产生了不利的影响。

3. 运动知觉

运动知觉就是对物体的静止和运动以及运动速度的知觉,是由视觉、听觉、触觉、平衡觉、机体觉、运动觉等系统协同参与的结果。运动知觉主要由物体真正运动引起,在特定条件下,静止的物体也会让人产生运动知觉,这种现象被称为似动知觉,比如,霓虹灯给人造成的动感,路牌广告制作中画面的变化也是应用似动知觉的原理。

4. 错觉

错觉是在特定条件下产生的对客观事物的歪曲知觉,这种歪曲往往带有固定的倾向。错觉产生的原因多种多样,每种错觉的产生都有它特殊的原因,不可能找到某一种原因来解释所有的错觉。有用眼肌运动来解释线段长短错觉的;有用对比的原因来解释面积大小的错觉的;也有用知识经验的影响,即心理定式的作用来解释形重错觉的,等等。

日常生活中,有种常见的错觉被称为"控制感错觉"。朗格尔(Langer)于1975 年提出控制感错觉的概念,即人们对事件结果发生概率的估计高于该结果实际客观发生概率的现象。控制感错觉具有较强的行为稳定性,如 20 世纪 80 年代,纽约市政府对该城市的交通信号系统进行改造,致使当时城市中所有人行横道上用于改变交通信号的按钮均无法使用,即按下按钮交通信号灯也不会发生变化。虽然很多行人已从报纸等媒体得知了这一事件,但是当他们穿越马路时,仍然多次操纵信号灯按钮,期望通过按钮控制信号灯。

三、戒毒人员知觉加工

戒毒人员的知觉加工表现和变化可能会影响到其戒治和复吸行为。了解和掌握戒毒人员在吸毒和戒毒过程中知觉变化的特点,探索分析其与戒治工作的关系,寻找戒毒心理矫治的规律性,能够比较好地促进戒毒工作的良性发展。

(一)戒毒人员在吸毒过程中的知觉加工

1. 空间知觉的现实感解离

吸毒人员在使用毒品的过程中,由于毒品对知觉加工系统具有支配性作用,不少吸毒人员会出现空间知觉的现实解离,即他们和现实的世界进行了分离,走入了一个完全由毒品构筑的世界,在这个世界里,空间的上下、前后都可能是倒置的,但是,他们在这个虚拟的空间里,已经分不清现实和虚幻,空间知觉完全扭曲。

2. 时间知觉的低估

吸毒人员一旦迷醉于毒品所带来的刺激中,会觉得时间过得快,对时间产生低估的情形,如吸食冰毒的人员,用完冰毒后,总觉得时间还早,为此而耽误了工作、社交等,也就是他们常说的"溜冰耽误事",实质是其对时间知觉的低估偏差所致。这种对时间的低估,还容易让吸毒人员拉长使用毒品的时间,导致他们在不知不觉中吸食了更多的毒品,从而对躯体和神经系统造成更大的伤害。

3. 运动错觉

吸毒人员在使用毒品过程中及毒品效应没有消散时,会出现诸如身体悬浮、漂移等运动错觉,他们也很享受这种感觉,并把这种感觉的出现作为判断毒品纯度及好坏的标准之一。运动错觉的产生,可能和毒品对大脑皮层运动区域的异常激活有关。

(二)戒毒人员在戒毒过程中的知觉加工

1. 时间知觉的高估

在时间知觉上,与吸毒时恰恰相反,戒毒人员会表现出时间知觉的高估情形,他们会觉得时间变慢,没有毒品的日子,每一分钟都很难熬,特别迫切地想回到有毒品的时光。

对戒断时间的高估（难以承受）可能是导致戒毒人员复吸的一个重要因素。比如，一项针对海洛因戒毒人员的研究认为，海洛因戒断者的多种认知功能存在损伤，而时间信息加工作为中枢神经系统的一个基本功能，是多种认知加工的基础，药物的使用会影响其时间知觉，相反，对时间感知的扭曲也可能导致个体药物成瘾。海洛因戒断者更容易高估时间，并且对时间的高估更多体现在对中间时距的判断上。据此，该研究推测正是由于海洛因戒断者对时间的高估使其产生了更多的不耐烦和受挫感，进而导致复吸。

2. 控制感错觉

戒毒人员对自己应对毒品的能力存在控制感错觉。控制感错觉是个体对行为结果控制能力的主观认知产生偏差的结果，他们常挂在嘴上的一句话是"我想不吸就可以不吸了"，意思是自己能够完全控制吸毒的行为。可事实上，一旦接触和吸毒有关的环境，或是面对毒品及相关线索时，他们会很快地成为毒品的"俘虏"，一次又一次地操起吸毒工具，享受毒品带给自己的感受，"我想不吸就可以不吸了"这句话也早已抛之脑后。戒毒人员这种控制感错觉的存在，可能和其抑制控制功能被损害有关。

前人研究中发现戒断人群的抑制控制功能存在缺陷。长期使用成瘾性药物的个体，诸如鸦片类药物、可卡因、冰毒、尼古丁、酒精的成瘾者其执行功能和决策功能都表现出严重受损。米亚科（Miyake）等人认为，执行功能中的一个重要构成成分是行为抑制能力。该能力是指个体有意识地终止正在进行的行为或阻止被自动激活的行为，与成瘾行为关系紧密。当成瘾人群被诱发药物渴求感时，药物使用动机被激活，进而导致其觅药行为甚至用药行为发生，而成瘾者行为抑制能力的强弱会在很大程度上影响药物使用动机的大小。

戒毒人员的控制感错觉和其抑制控制能力成负相关。也就是说，他们的控制感错觉越强，其抑制控制能力就越差，因此抑制控制能力的改善对降低其控制感错觉有比较好的效果。

四、戒毒人员知觉加工与戒毒心理矫治

（一）吸毒过程中运动错觉的矫正

戒毒人员在吸毒过程中产生的悬浮、漂移等运动错觉，实质是毒品产生的精神心理效应，完全是虚拟的体验。对此，戒毒工作人员要从原理和机制的角度让

戒毒人员明白这种虚拟体验的来源,意识到这种体验只能是短暂而不可持续的,并且对神经系统的损害也是难以逆转的,从认知上使戒毒人员摒弃"为了追求虚拟的体验而去吸毒"的想法,进而引导戒毒人员树立健康的生活理念和生活方式。

(二)时间知觉高估的心理建议

戒毒人员在戒毒期间对时间知觉的高估容易让其产生补偿心理。他们把戒毒过程中的难熬、时间过得慢等感受归因于戒毒,特别是被强制戒毒的情况下,他们更容易产生补偿心理,一旦到了自由的环境里,"我得好好犒劳下戒毒的辛苦"的想法便比较快地推动戒毒人员再次走上复吸的道路。

对于时间知觉的高估问题,背后还是戒毒人员"心瘾"的表现。采用正念、内观等方式,引领戒毒人员感受当下、活在当下、接纳当下,让其和当下的自己和谐相处,才能扭转戒毒人员"煎熬、过得慢"的感受,也才能让其全身心地投入当下的戒毒生活中。

(三)控制感错觉的心理建议

戒毒人员的控制感错觉和其抑制控制能力缺陷紧密相关。戒毒人员对行为的抑制能力越弱,其越容易高估自身对行为后果的可控性,这可能反映了戒除后复吸行为发生的心理原因,即对滥用药物行为后果可控性的估计越高,成瘾者越不容易主动发挥自己的行为抑制能力,进而导致当暴露于药物相关线索情境时,该人群的行为抑制能力越难以有效抑制药物相关线索所诱发的觅药动机,导致用药行为发生的可能性提升。

因此,提升戒毒人员行为抑制能力可能是减少其控制感错觉的关键。戒毒人员行为抑制能力和前额叶有直接联系,像前扣带回、眶额叶等区域,而冰毒等毒品对这些区域的损害是比较明显的。通过运动康复、认知行为心理治疗等方法可以在一定程度上促进这些脑区的康复,对于提升戒毒人员行为抑制能力具有较好的效果。

戒毒人员行为抑制能力得以改善,其对毒品使用的控制感上也会变得合理化和正常化。比如,在面临毒品使用的相关高危情景时,在客观评估自己的行为抑制能力水平后,他们便不会再盲目自大,理性看待自己对毒品使用的控制力,从而采取正确的应对方式,避免陷入复吸的境地。

总之,戒毒人员的知觉加工在吸毒和戒毒上有不同的表现,掌握其在不同阶段的特征表现及与复吸行为的关系,可为从心理矫治的角度提出针对性措施和建议奠定基础,也为降低戒毒人员的复吸风险提供理论指导和方法依据。

■ 主要参考文献

1. 朱冬梅等:《大学生网络成瘾者的时间知觉机制研究》,载《湖北经济学院学报(人文社会科学版)》2015 年第 9 期。

2. 杨玲、樊召锋:《吸毒者自尊、应对方式和社交自我知觉的关系研究》,载《西北师大学报(社会科学版)》2009 年第 3 期。

3. 曾红、姜醒、叶浩生:《感知觉—运动系统在药物相关线索反应中的作用及神经机制》,载《心理科学进展》2015 年第 8 期。

4. Yavor Yalachkov, et al., *Sensory and Motor Aspects of Addiction*, Behavioural Brain Research, Vol. 207:2, p. 215 – 222 (2010).

5. Francesca Gino, et al., *Keeping the Illusion of Control Under Control: Ceilings, Floors, and Imperfect Calibration*, Organizational Behavior and Human Decision Processes, Vol. 114:2, p. 104 – 114 (2011).

6. 杨桐:《海洛因戒除者对毒品使用后果的控制感错觉》,浙江大学 2018 年博士学位论文。

7. 杨莉红:《视觉搜索任务训练对毒品戒断者的情绪面孔注意偏向的影响》,湖南师范大学 2017 年硕士学位论文。

8. 刘芳:《视知觉学习训练对海洛因依赖者认知功能的影响》,昆明医学院 2004 年硕士学位论文。

9. 谷振伟等编:《普通心理学实用教程》,北方文艺出版社 2013 年版。

第五章 戒毒人员认知心理

【案例分析】吸毒与注意加工障碍

小 L,女性,吸食冰毒 7 年。小 L 虽然年龄只有 22 岁,但她的皮肤受毒品的侵蚀已变得黯淡无光,让她比实际年龄看起来要大很多。

在一次访谈中,我们问她吸毒后一般都会做什么?她说她一般会做家务,比如,拿拖把拖地,可连续干数个小时,甚至十几个小时也不觉得累,有时甚至把地板都擦"花"了也停不下来。我听了有点惊讶,接着问她要是停下来会怎么样?她说停来下会相当难受、无聊,要是不找点事情做,药劲很难从身体里排出去。

她还说,即使是在戒毒所,每次遇到和毒品相关的线索,整个人的关注点都会被吸引到和毒品相关的刺激上去,比如,听到有人聊毒品相关的话题,耳朵会不由自主地朝向聊天的地方;看到和毒品使用相关的刺激,像吸管、打火机等之类的图片,眼神也下意识地转向它们。

小 L 擦坏地板的行为与朝向吸毒线索的行为都涉及一个认知过程——注意加工。具体来说,擦坏地板属于注意解除困难,关注吸毒线索属于注意增强,这两种情况都反映了小 L 的注意加工功能受毒品影响出现了异常的情况。像小 L 这样出现注意加工功能异常的现象,在戒毒人员之中并不少见,像有擦坏玻璃的,还有一直不停地玩游戏的……

吸毒人员的注意解除困难与注意增强现象都是其注意障碍的表现,与注意等认知调控加工及情绪加工相关脑区的功能损害有直接的关系。近年来,神经影像学研究显示,毒品成瘾者对毒品及相关刺激的注意障碍与认知控制网络(背侧前额叶、腹内侧前额叶、前扣带回等)和情绪加工相关脑网络(杏仁核、海马、脑岛、伏隔核等)的异常有关。长期使用毒品会导致认知控制相关脑区的功能损害,以及情绪加工相关脑区易感化。当认知控制网络的活动强度不足以对抗并存的情绪/奖赏区域的活动时,戒毒人员的注意更易于被毒品及相关刺激攫取。

实际中，戒毒人员除了注意加工障碍之外，还存在决策、动机、记忆等认知加工障碍，这些认知加工障碍影响了戒毒人员对正常事物的认知，还对其吸毒和复吸行为产生了直接的影响。比如，本案例中小L对吸毒相关线索的过度关注，不但能激发其渴求反应，还唤醒其成瘾记忆，增强其吸毒动机，加快其复吸的速度。因此，对戒毒人员的认知加工心理与过程进行分析，有利于掌握其认知加工的变化和发展规律，从而为从认知层面上刻画戒毒人员的心理特征提供基础性资料。

影响戒毒人员吸毒与复吸的认知因素有很多，本章选取与戒毒人员吸毒和复吸行为关系直接联系的几个认知心理因素，如注意、决策、动机、记忆、非合理信念等，通过分析这些认知因素的特征表现和戒治的关联，从认知心理矫治角度提出针对性干预对策。

第一节　戒毒人员的注意加工

注意加工是认知心理过程中的一个重要环节。比如，我们对信息的接收、分析和判断都是要以注意为前提的，戒毒人员对毒品相关信息的选择和加工，也会影响其后续的毒品使用行为。所以，对戒毒人员的注意加工特点进行分析阐述，对于降低复吸风险行为具有重要的现实意义。

一、注意的定义

注意是指心理活动对一定对象的指向和集中。它是人在清醒状态下才出现的认知过程，指向性和集中性是注意的两个方面，是注意不可分割的基本特性。

指向性是指心理活动在某个时点，有选择地指向一定的对象，是心理活动的目标指向。"两耳不闻窗外事，一心只读圣贤书"说的就是这样的状态，在读书时，人的心理活动指向书本的内容，对周围的事物视若无睹。人们每天都会接触来自环境中的大量信息，由于精力有限，不可能对所有的信息都做出反应，只能选择一定对象做出反应，这样才能保证知觉的精准性和完整性。

集中性是指心理活动停留在一定对象上并保持一定的强度或紧张度。注意集中时，心理活动为使事物得到清晰反映，会离开一切无关的事物，并且抑制多余的活动，保持一定程度的专注力，这样就保证了注意的清晰、完善和深刻，而对无关事情或活动有意忽略或不能反映。当然，注意集中的对象不是一成不变的，它随个体活动任务和环境的变化而变化,以便更好地适应环境,如高速行驶的司机,会对路边的花草视而不见。

二、注意的特征

注意的特征主要有注意的广度、注意的紧张性、注意的稳定性、注意的分配和注意的转移。这些特征可以反映一个人注意的发展水平。

(一)注意的广度

注意的广度是指在同一时间内一个人能清楚地觉察到注意对象的数量。实验研究表明,一般人在1/10秒的时间内,能同时把握4~6个没有意义联系的符号或8~9个排列不规则的黑色圆点。注意的广度可以说是知觉的广度,知觉的对象越多,注意的广度越大;知觉的对象越少,注意的广度越小。

个体的注意广度并不是固定不变的,它受到四个方面的影响。一是对象客体的特点,对象越是集中,组合越是有规律可循,注意的广度就越大;二是个体的经验,知识经验丰富的人善于形成对客体的整体感知,因而其注意广度也更大;三是活动任务的特点,活动任务越多、越复杂,注意广度就越小;四是个体的情绪状态,情绪越紧张,注意广度就越小。

(二)注意的紧张性

注意的紧张性是指心理活动对注意对象的高度集中程度,是注意的专注力特征。人在高度专注的状态下,会沉浸于注意的对象,而注意不到周围发生的事情。高度的责任心、浓厚的兴趣和爱好都能引起高度专注的注意,而低责任心、疲劳、不感兴趣则会大大削弱注意的紧张性。

(三)注意的持续性

注意的持续性又称注意的稳定性,是指注意在某一对象上所能保持时间的长短,它是注意的时间特征。例如,工人在操作机器期间,使自己的注意保持在机器的运行上。

影响注意稳定性的条件分为内部和外部两种。内部条件是个体的心理状态,个体对从事的活动认识越深刻,态度越积极,兴趣越浓厚,注意就越稳定。此外,良好的精神状态与平静快乐的心境也有利于提高注意的稳定性。外部条件是活动对象的特点,一般来说,活动内容越丰富,活动形式越活跃多样,注意的稳定性就越高。

（四）注意的分配

注意的分配是指个体进行心理活动时,注意同时指向几种（两种或两种以上）不同的对象。注意的分配对人的实践活动是必要的,也是可能的。现实生活中有很多需要同时做两种以上事情的活动。例如,足球运动员一边运球,一边观察场地的整体反应以调整下一步的动作;司机一边操纵方向盘,一边踩油门、刹车,同时还要观察路面情况等。

（五）注意的转移

注意的转移是指个体根据新任务、新情况,主动及时地把注意从一个对象转移到另一个对象上。注意的转移要求新的活动符合引起注意的条件,并与原先注意的强度有关。

注意的转移不同于注意分散（分心）。注意转移是指根据任务的需要,有目的地、主动地把注意转向新的对象,使一种活动合理地为另一种活动所代替,是积极主动的。注意分散是指由于某一种刺激物或单调刺激物的干扰,使注意离开当前需要注意的对象,是消极被动的。善于主动、迅速地转移注意,对学习、工作等十分重要,尤其是那些要求在短时期内对新刺激做出反应的工作。

三、注意加工的心理机制

先后有多个理论解释注意加工的心理机制,如过滤器模型、衰减模型、容量分配模型等,从不同的认识角度对注意加工的心理机制进行了阐述。

（一）过滤器模型

过滤器模型最早由英国心理学家布鲁德本特（Broadbent）提出,他认为,来自外界的信息是大量的,但人的感觉通道接受信息的能力,以及高级中枢加工信息的能力是有限的,因而对外界大量的信息需要进行过滤和筛查。过滤和筛查按照"全或无"的原则,只允许一条通道上的信息经过并进行加工,而其余通道全部关闭。

这一模型提出之后遭到了一些批评。比如,人们可以同时兼顾两件事情的操作,说明外界信息的输入并不止一条通道,"全或无"的原则有些过于简单,并不能很好地解释注意加工的心理机制。

(二)衰减模型

衰减模型是由美国心理学家特瑞斯曼(Treisman)提出的,她认为,过滤器并不是按"全或无"的原则工作的,信息在通道上并不完全被阻断,而只是被减弱,只有重要的或有意义的信息可以得到高级的加工并反映到意识中。她和同事还借助双耳听音实验发现,被试能觉察出追随耳中87%的词以及非追随耳中8%的词。这表明,被试可以同时注意两个通道的信息,但信息有不同程度的衰减。

(三)容量分配模型

容量分配模型由心理学家卡里曼(Kahneman)提出,他把注意看成资源和容量,而这种资源和容量是有限的。这些资源可以灵活地分配去完成各种各样的任务,甚至同时做多件事情,但完成任务的前提是所要求的资源和容量不超过所能提供的资源和容量。例如,我们在做自己熟悉的事情时,可以一边操作一边和周围的人闲聊,之所以能够同时进行两种或两种以上的活动,是因为这一事情所要求的注意容量没有超出他所能提供的容量。而如果进行一件从没接触过的事情,由于该事情的操作程序占用了大量的注意容量,我们可能就没有能力再与他人聊天了。

不过,容量分配模型也并不是完美的,它也存在一些值得探索的问题。比如,完成任务的资源和容量是以何种形式存在的?如何评估?对一些自动化完成的事情,如吃饭、走路等,还需不需要容量的分配?对不同任务容量是如何划分分配比例的?等等。

四、戒毒人员注意加工特征

戒毒人员的注意加工在吸毒过程中和戒毒期间会表现出不同的特点。比如,在吸毒过程中,戒毒人员存在注意定向加速、注意解除困难等特征;在戒毒期间则存在注意偏向、注意分配障碍等特征。

(一)戒毒人员吸毒过程中的注意加工特征

1.注意定向加速

吸毒人员在使用毒品前,就已对使用毒品的过程充满了期待,一旦毒品到了自己面前，他们的注意容量和资源会被立即吸引过去，注意力会迅速朝向毒品及吸毒工具，这种注意定向加速的表现会让吸毒人员很难停下来使用毒品，即使手头有急需处理的事情或者重要的工作，也不能让其停止下来。

2. 注意的高紧张性

吸毒人员使用毒品时，其注意的广度变小，整个的注意容量和资源都集中于使用毒品上，难以注意到周围发生的事情，这种对毒品的高度专注性使其能更好地体验毒品带来的奖赏效应，但也让其难以从使用毒品上转移开来。

3. 注意解除困难

吸毒人员在使用毒品后，由于药效对注意相关脑区的控制，吸毒人员往往会出现注意解除困难，用他们的话来说即为"轴"，比如，把注意资源集中于某件事上，如擦桌子，他（她）们会持续数小时甚至十几小时去做这一件事情，而不能把注意资源从这件事情上转移、解除，这也是毒品对注意加工功能损害的表现之一。

（二）戒毒人员戒毒期间的注意加工特征

1. 注意偏向性

注意偏向是注意选择的一种特殊形式，是指在同时呈现的两种或多种刺激中选择一种进行注意，而忽视其他刺激。研究表明，大多数毒品成瘾者都存在对毒品及相关线索刺激的注意偏向性，他们花在毒品及相关线索刺激上的注意资源和时间要显著高于非毒品刺激和中性刺激，不论是毒品相关词，还是毒品相关图片或视频等，都得到了一致性的结果。对毒品及相关线索的注意偏向会导致戒毒人员对毒品的渴求感增强，诱发戒毒人员的相关记忆与体验，从而促进觅药行为，导致戒毒人员复吸。

戒毒人员不只在意识层面（阈上）上对毒品及相关线索存在注意偏向性，在下意识层面（阈下）上同样存在注意偏向性，其被称为前注意偏向性。有研究发现，即使成瘾相关刺激呈现的时间在知觉阈限以下，成瘾相关线索也会得到注意资源更多的分配，进而形成对成瘾相关线索的优先加工。药物成瘾个体在阈下状态下若对成瘾相关刺激进行选择，则说明戒毒人员对成瘾相关刺激存在无意识偏好，具有自动化觅药趋势。有研究指出药物成瘾者对毒品及相关线索刺激的前注意偏向可能与大脑边缘系统、中脑边缘的多巴胺系统有关。

2. 注意分配障碍

研究表明，毒品及相关线索会导致强制戒毒人员的注意分配功能进一步降低。比如,对海洛因戒毒人员而言,在毒品相关线索下,强制戒毒人员对海洛因的关注度远高于非海洛因相关线索,且其渴求度与其注意分配功能呈负相关,渴求度越高注意分配功能越差。

有研究采用客观指标对海洛因成瘾者的注意分配功能进行了研究。脑电数据的结果显示对于复杂任务(如词汇再认任务)而言,海洛因戒断组的波幅显著高于正常对照组。这似乎表明,海洛因戒断组被试在完成复杂任务时,在认知加工的早期便投入了较多的心理资源来调控注意分配过程,以便能对复杂任务进行较快地并行加工做出反应。因此,实验的结果可能表明,海洛因成瘾戒断者在注意分配上需要花费更多的认知资源才能顺利完成实验任务,与正常控制组相比,表现出注意分配存在一定的障碍。

戒毒人员存在注意分配障碍可能和相关脑区受药物影响致功能性损害有关。在成瘾性药物的影响下,异常的 DA 水平会导致额叶神经回路表现异常,进而导致受额叶回路控制的注意分配功能受到损害;再者,冰毒、海洛因等成瘾性药物会作用于吸毒人员的海马和杏仁核,使其产生与毒品相关的情绪记忆,从而影响其在毒品相关线索下的注意分配功能。

五、戒毒人员知觉加工特征与戒毒心理矫治

戒毒人员在知觉加工上的特征表现,如注意定向加速、注意偏向性问题、注意分配障碍等,可以通过正念练习、注意偏向训练的方式来进行干预矫正,减少戒毒人员对毒品及相关线索的注意固着和注意偏向,从而为降低复吸风险提供科学的训练方法。

(一)正念练习

正念是指个体有意识地对当下所发生的心理活动和内容,以一种持续的、不加评判、中立的注意方式进行觉察。由此可见,正念练习的核心成分是觉察能力培养,觉察的实质就是对注意的监控,随着训练的累积,练习者对自身注意状态的监控能力得以提升。戒毒人员对自身注意状态的监控能力得以加强,就可以监控自己对毒品及相关线索注意容量和资源的分配,减少注意定向加速发生的频率和在毒品及相关线索上注意容量的分配比例。

戒毒人员正念练习的方式可以多样性。比如,可以采用观呼吸、身体扫描、行走正念、书法正念、进食正念等方式,坚持每天练习,增强觉察能力,改善其对注意

状态的监控能力，并将其迁移到日常的戒治生活中。

（二）注意偏向训练

研究者普遍认为药物成瘾导致成瘾者对相关线索刺激产生注意偏向，这种倾向反过来又会对成瘾者的觅药行为和药物使用产生重要作用。当成瘾人员注意定向到相关药物信息后可能会唤起对药物成瘾的记忆，导致对药物的渴求度增加，从而产生复吸行为。还有研究者认为，毒品成瘾者对毒品相关线索的注意偏向具有重要的临床意义，它可能是引发毒品成瘾者觅药行为并导致其复吸的重要原因或是其潜在机制的衡量指标。

注意偏向的训练往往被用于存在心理问题的特殊的群体中，如有抑郁症状的个体和成瘾个体，通常采用斯特鲁普（Stroop）任务或点探测任务进行干预和治疗。近年来，注意偏向训练作为一种认知行为训练，也逐渐被应用于戒毒康复领域，被证明对预防复吸具有一定效果。例如，齐埃（Ziaee）等使用改进后的注意偏向Stroop范式，对24名毒品成瘾者进行三个阶段的药物注意控制训练（Drug－ACTP），结果发现，被试对毒品相关线索的注意偏向显著下降，被试在接受毒品诱惑的得分方面明显下降，复吸风险降低。

戒毒机构可结合毒品成瘾者的注意偏向加工特点对戒毒学员进行注意偏向训练，并增加干预时间及强度，集中时间开展干预。同时，还需结合毒品成瘾者更多负性认知和消极应对方式等心理特点开展心理教育与矫治工作，尤其是对于合成毒品戒毒者而言，还需着重增强他们对合成毒品的正确认知，这有助于提高注意偏向训练的效果。

综上所述，戒毒人员的注意加工特征存在不同于正常人之处，这些不同之处可能就是我们戒治工作的靶点，帮助戒毒人员评估和矫正注意加工障碍，可以有效降低其注意加工缺陷导致的复吸行为。

第二节　戒毒人员的决策障碍

决策在我们生活中随时发生，如何优化自己的选择，作出合理的判断和决定，是决策的核心任务。错误的决策会影响后续的行为，给个体带来不良的后果。戒毒人员在面对毒品时，可以选择吸毒或者不吸毒，如果选择了吸毒行为，那么决策错误(障碍)可能起到了重要的作用,所以,了解和分析戒毒人员的决策障碍是有现实意义的。

一、决策的定义

对于决策的界定,学术界还未有一致结论,一般认为决策是从两个或多个备选之中选择其一的过程。下一个更为具体的界定:"决策是指个体在确定的时间内,为实现自身目标做出选择的过程。"我国学者庄锦英认为,决策是一个动态选择的过程,个体则利用他们的感知、记忆、思维、动机和其他认知能力和资源来判断和选择情境。

从决策的上述定义来看,决策由三个部分组成:(1)存在至少两种或两种以上的可选择性行为,本质上是选择某个行动方案的过程;(2)在两种或多种可供选择的行为中,要作出选择;(3)选择的过程和结果受个体认知能力和资源的影响。

二、决策的三种类型

第一,理性决策,也称古典决策或规范决策,它是一种以逻辑思维为主的决策过程。它假设决策者是完全理性的,能够完全准确地利用信息和资源,推导出最优化选择。现实中的个体总是在追求个人利益最大化,从而在现实的有限资源中作出最佳的选择。该模式主要研究决策问题的描述和具体的决策分析方法,而很少讨论决策者本身的认知局限性、经验和情绪情感等心理因素对决策的影响。

第二,行为决策,它是一种以直觉思维为主的决策过程。它是从对理性决策的质疑和修正过程中发展起来的。其主要探讨人们在实际中是怎样决策的,以及为什么会这样决策。比如,决策者对信息是如何进行编码、简化、归类等加工处理的? 试图揭示决策的运行机制。行为决策理论认为影响决策者进行决策的不仅有经济因素,还有其个人的行为表现,如态度、情感、经验和动机等。

第三,情感决策,它是目前心理学领域新兴的研究热点。它是指个体面临价值矛盾而引发情感冲突时,针对至少两种不同价值类型或价值大小程度不同的事物,作出利于将来的选择的能力。与传统决策理论不同,情感决策由于高度的自我卷入,往往伴随紧张的情绪体验。情感决策是一种同时包含情感因素和逻辑因素的决策方式。影响个体决策方式的情绪主要分为两类:一类是决策时的固有情绪(integral emotion),即由决策任务本身所引发的情绪,如即时的畏难情绪等;另一类是伴随情绪(incidentale motion),比如,由玩游戏或是经历紧张的比赛后所诱发的情绪也会对随后的决策行为产生影响，即使这些情绪与决策任务没有任何关系。

三、决策障碍的表现

个体在决策活动过程中容易产生诸多障碍，影响决策的效果甚至造成决策失误，带来不良后果和消极影响。依据决策障碍产生的原因，可将其划分为客观障碍和主观障碍两个方面。

（一）客观障碍

决策客观障碍是由于个体所处环境的复杂性，人的认知能力和思维能力的有限性，使决策者决策加工具有局限性，从而在决策过程中形成的障碍。这类障碍源于决策者对客观世界认识的理性局限，其存在是客观的，对个体的影响也是客观的，故此类障碍称为客观障碍。

影响个体决策加工过程障碍的客观障碍包含决策者知识有限性、预见能力有限性、信息处理能力有限性等。决策者由于储备的知识有限，必然限制着决策者关于行动方案的制订、实施后果的预见以及不同方案的评价能力，在决策过程中形成障碍；决策者知识的局限性还决定了他们对未来的预测不可能是完全准确的，他们所预测的未来环境与未来发生变化后的环境状况不可能完全相符，从而影响对不同方案未来实施效果的评价，在决策过程中形成障碍。决策者作为独特的个体，其信息处理能力不能较好地匹配决策过程中所需要解决的问题，必然会造成决策的障碍。

（二）主观障碍

决策过程中的主观障碍是指由于决策者在决策过程中的不良心理效应而形成的障碍。由于它带有比较强的主观色彩和情感因素，故又称为决策的主观障碍。主观障碍包含定式心理障碍、从众行为障碍、情绪影响障碍、自利人格障碍等。

定式是人们从事某项活动时的一种预先准备的心理状态，它能影响后继的心理活动的趋势、程度、方式，其中包括知觉定式、思维定式、态度定式、观念定式、情感定式、行为定式等。在决策活动中，决策者的心理定式的消极效用主要表现在容易使其心理活动特别是思维固化，缺乏变通，妨碍科学决策。

从众行为是指个体受到群体态度或行为的影响后所表现出来同样或类似的行为模式。在从众的情景下,个体可能会简单地服从群体而放弃自己的意见,是决策的心理障碍之一。

决策活动常伴随一定的情绪,如即时情绪或决策前诱发情绪,这是正常的甚至是合理的现象。但由于情绪泛化或情绪的过度激活会抑制人们的理性加工,导致非理性决策,因此过多过度的情绪也是决策的心理障碍之一。

"人不为己,天诛地灭",古语说明了人的态度和行为存在自利倾向,并出于自我维护的需要而自觉或不自觉地形成相应自利人格模式。应该说,自利人格具有一定的普遍性,人们的态度形成及改变总是脱离不开自利倾向的影响,但自利人格也具有明显的偏颇性,在自利倾向的影响下,个体态度和行为意向的形成总是以自己的认知、情感和需求为依据,而不是以一般的事实为依据。由此,在决策过程中,自利人格也是潜在的心理障碍之一。

四、戒毒人员决策障碍的典型表现

戒毒人员在面对毒品及相关线索时,常常需要作出"是"或"否"的抉择,事实上他们面临的是一种行为决策。现实中,戒毒人员最后的选择通常都是那些会进一步导致消极后果的行为(如吸毒行为等),这就涉及戒毒人员决策障碍的问题。

戒毒人员的决策障碍主要涉及以下内容:对未来结果的异常加工或未来获益的显著折扣、对短期获益和长期获益的调节能力减退、基于概率的大小而作出不合适的选择、改变易得性选择框架来整合结果的能力削弱。其中,戒毒人员在决策障碍中的典型表现是偏好风险决策,即倾向于作出不利的选择,偏好短时的获益而不顾长期的损失。

戒毒人员风险决策的测评常用一些行为任务来开展,如延迟折扣任务(Delay Discounting Task,DDT)、爱荷华赌博任务(the Iowa Gambling Task,IGT)、剑桥赌博任务(the Cambridge Gambling Task,CGT)、气球模拟风险任务(Balloon Analogue Risk Task,BART)等,通过戒毒人员在行为任务上的反应情况来评估其风险决策缺陷。

比如,利用赌博范式来研究海洛因成瘾患者的风险决策偏好。行为数据显示,海洛因成瘾人群相较于健康人群,更倾向选择高风险选项,这说明海洛因依赖者更喜欢追求危险的事物,而不考虑它所带来的负面效应。此外,海洛因成瘾人群的风险决策时间快于健康对照组,且海洛因成瘾者高低风险决策时间均有显著差异,海洛因成瘾人群的快速决策表明,他们对风险的敏感性降低,对风险的认知能力降低。根据海洛因和正常人群在赌博任务中的表现,可以据此推论海洛因成瘾者不能利用任务中的反馈结果进行调节和指导他们的决策行为。

在对冰毒成瘾者的风险决策研究中,也发现了同样的结果。比如,利用延迟折扣任务对冰毒戒毒人员的研究发现,冰毒戒毒人员在行为任务中表现出的主观价值显著小于大学生对照组,其中获益情境中主观价值小意味着更偏向即时获益,损失情境中主观价值小意味着更偏向未来损失。因此,冰毒成瘾者无论是在获得一笔金钱时,还是在损失一笔金钱时都表现出明显的短视行为和对高风险的偏好表现。

五、戒毒人员决策障碍与戒毒心理矫治

戒毒人员决策障碍可能会加剧成瘾物质的使用,并危及使用者停止用药和抵制复吸的能力。风险决策缺陷被认为是毒品成瘾者的主要特征,越来越多的研究开始强调风险决策缺陷在成瘾行为的维持和复吸中同样扮演重要角色。所以,干预和矫治戒毒人员决策障碍,特别是其风险决策缺陷,对于戒毒矫治工作具有重要的价值。

从认知心理的角度来说,对戒毒人员决策障碍的干预主要集中于决策的理性成分,旨在提高戒毒人员深思熟虑的能力,如增强避免风险的意图,提高对行为潜在负面结果的认识。原型理论认为通过启发式加工干预,个人印象起十分重要的作用,如成人想要戒除烟瘾总是通过远离吸烟的人,那些对吸烟者的负面印象越大,认为自己与他们越不同,则更有可能戒除烟瘾。因此,改变与风险行为相关的启发式表征是改变或避免风险行为的有效途径之一。

预期想象练习可以降低戒毒人员的风险决策偏好。预期想象指个体可以生动想象未来事件的能力。新近的神经机制研究表明,预期网络是跨期选择的核心网络之一,那么是否可以通过预期想象训练,增强个体的预期想象网络的功能,进而提升跨期选择能力呢?该假设得到了彼得斯(Peters)的行为和脑成像数据的支持。

预期想象练习具体操作程序是:实验中设置控制条件和预期想象条件。在预期想象条件下,延迟奖赏会呈现特定情景线索(如参加朋友聚会),指导戒毒人员想象该情景发生在未来特定时间(延迟奖赏的时间),然后再进行跨期选择;在控制条件下的戒毒人员不需要进行预期想象,其直接完成跨期选择。结果表明,

预期想象条件下,被试的时间折扣明显降低,戒毒人员前扣带回与海马和杏仁核的功能连接预测了情景预期中时间折扣下降的程度。该练习证明了通过状态性的预期想象,能够降低个体的时间折扣率。当然,如果经过长期训练,改善戒毒人员的预期想象能力,那么将有可能特质性地降低个体的时间折扣,提升戒毒人员理性决策的能力。

总之,戒毒人员的决策缺陷主要表现为选择更多的高风险选项,以及在作决策时思考所需时间短。结合这一特征,在对戒毒人员戒治的过程中,除去药物和物理治疗以外,也应当给予正确的行为指导和心理矫治。

第三节　戒毒人员动机特征

动机是推动行为发展的重要动力。个体在某事上有动机,那么,行事的动力就充足,行为的持续性就会持久;如果缺乏动机,行为可能会终止。戒毒人员如果有戒毒动机,在戒毒行为上就会有比较持久的坚持,也会有较强的内驱力去保持操守。因此,对戒毒人员的吸毒动机和戒毒动机的分析和掌握,可以比较好地激发戒毒人员的戒毒动机,从而减少复吸行为。

一、动机的定义

动机是激发个体朝着一定目标活动,并维持这种活动的一种内在的心理过程或内部的动力。动机具有偏向内在(部)的心理属性,不能进行直接的观察,但可根据个体的外部的行为表现加以推断。动机与目标密不可分,缺乏目标,其行为就没有指向性,动机也就没有存在的基础。

动机是在需要的基础上产生的。当人意识到自己的需要时,它就会推动人去寻找满足需要的对象,这时活动的动机便产生了。当有机体内部处于不平衡状态时,便会激活有机体,让他采取某种活动来恢复机体的平衡,这就是需要产生了活动的动机。除需要之外,内驱力、诱因和情绪也都可以激发活动的动机。内驱力就是由生理需要引起的,推动有机体去追求需要满足的唤醒状态。诱因是指能引起有机体的定向活动,并能满足某种需要的外部条件,有了这种外部条件,即使机体内部并没有失去平衡,也会引起活动的动机。积极的情绪会推动人去设法获得某种对象;消极的情绪会促使人远离某个对象,所以情绪也具有动机的作用。

二、动机的功能

动机在人类行为中起着十分重要的作用，其中，动力和方向是动机的核心，就像航船的船桨和船帆，它是个体行为活动的动力根源，又对人行为的方向进行控制。具体来说，动机对行为活动具有激活、引导、激励、维持、调节的功能。

（一）激活功能

动机源于个体的内外部不平衡而产生的需要，为了满足需要，个体就会通过各种行为活动来完成。人类多样的行为活动背后总是有一定的动机，动机是活动的原动力，它对活动起着始动作用，能激发有机体产生某种活动。带着某种动机的个体对某些刺激，特别对那些与动机有关的刺激反应特别敏感，从而激发有机体去从事某种反应或活动。例如，饥饿者对食物、干渴者对水特别敏感，吸毒人员对毒品及相关线索的注意偏向等，因此动机也容易激起寻觅活动。

（二）引导和激励功能

动机具有指向性，动机促发的行为是朝向特定的目标进行的。如果说动机的激发功能如同导火索，那么，动机的指向功能就好比指南针，它引导个体的行为指向一定的方向，并使个体朝着预定的目标前进。动机是针对一定目标（或诱因）的，是受到目标激励的。目标不同，人们行为活动的性质和方向也不同。例如，在娱乐享受动机支配下，个体会寻找可以让自己快乐放松的活动；在成就动机的驱动下，个体会愿意从事富有挑战性的工作。由此可见，动机不同，个体活动的指向和所受的激励目标也不一样。

（三）维持与调节功能

当动机激发并指引个体从事某种活动后，活动能否坚持下去同样要受到动机的调节和支配。当活动与个体所追求的目标相统一时，相应的动机便得到强化，某种活动就会持续下去；当活动与个体所追求的目标不统一甚至出现背离时，就会降低个人活动的积极性或使活动完全停止下来。不同性质和强度的动机，对活动的维持和调节作用是不同的。比如，戒毒人员戒毒动机强，他在戒毒行为上的维持时间就比较持久，可见强动机比弱动机有更大的激励作用。

三、动机的种类

人类的动机非常复杂,可以从不同角度、根据不同标准对动机进行分类,这些分类可以使我们对动机的本质与特性有更加全面的认识。

（一）生理性动机和社会性动机

根据动机的源头不同,可以将动机分为生理性动机和社会性动机。生理性动机（biological motivation）源于生理需要,也称原发性动机,如饥、渴、性、睡眠、避险等。社会性动机（social motivation）又称心理性动机或习得性动机,它源于社会性需要,如社交的需要、成就的需要、权力的需要等。

生理性动机以个体的生物学需要为基础,生理性需要的满足是人类进行社会活动的基础,也是社会性动机的前提。只有生理性动机得到实现,生理性需要得到满足,社会性动机才会被更多地激发出来,就如古语所说“衣食足而知荣辱”,衣食住行无忧后,才会产生尊重、名誉等社会性动机。

社会性动机的激发,反过来也会促进生理性动机的满足。比如,一个人成就性需要较高,社交能力好,那么,他在社会上更有可能取得成功,在物质需要和精神享受上会有更多的满足感。

（二）近景性动机和远景性动机

根据动机影响范围、持续作用时间不同,可将动机划分为近景性动机和远景性动机。近景性动机（proximal motivation）是指与近期目标相联系,持续时间相对较短的动机。远景性动机（distant motivation）是指与较长远的目标相联系,行为持续时间相对较长的动机。例如,在学习的目标上,有的学生考虑的是个人兴趣与长远发展的结合,着重于今后在社会中、在工作岗位上的需要,而有的学生则只着眼于能否有个好的考试成绩,哪些课程容易通过考试等。他们的选择分别源于远景性动机（前者）和近景性动机（后者）。

（三）合理动机和不合理动机

根据动机的意义或性质的不同,可以将动机划分为合理动机和不合理动机。合理动机（rational motivation）是指既与社会利益相一致,又有利于个体健康发展的动机,它包括高尚的、正确的以及在一定时期内有很多积极因素的动机。不合理动机(irrational motivation)是指既不符合社会利益,也不利于个体健康发展的动机,它包括低劣的、错误的和有许多消极因素的动机。

合理动机追求的是社会利益和个人利益的一致性,力求社会利益和个人利益的双赢局面。不合理动机不仅社会利益和个人利益不一致,还可能会出现纯粹为了实现个人利益而损害社会和他人利益的情形,给社会和他人造成消极的后果。

(四)主导性动机和辅助性动机

根据动机在活动中的地位与作用大小的不同,可以将动机划分为主导性动机和辅助性动机。主导性动机(dominative motivation)是指对人们的行为起支配作用的动机。辅助性动机(assistant motivation)是指对行为活动起辅助作用的动机。

人们的动机是多层次的、复杂的,但在一段时间内,会有一个最主要的动机成为行为活动的主导性动机,决定个体行为活动的方向,而其他动机则退化为辅助性动机。当辅助性动机的目标与主导性动机的目标相一致时,人们行为活动的动力会增强;如果辅助性动机所指向的目标与主导目标不一致甚至是相互冲突,那么,辅助性动机会削弱主导性动机的动力作用,此时就需要考虑调整主导性动机或者替换辅助性动机。

在某些条件下,主导性动机和辅助性动机可能会发生相互转换的情况。比如,吸毒人员去拜访一位老朋友以联络感情,到了老朋友家里,却发现了毒品和吸毒工具,在此种情形下,该名吸毒人员联络感情的主导性动机很可能会转变成"吸一口过过瘾"的吸毒动机。

(五)意识动机和潜意识动机

根据对动机内容和目标的意识程度的不同,可将动机划分为意识动机和潜意识动机。意识动机(conscious motivation)是指人们有意识地用来激发、指引并维持行为从而达到目标的动机。潜意识动机(unconscious motivation)是指个体没有完全意识到的任何内在力量,其作用在于发起、维持,或推动行为以达到目标,即有些动机的发生完全是下意识的,个体没有察觉,却对其行为有明显影响。

在精神分析理论看来,潜意识动机就是构成那些个人无意识(潜意识)的原始的欲望、盲目冲动、各种本能以及出生后和本能有关的行为等。对吸毒人员而言,他们有很多行为都受到潜意识动机的影响。例如,晚饭后出去散步,却无意中走到经常购买毒品的街道,偶遇贩毒的朋友……

（六）外部动机和内部动机

根据动机自主性水平的不同，可以将动机分为外部动机和内部动机。外部动机（extrinsic motivation）是指个体在外在的要求与外力的作用下所产生的动机，它是由外部力量和外部环境（诱因）激发而来的。外部动机行为中，个体寻求的奖励来自动机活动的外部。例如，有些人努力工作，有些人努力学习，不是因为他们热爱工作或者热衷于求知，只是因为他们希望通过工作和学习获得外在的奖励。内部动机（intrinsic motivation）是指由内在的要求与力量推动下所产生的动机，它完全由个体听从内心自主选择，没有外在条件的参与。在内部动机的指引下，个体追寻的奖励来自活动的内部，即行为活动过程本身就是对个体最好的奖励。例如，学生为了获得知识、满足自己的好奇心而去学习；摄影爱好者在拍摄景色的过程中获取赏心悦目的感受等行为都属于内部动机的激励。

一般来说，内部动机服从内心意愿，其对行为的激励强度更大，时间持续更长；外部动机受外部因素影响比较大，持续时间相对较短，其激励作用会随着奖励因素的撤退而消失，并且往往带有一定的强制性。外部动机往往与内部动机相对立而存在，但个体的行为都不仅仅是内部动机或者外部动机单纯在起作用，而是通过两种动机的相互作用，二者缺一不可。只是在某些问题和一段时间内，外部的激励表现的作用效果更加强烈，而在另外一些情形下内部自主的动机占优势。

四、戒毒人员吸毒动机

按照动机的来源、性质、范围、意义、地位与作用时间、自主性等属性，戒毒人员的戒毒动机分析大致可从以下角度来开展，像吸毒的生理性和社会性动机、主导性动机和辅助性动机、意识动机和潜意识动机、外部动机和内部动机等。

（一）吸毒的生理性和社会性动机

毒品并不像水、食物等必需品一样是人的本能需求，在吸毒人员没有使用毒品之前，吸毒是不具有生理性动机的。但是，一旦吸毒人员成瘾后，生理上对毒品的依赖会越来越严重，甚至成为比水、食物、性等基本的生理需求还要迫切的物质，并且具有难以替代性。比如，有的戒毒人员曾表示："我可以不吃饭、不喝水、不睡觉，只要按时给我毒品就行。"由此可见，毒品在最初并不具有生理性的属性，它在吸毒人员成瘾后却成为第一位的生理性需要，也从侧面反映了毒品对吸毒人员强大的内驱力。

吸毒的社会性动机在吸毒初期可能起到了重要的作用。不少戒毒人员谈起自己吸毒的原因时，都会提及社交、娱乐、应酬、圈子、团体归属感等社会性动机，在吸毒之初，这些社会性动机占据了吸毒动机比较大的成分。不过，随着吸毒人员吸毒剂量和频次的增加，这些社会性动机就会让位于生理性动机，社交、应酬等社会性动机逐渐演变为吸毒行为的借口。

（二）吸毒的主导性动机和辅助性动机

吸毒的主导性动机和辅助性动机并不是一成不变的，它会随着吸毒阶段的发展而变化。比如，在吸毒的初期，社会性动机可能是主导性动机，生理和心理需要的满足是辅助性动机，但到了吸毒的中后期，社会性动机就会退到其次，生理性动机转变成主导性动机。

在吸毒的不同阶段，可能同时存在多个主导性动机或辅助性动机。比如，在吸毒初期，主导性动机可能有社交、追求刺激感、减肥、止痛等，辅助性动机可能有缓解情绪、减少空虚感、多交朋友等；到了吸毒的中后期，吸毒的主导性动机可能比较单一，缓解戒断症状可能是吸毒人员唯一的动机，而社交、减肥等则成为辅助性动机。

（三）吸毒的意识动机和潜意识动机

吸毒人员使用毒品的意识动机多种多样，如好奇、追求快感、治病、社交需要、缓解情绪、改善注意力、寻找灵感等，这些意识层面的动机往往掩盖了潜意识层面的动机——加速缩短自己的生命长度。

吸毒给身体和心理带来的损害是多层面的，而吸毒人员的平均寿命也远低于普通人，并且，他们在使用毒品过程中，很容易因过量吸食、急性中毒等情形意外死亡，这些都说明了吸毒实质是一种慢性自杀的行为。在潜意识层面，吸毒人员对自己的生命是没有尊重和珍惜的，他们放纵短暂的快感，却在加速减少自身的生命长度，这些潜意识层面发生的意图具有很强的隐蔽性，并不会让吸毒人员觉察，但却不断地侵蚀着他们的生命质量。

（四）吸毒的外部动机和内部动机

吸毒人员大多有一种特殊的归因方式——外归因。他们习惯、擅长从外部寻找原因，因此，在吸毒上，他们也倾向于把吸毒的动机归结于外部，如毒友引诱、工作需要、不良环境等。他们很少，也不习惯于从自身寻找原因，从而把吸毒行为归结于内部动机，如逃避现实、寻求享受等。

向外寻找原因的做法可能会让吸毒人员减少吸毒行为所致的内疚、负罪的感受，但是也会让他们感受不到戒毒的压力和动力，一旦具备吸毒的条件，他们还会在外部动机推动下一次次去使用毒品。向内归因，承认内部动机的主导性地位，可以让吸毒人员更加明确吸毒只是逃避问题的一种借口，只有正面面对自己的内部动机的需求，才可以从本质上解决吸毒和戒毒的问题。

五、戒毒人员戒毒动机

戒毒动机是指推动戒毒人员断掉毒品、康复身心机能，从而回归健康生活的动力。根据动机的来源、性质、范围、作用时间、自主性等属性，戒毒人员的戒毒动机分析大致可从以下视角来开展，包含戒毒的生理性和社会性动机、近景性和远景性动机、合理和不合理动机、外部和内部动机等。

（一）戒毒的生理性和社会性动机

从戒毒的角度来说，戒毒的生理性动机略显单薄，因为相比吸毒的生理性需要来说，戒毒的生理性需要难以寻觅，但是，近年来，通过运动戒毒的形式，在一定程度上可以激发戒毒的生理性动机，不过，戒毒人员的戒毒生理性动机激发仍值得进一步探索。

戒毒的社会性动机可从多个角度激发。比如，"戒毒后从事一份相对固定的工作""回归正常的家庭生活""活的堂堂正正像个人""有一个正常的朋友圈"等，都可以激发戒毒人员的戒毒动机。戒毒社会性动机的激发，可以对抗戒毒人员吸毒的社会性动机，成为其戒毒动力之一。

（二）戒毒的近景性和远景性动机

戒毒的近景性动机是指短期的，不需要等待太多时间就能实现的目标。一般来说，戒毒的近景性目标首要的是和毒品的物理隔绝，做到不接触毒品，这是开启戒毒的第一步。这种近景性目标的实现，离不开戒毒人员的决心和意志力，但是只有这些，还是不够的，一段时间内脱离熟悉的吸毒环境，也是重要的一环。

戒毒的远景性目标是指长期坚持的，需要付出较多时间和努力才能实现的目标。具体来说，戒毒的远景性目标是促进戒毒人员的身心康复，让其回归正常的家庭和社会生活，承担起应尽的家庭责任和社会责任。简言之，"和正常人一样去生活"是戒毒的远景性目标。

（三）戒毒的合理和不合理动机

凡是不损害社会利益和他人利益的戒毒动机，都可归入合理动机。像为了家庭而戒毒、为了孩子而戒毒、为了健康地生活而戒毒、为了活得更有人样而戒毒、为了不被抓而戒毒等，这些戒毒动机既符合个人利益，也不损及社会和他人利益，均属于合理的戒毒动机。

不合理的戒毒动机既不利于个人利益，也与社会和他人利益不相符，是不可取的一种动机类型。戒毒人员常见的一种不合理的戒毒动机是"为了更好地吸毒而戒毒"，由于长时间吸食同一种毒品会产生较强的耐药性，导致吸毒人员用同样的剂量时不会产生任何快感体验，即使进行加量，也体验不到初始吸毒时的强烈刺激感，原因和其 DA 等神经递质的释放耗竭有关。有部分戒毒人员就会主动去戒毒医院自愿戒毒，暂时停止一段时间的吸毒，待大脑内 DA 等神经递质恢复到一定的程度时再去使用毒品，从而再次体验初始吸毒时的快感，是他们主动戒毒的唯一目的。还有部分被强制隔离戒毒的人员，在戒毒期间，抱着"度假""缓缓"的心理来度过两年的强戒期，一旦出去后，也会比较快地用上毒品。还有戒毒人员抱持"没钱了就不吸了，等有钱了再玩"的戒毒动机，也是不合理且具有危险性的。这些不合理的戒毒动机均无益于戒毒人员的操守保持，需要戒毒工作人员的正确引导。

（四）戒毒的外部和内部动机

在戒毒过程中，靠外部动力、外部条件推动的戒毒动力是外部动机。这种外部激发的戒毒动力，可能一时会使戒毒人员劲头十足，推动戒毒人员坚持不碰毒品。但是，外部戒毒动机的缺陷导致戒毒人员操守时间的难以持久性，"热情来得快，走得也快"可能是外部戒毒动机的典型特征。戒毒人员中常见的外部戒毒动机，像为了家人而戒毒、为了不受歧视而戒毒等，均有持续时间的问题，很容易随着家人态度的变化、社会和他人的影响而放弃自己的戒毒动机,从而又再次走上吸毒之路。

既然外部戒毒动机不稳固,那么,戒毒人员的内部动机效用又如何?研究表明,围绕戒毒人员自身因素去寻找内部的、内在的戒毒动力才具有较好的可持续性,因为内部动机是戒毒人员发自内心的、不受外在刺激影响的、可靠且具有持久性的一种动机类型,它能促使戒毒人员真正思考戒毒的出发点和目标,并为之做好准备,随时克服戒毒过程中的困难和干扰因素。戒毒人员戒毒内部动机常见的有"为了身体健康而戒毒""为了有尊严地活着戒毒""为了承担起自身应该担负的责任而戒毒"等,这些戒毒动机源自个体内部,受外部环境变化的影响较小,所以,也会有比较好的持久性。

六、戒毒人员动机特征与戒毒心理矫治

根据戒毒人员在吸毒和戒毒时的动机特征,像吸毒时被隐蔽的潜意识动机,戒毒时的不合理动机、吸戒毒时的外部动机占主导性等问题,可从心理干预的角度进行引导和矫治,消除其不良的戒毒动机,帮助其树立合理的、良性的戒毒动机,从而减少复吸,减轻社会危害和个人危害。

(一)吸毒潜意识动机的意识化

吸毒人员意识层面的吸毒动机和潜意识层面的吸毒动机是有较大差异的,潜意识层面的吸毒动机为吸毒是一种特殊的生命长度快速消耗的方式。不过,多数吸毒人员都会认为自己有自控力,只要平时注意一点,不会对自己的生命安全造成危险性,可实际上,他们在潜意识层面上却是放任这种危险的发生,甚至是追求这种危险的发生,这就使他们更加放纵自己的吸毒行为。在此情形下,戒毒工作人员可通过意象绘画、自由联想、心理投射等技术,把其潜意识层面的动机上升到意识层面,引导其洞察自己吸毒的本质是在加速生命的消耗,在一定程度上可对其吸毒行为有所警醒,实现停止吸毒、延缓生命消耗的目标。

(二)戒毒不合理动机的矫正

戒毒人员的不合理动机损人也不利己,需要戒毒工作人员进行合理的引导。他们的戒毒不合理动机主要聚焦于"戒是为了更好地吸"这个问题上,说到底,还是对吸毒行为存有不合理认知。对这一问题的矫正,一方面,要从毒品及吸毒行

为的危害性进行心理教育,让其意识到一时的快感体验是要付出巨大的代价的,从而使其对吸毒行为心存畏惧,对吸毒行为产生回避意识;另一方面,戒毒工作人员要抓住他们戒毒的这个好时期进行正向的引导,比如,引导其观察自己戒断后身体和心理等发生的好的方面的变化,引导其对未来的无毒生活进行憧憬和规划,引导其学习与家人和其他人的有效的沟通能力,引导其训练回归社会的适应性能力。通过正反两方面的工作,相信对其不合理动机的转化是有作用的。

(三)戒毒外部动机向内部动机的转化

戒毒人员的戒毒外部动机持续时间短,动力不足,容易使戒毒人员的戒毒信心、信念和行动发生动摇,难以抵御高危情景的线索诱发,从而出现复吸行为。戒毒内部动机则挖掘内在的、自身的戒毒资源和动力,具有可持续性,也较少地受外部环境和刺激的变化而变化,稳定性较好。因此,引导戒毒人员在戒毒动机上从外向内转化,可以帮助戒毒人员较长时间地保持操守,戒断毒品,不过,内部动机的优势性并不完全排斥外部动机的作用,现实中,戒毒人员内外部动机并存的状态也是常态化的。

戒毒工作人员可通过成功案例分析、自我回顾的方式引导戒毒人员多多发掘自己内在的戒毒动机。比如,戒毒工作人员和戒毒人员一起分析戒毒成功案例的内外部因素有哪些?重点阐述内部因素发挥的作用。引领戒毒人员回顾自己的吸毒史和戒毒史,分别剖析戒毒失败和成功的影响因素有哪些?哪些因素是比较稳定的因素?哪些因素能够比较长时间地提供戒毒动力?等等。通过这种分析比较的方式,戒毒人员可对自己的内外部资源和动力有更深入的认识和分析,在戒毒动机上形成以内部动机为主导,外部动机为辅助的动机模式,从而减少直至完全戒除毒品的使用。

总之,戒毒人员的动机可划分成不同的类型,这些类型的划分为全面了解戒毒人员为什么吸毒、戒毒后为何又复吸、毒品何以难以戒掉等问题,提供了探索分析的视角,也从动机提升的角度为探索戒治模式提供了新视角。

第四节　　戒毒人员记忆特征

记忆是过往知识、经验和经历在大脑内的保持和复现,它不仅帮助人们回忆过去,认识现在,也帮助人们预测未来,过去所经历的事件及其发展成为人们规划未来行为的重要依据。研究和分析戒毒人员的记忆特征,在此基础上寻找心理干预方法,可从记忆的角度为戒治工作提供理论基础和实践方法。

一、记忆的定义

记忆是人脑对过去知识、经验的保持和提取。凡是人们感知过的事物、思考过的问题、体验过的情感以及操作过的动作,都可以符号或映象的形式保留在人的头脑中,在必要的时刻又可以把它们重现出来,这个过程就是记忆。记忆与感知觉不同,感知觉反映的是当前作用于感官的事物,离开当前的客观事物,感知觉就不复存在。记忆则是指向过去,是在感知发生后出现的,是人脑对过去经历过的事物的反映。

记忆是一个复杂的心理过程,从"记"到"忆"包括识记、保持、再认或回忆三个基本环节。识记是识别和记住事物,从而积累知识经验的过程。保持是巩固已获得的知识经验的过程。回忆或再认则是在不同的情况下恢复过去经验的过程。经验过的事物不在眼前,能把它重新回想起来称回忆;经验过的事物再度出现时,能把它认出来称再认。

记忆过程中的识记、保持、再认或回忆三个环节是相互联系和相互制约的。没有识记就完不成对经验的保持;没有识记和保持,就不可能对经验过的事物再认或回忆。因此,识记和保持是再认和回忆的前提,再认和回忆又是识记和保持效果的验证,并能进一步巩固和加强识记和保持。

二、记忆的类型

根据记忆对象的不同,记忆可以分成形象记忆、情景记忆、语义记忆、情绪记忆、运动记忆等;根据记忆的时间长短,可以将记忆划分为感觉记忆、短时记忆和长时记忆。

(一)按记忆对象划分

1.形象记忆

形象记忆又称表象记忆,是以感知过的事物的具体形象为内容的记忆。它保持的是事物的感性特征,具有鲜明的直观性。比如,人们所感知过的物体的颜色、形状、体积,人物的音容笑貌、仪表姿态,音乐的旋律,自然景观,各种气味和滋味等,均以表象的形式储存,所以又称为形象记忆。视听通道占据了信息接收的主要途径,所以,一般人以视觉和听觉方面的形象记忆为主。

形象记忆与人的形象思维密切联系,它是在实践活动中,随着形象思维的发展而发展的。人类的记忆都是先从形象记忆开始,婴儿能辨认母亲或其他熟人的面孔,就表明已有了形象记忆。人感知过的事物,只有经过形象记忆才会成为人的直接经验。

2. 情景记忆

情景记忆是对个人亲身经历的、发生在一定时间和地点的事件的记忆。情景记忆最早是由加拿大心理学家托尔文(Endel Tulving)提出的。他认为,情景记忆接收和储存关于个人在特定时间发生的事件、情景及与这些事件的时间、空间相联系的信息。情景记忆是以个人的经历为参照的,或者说,它储存的是自传式的信息。如想起自己参加过某个大型联欢活动,那壮丽的场面和热闹的情景历历在目,对这一事件的记忆就是情景记忆。

情景记忆由于受一定时空的限制,很容易受各种因素的干扰,因而难以储存,不易提取。比如,从某些遗忘症患者那里可以看到,他们回忆自己所经历的某段具体情景比回忆其他内容更困难。

3. 语义记忆

语义记忆是指对各种有组织的知识的记忆,又称为语词逻辑记忆。它是以语词所概括的理性思维结果为内容的记忆,包括字词、概念、定理、公式、推理、思想观点、科学规则等。这些内容都是通过严密的逻辑思维过程所形成,又与语词密不可分。它具有高度的概括性、理解性、逻辑性和抽象性,还具有特殊的形式化特点。

语义记忆的信息是以意义为编码的,不受特定的时间地点限制,也不易受外界因素的干扰,比较稳定,因而容易存储,提取时也不需要做明显的努力。语义记忆以理解为基础,一旦形成个体的知识系统,就比较稳固。人类只有凭借语义记忆才能把思维的结果保存下来,并获得间接经验。语义记忆为人类所特有,从简单的识字、计数到掌握复杂的现代科学知识,都离不开语义记忆。语义记忆与人的抽象思维有密切联系,并随抽象思维的发展而发展。

4. 情绪记忆

情绪记忆是以体验过的情绪或情感为内容的记忆。引起情绪、情感的事件虽然已经过去,但深刻的体验和感受却保留在记忆中。在一定条件下,这种情绪、情感又会重新被唤起并体验,这就是情绪记忆。例如,某人想起收到大学录取通知书的那一刻,他会沉浸在兴奋的回忆中,昔日的愉快、欢悦的情绪和情感油然而生。又如,俗语"一朝被蛇咬,十年怕井绳"说明被蛇咬过的恐惧情绪体验仍保留在记忆中。无论是正性的情绪体验,还是负性的情绪体验,一旦以情绪记忆的形式被保存下来,则会记忆深刻,很久不会被遗忘。

情绪记忆对人的作用存在差异性。积极愉快的情绪记忆对人的活动有激励作用,而消极不愉快的情绪记忆有降低人的活动的作用。情绪记忆是人们精神心理健康的重要条件,也是人的道德感、理智感和美感发展的认知加工基础。

5. 运动记忆

运动记忆是以人们操作过的运动状态或动作程序为内容的记忆,又称动作记忆。运动记忆同运动表象有联系,运动表象是各种运动和动作的形象在脑中的表征过程。它是人们学习模仿某些运动动作的基础。一旦掌握了运动动作的技能,并能熟练地操作,运动动作的形象连同这套动作的程序以及对骨骼、肌肉、关节活动的精细控制和调节便会一起储存在头脑中,成为运动记忆。

运动记忆与其他类型记忆相比,易保持和恢复,不易遗忘。如学会骑自行车之后,即便多年不骑,也不会忘记,这正是运动记忆在起作用。运动记忆的提取还具有自动化的特点,它不需要占据过多的认知资源,比如,学会驾驶汽车后,司机对汽车从发动到驾驶,一系列动作记忆的提取基本是自动化完成的。人的生活、学习、劳动离不开运动记忆,各种生活技能、工作技能的形成和发展都要依靠运动记忆,离开运动记忆将寸步难行。

(二)按记忆时间长短划分

1. 感觉记忆

感觉记忆也称瞬时记忆,是指外界刺激以极短的时间一次呈现后,一定数量的信息在感觉通道内迅速被登记并保留瞬间的记忆。它是人类记忆信息加工的第一阶段。进入感觉器官的信息,完全按输入的原样,首先被登记在感觉记忆中。

进入感觉记忆的信息保持的时间很短暂。视感觉记忆为 0.25~1 秒,听感觉记忆虽可超过 1 秒,但也不长于 4 秒,说明信息消失的速度很快。这一特点对信息加工来说极为重要,因为外界信息处于迅速变化状态,感官内存有的信息若不尽快地被选用或抹掉,就会同新输入的信息混杂,从而丧失对最初信息的识别。虽然信息在感觉记忆阶段停留时间极短,但足以使人的认知系统对它们进行各项操作和加工。

感觉记忆痕迹很容易衰退。只有对个体具有意义和价值的信息才受到特别的注意，该信息才被转入短时记忆，否则，就会很快衰退而消失。

2. 短时记忆

短时记忆是指信息一次出现后，保持时间在一分钟之内的记忆。就其加工方式来说，短时记忆与感觉记忆不同，感觉记忆中的信息是不被意识和加工的，而短时记忆是意识性的、正在工作的、活动着的记忆。人们短时记忆某事物，是为了对该事物进行某种工作，工作过后即行遗忘；如有长期保持的必要，就必须在这一系统内进一步加工编码，然后才能被储存在长时记忆中。

短时记忆中的信息保持的时间既短又易受干扰，只要插入新的识记活动，阻止复述，信息很快会消失，而且不能恢复。如果通过内部言语形式默默地复述，可以使即将消失的微弱信息重新强化，变得清晰、稳定，再经精细复述可转入长时记忆中加以保存。那些未经复述的信息或超容量的信息则随时间的流逝而自然衰退直至被遗忘，此时进入长时记忆的通道也会自行中断。

由此可见，复述是使短时记忆的信息转入长时记忆的关键。有人认为，短时记忆是感觉记忆与长时记忆之间的过渡器。信息一般不能直接进入长时记忆，需要一定的时间才能进入长时记忆，在未进入之前，被感觉存留下来的部分信息先在短时记忆中保持，然后通过复述再转入长时记忆系统。

3. 长时记忆

长时记忆是指学习的材料，经过重复学习或精细复述之后在头脑中被长久保持的记忆。它的信息主要来自短时记忆阶段加以复述的内容，也有一些是被感知中印象深刻的内容，特别是那些切身感受并引起强烈情绪体验的内容，可直接进入长时记忆系统被储存起来。

长时记忆信息保持的时间较长。长时记忆中的信息保持时间在 1 分钟以上，甚至数年乃至终生，是一种长久性的存储。长时记忆信息的提取形式是回忆和再认，这两种形式在提取信息时都需要运用一定的策略，即依靠一定的线索和选择一定的媒介。再认的速度和准确性主要取决于对事物识记的巩固程度和精确程度，熟记了的事物一出现，几乎可以无意识地、自动化地在极短的时间内作出识别。成功的回忆则要凭借某种线索，如时间、地点、背景等，线索越清晰，回忆的内容可能就越准确、全面。

长时记忆中的遗忘，与感觉记忆和短时记忆的遗忘在机制上有所不同。一般认为,长时记忆中的遗忘可能不是痕迹消退的结果,而主要是由于信息受到干扰,使提取信息发生了困难。比如,一名篮球运动员改踢足球,一段时间内,他会非常不适应,原因就在于记忆系统中的篮球技能干扰了足球动作。

三、戒毒人员的成瘾记忆

成瘾记忆是在使用成瘾物质过程中逐渐形成的。它属于一种综合复杂的特殊记忆,既有可陈述的情景、情绪记忆,如奖赏记忆;也有难以描述的、在长期用药过程中形成的、属于程序记忆的用药习惯动作和程序,如静脉注射。成瘾记忆一旦形成,属于长时记忆,具有很强的稳固性、长期性和持久性,并且容易在成瘾相关线索的诱发下激活,成为自动化和强迫性觅药行为的基础。因此,分析和探索成瘾记忆的类型和构成成分,可从记忆干预的角度为戒毒心理矫治工作提供理论基础。

(一)成瘾的形象记忆

成瘾的形象记忆具有生动性、表象性等特点。对戒毒人员来说,毒品的形状、颜色、体积、味道以及毒友的音容笑貌、吸毒时的背景等,均以表象的形式保留在其形象记忆里。即使戒毒人员脱离了吸毒的环境和毒友,当他们回忆过往的吸毒场景和经历时,也会有栩栩如生、历历在目的感受,这些记忆的提取快速且清晰,比较容易激发出戒毒人员的渴求反应,促使其走向复吸的道路。

成瘾的形象记忆的存在,让戒毒人员回忆自己的吸毒经历时如看电影一般,画面清晰、具有连续性,这就增加了戒毒人员复吸的风险,且增加了成瘾记忆干预的难度。因此,如何破除戒毒人员成瘾的形象记忆,是一个值得深入探索的问题。

(二)成瘾的情景记忆

成瘾的情景记忆主要是指戒毒人员亲身经历的,发生在一定的时间和地点的吸毒事件的记忆。这种记忆更多像一种自传体式的记忆,它是以个体经历的吸毒事件为参照,把一系列和吸毒有关的事件关联在一起,形成一个相对完整的记忆链条。成瘾的情景记忆也具有稳固性、连续性的特点,它的提取相对容易,也比较容易唤醒戒毒人员对吸毒事件的回忆。

成瘾的情景记忆可为戒毒人员回顾自己的吸毒史和戒毒史提供记忆资源。当我们深入系统地分析戒毒人员为什么吸毒以及他们的复吸经历时,成瘾的情景记忆可以发挥优势,帮助戒毒人员回忆自己的吸毒经历和复吸因素,他们往往对这些经历记忆清楚,可为戒毒研究人员提供第一手的资料,具有较好的研究价值。

(三)成瘾的语义记忆

成瘾的语义记忆主要体现在和吸毒相关的"行话"里,如吸食冰毒的行为,他们俗称为"溜冰"或"吃肉"等,这些行话被赋予了特殊的含义,外人很难理解其义,具有较强的隐蔽性。但是,这些行话一旦被吸毒人员掌握,它们就能比较牢固地以特殊概念的形式储存在语义记忆系统里,一旦听到这些行话,他们能够迅速地从语义系统里提取出其含义,并给出相应的回应。

成瘾的语义记忆的特殊性一方面让吸毒行为看起来更隐蔽,更难被发现;另一方面,也会成为一种特殊的诱发刺激,如戒毒人员在某个场合一听到这些特殊语义的词语,其和吸毒相关的大脑区域便会被迅速激活,对吸毒行为变得主动而迫切,发生吸毒的风险也会变大。

(四)成瘾的情绪记忆

吸毒人员在使用毒品初期,伴随着毒品刺激会出现强烈的情绪体验,像兴奋、欣快、愉悦、放松等,这些强烈的情绪体验以记忆的形式被储存下来,这些记忆由于带有强烈的情绪情感色彩,所以,就成为成瘾的情绪记忆。成瘾的情绪记忆具有难以忘记、持续时间长、体验深刻等特点,这些特点让成瘾的情绪记忆一旦形成,就比较难以从记忆中消退,增加了记忆干预的难度。

成瘾的情绪记忆是正性记忆还是负性记忆,一直存在争议,不过,大多数研究认为成瘾的情绪记忆属于正性记忆,主要关联的是吸毒时的正性感受和体验。但是,对于成瘾程度严重,又多次受过强制戒毒的人员而言,成瘾的情绪记忆应该更偏负性,一方面是因为他们在吸毒过程中所获得的正性体验越来越少,另一方面是因为他们多次被惩罚,失去自由的感受被更多地存储在其情绪记忆里,在这种情况下,成瘾的负性情绪记忆可以成为其戒毒的动力之一。

(五)成瘾的运动记忆

大多数毒品不是通过简单吞服的方式而使用的,往往要借助特殊的吸毒工具和专门的吸毒程序来完成。吸毒人员经过反复的药物使用,用药动作、技能作为一种动作记忆保持在大脑中,并逐渐达到熟练状态。到了吸毒的中后期,吸毒人员使用这种习惯动作和技术不需要意识控制和注意(符合动作记忆的程序性记忆性质),一旦需要,这种记忆可以被自动提取并用于认知动作技能的操作。

成瘾的运动记忆具有下意识性、自动化提取的特点,在现实生活中表现为:吸毒人员在相关环境、线索(如遇见曾经一起使用毒品的朋友,来到以前的吸毒环境,看见毒品或看见别人使用毒品)下往往自己还没有意识到想吸毒,就已经习惯性地使用毒品了。因此,这种用药行为难以控制,即使该行为会导致极其负面的结果,也会让吸毒人员无法停止使用毒品。如何打破成瘾的运动记忆的习惯化、自动化的特性,减少其吸毒动作的出现,是一个需要进行探索研究的课题。

综上所述,成瘾记忆是一个包括了至少五种记忆的复杂系统:除了与药物效应相关的形象记忆、情景记忆、情绪记忆、语义记忆,还包括与用药动作、技能相关的程序性动作记忆。成瘾记忆的这种复杂性,使其成为渴求和复吸行为发生发展的重要基础,如何对成瘾记忆进行心理干预,干扰或消退其发生和存在,具有重要的实践意义。

四、戒毒人员成瘾记忆与戒毒心理矫治

长期的药物滥用往往会导致戒毒人员记忆功能受损,一方面表现为整体记忆能力下降;另一方面又会形成牢固的成瘾记忆,极易导致复吸。所以,有必要从心理干预和治疗的角度探索戒毒人员整体记忆功能的恢复和成瘾记忆的消退、消除,减少成瘾记忆在其复吸行为中的影响,从而降低其复吸风险的发生。

(一)成瘾记忆的消退行为训练

消退行为训练是基于经典条件反射理论提出的干预手段,在治疗创伤性记忆、恐惧记忆等情绪记忆方面运用非常广泛,目前该疗法已被成熟地运用到成瘾记忆的干预治疗中,并取得一定的疗效。消退行为训练是指消除戒毒人员对毒品刺激及其他毒品相关线索刺激的奖赏反应,目的在于降低这些刺激的奖赏功效。

其训练做法是:让戒毒人员暴露在某种毒品线索刺激中,诱发其渴求状态,但不给毒品使用或者给一些厌恶刺激作为惩罚,进而消除毒品及其相关刺激的奖赏性。经过一段时间的消退治疗后,当戒毒人员再次暴露于此类线索刺激中时,有可能不再产生药物渴求,进而觅药行为减少。

成瘾记忆的消退行为训练存在以下障碍和应对策略:一是毒品诱发的线索场景比较多,且存在较大的个体差异性,难以穷尽所有线索场景下的消退练习,这就

要求开展这项训练时要尽可能地找到毒品相关线索诱发的共性和规律性。二是消退行为训练的生态性问题。消退练习的前提是诱发戒毒人员的渴求和觅药反应,但受伦理和法律等客观因素的限制,我们不可能把真实的毒品或吸毒场合呈现给戒毒人员,如果采用图片或视频诱发的形式,又和实际的吸毒场景相差甚远,造成线索诱发的生态性和沉浸度不够的问题,从而影响后续的消退训练效果。对于这一问题,可以利用虚拟现实(VR)、增强现实(AR)等技术创建生态性好、沉浸度和互动性好的吸毒线索和场景,为后续的消退行为练习提供相对真实的场景。三是通过消退练习即使可以成功抑制戒毒人员对某些线索的药物渴求,也很难保证在现实中再次遇到这些线索时,戒毒人员不会激活原有记忆,一旦成瘾记忆被激活,就很容易引起复吸。对于这一问题,要注重训练戒毒人员的迁移能力,把在实验室或训练室中练习到的技能有意识地迁移应用到现实中去。

(二)成瘾记忆的干扰训练

干扰成瘾记忆训练的方法是根据记忆巩固的特征发展出来的方法,是对成瘾记忆的直接消除与抑制。研究发现,当记忆重新被激活时,必须在一定的时间窗内经过突触可塑性变化对记忆进行再巩固,才可以成功将记忆再次存储,以便下次提取。研究表明,这个时间窗为重新激活记忆后的10分钟至6个小时,如果可以在此时间窗内实施记忆干扰,即干扰成瘾记忆的再巩固,将有效阻止成瘾记忆的再次存储,进而消除原有成瘾记忆。这种方法相对于消退疗法来说,是一种较为彻底的干预疗法,是对成瘾情绪记忆(药效记忆)的直接干预。这种方法最先在情绪加工障碍的治疗中被运用,后逐渐扩展到成瘾情绪记忆干预领域。

具体的做法是:通过毒品相关线索及场景诱发戒毒人员的成瘾情绪记忆,让其体验吸毒时的感受,观察其身体的变化,在此后的10分钟、30分钟、1小时、3小时、6小时内分别给予其负性情绪刺激,如车祸场景、自然灾害场景、恐惧刺激等,干扰其成瘾情绪记忆的再巩固,从而有效地抑制其成瘾情绪记忆的存储。

成瘾记忆干扰的方式有时间窗的要求,只有在严格遵守其时间窗的前提下实施干扰,才会有较好的效果。此外,成瘾情绪记忆的诱发提取也是关键之一,只有切实地诱发出戒毒人员吸毒时的情绪体验和感受,在此基础上进行干扰训练,才能有效阻止其成瘾情绪记忆的再存储,为彻底消除其成瘾的情绪记忆奠定基础。

（三）成瘾记忆的联结替代练习

成瘾记忆本质上是通过学习的形式，在毒品及相关线索和吸毒行为之间建立的一种联结。如果能够打破或阻断这种联结，成瘾记忆的稳固性也会被打破，对其干预可以从这个角度着手。成瘾记忆的联结替代练习就是在这一思路下产生的，它主要是通过采用新的动作辅助戒毒的行为，实质上是采用"相关线索—非吸毒动作"联结替代旧的"相关线索—吸毒动作"联结。

具体操作方法是：先收集戒毒人员共性的高危情景，当他们面对容易诱发吸毒行为的高危环境的时候，采取一些合适的行为应对措施，使他们意识到这些措施比立即采取吸毒的动作结果更好，从而使他们更少发生复吸。这些行为应对措施包括各类身体动作、放松动作、分散注意力的活动或者逃离当时的情境。比如，在吸毒的高危情景中，采用放松练习的动作，用"相关线索—放松动作"联结替代"相关线索—吸毒动作"联结，从而达到消退戒毒人员成瘾记忆的目的。

需要注意的是，加入的身体动作等行为要具有拒绝毒品的意图，用动作的"拒"来带动心理意图上的"拒"。这种加入与拒绝意图一致的动作元素的成瘾记忆消退训练，针对相关线索与用药动作行为的联结，用一种新的"相关线索—拒绝动作"联结替代、消退成瘾动作记忆中的"相关线索—用药行为"联结，是成瘾记忆消退训练的进一步拓展。

总之，成瘾记忆是一个复杂综合的记忆系统，它属于长时记忆，具有稳固性和持久性等特点，是戒毒人员发生复吸行为的关键因素之一。采用记忆消退、干扰等干预方法，结合虚拟现实、增强现实等前沿科技，能够比较好地干预和消除其成瘾记忆，帮助戒毒人员减少成瘾记忆对复吸行为的影响，从而降低发生复吸行为的风险，是一项具有现实意义的探索和实践。

第五节　戒毒人员的非理性信念

信念指的是个体对现实的看法、思想、观念、解释和评价。信念相当于人的态度、思维和对事物的评判，它可分为合理信念与非合理信念（又称非理性信念），合理信念会促使人作出理性的看法、观点、解释和评价，而不合理的信念则让人产生错误的、有偏差的、非理性的看法、观念、解释和评价，直接影响人对事物的判断和行为。

　　戒毒人员存在的非理性信念直接影响其对毒品和吸毒行为的态度和行为。分析和掌握戒毒人员的不合理信念，用科学的方法干预矫正其不合理信念，对于提升其戒毒动机、减少其复吸行为是有重要作用的。本节主要围绕戒毒人员在吸戒毒时存在的主要的不合理信念进行阐述，揭示其不合理信念的特征表现，从而为干预矫正提供理论和方法。

一、非理性信念的定义

　　非理性信念最早是由美国理性情绪行为疗法的主要代表阿尔伯特·艾利斯（Albert Ellis）于 20 世纪 50 年代提出的。他认为，非理性信念是指不合理的、不符合实际情况的信念，是对自己、对他人、对周围环境及身边事物的绝对化要求和歪曲性的认知。非理性信念典型的表现就是没有逻辑、缺乏经验支持、与现实情况不相符合。

　　非理性信念有较大的破坏性作用。它是在歪曲地理解客观事物或对客观事物进行不合逻辑的推测的基础上，固执地、单方面地认为事情应按照自己的意愿而发展，如果不按自己的意愿发展，那么他就容易产生焦虑、敌对、抑郁等负性情绪。贝克（Beck）则认为，非理性信念是用片面的、绝对化的方式来解释现在的境遇或推测未来的变化，从而导致了认知的歪曲，该种信念产生的认知活动及结果表现为消极性、片面性、失真性或歪曲性。

　　对非理性信念治疗的主要目标是以合理信念代替不合理信念，并通过治疗使病人学会确认和抵制不合理信念的方法。

二、非理性信念的结构

　　通常认为，非理性信念具有四个核心成分：绝对化要求、糟糕至极、低挫折耐受、概括化。这四个方面以绝对化要求为主导，共同构成了个体非理性信念，引导个体对事物脱离实际的看法和行为。

　　绝对化要求（demandingness, DEM）指个体以应该、必须为表达形式的要求。个体在绝对化的思维下，容易认知狭窄，看事情偏颇，从而得出片面性的结果。比如，"我必须表现得最好""我必须赢得所有人的尊重""我必须获得成功"等，这些绝对化的要求通常是不可能实现的，因为客观事物的发展有其自身规律，不可能依个人意志而转移。人不可能在每一件事上都获得成功，他周围的人和事物的表现和发展也不会依他的意愿来改变。因此,当某些事物的发生与其对事物的绝对化要求相悖时,他就会感到难以接受和适应,就极容易给个体造成各种情绪问题和行为问题等。

糟糕至极(awfulizing,AWF)指个体认为某种境遇是一场灾难,坏到极点。比如,一次重要的考试失败后就断言"自己的人生已经失去了意义",一次失恋后就认为"自己再没有幸福可言了",几次求职失败后就恐慌"自己今后再也找不到工作了",一项工作完成得不好就产生"自己毫无能力应对工作",等等。实际上,对任何一件事情来说都可能有比之更坏的情况发生,因此没有一种事情可以被定义为百分之百的糟糕透顶。当个体坚持这样的信念,遇到了他认为糟糕透顶的事情发生时,就会陷入极度的负性情绪体验中。

低挫折耐受(low frustration tolerance,LFT)指个体认为某些情况他们无法忍受,或者他们要求绝对不应该存在的情形实际上存在时,他们会毫无快乐可言。存有低挫折耐受信念的个体很难接受挫折,即使是小的挫折、在自己能力承受范围内的挫折,他们也对此无法忍受。"只能成功,不许失败"可能是他们的人生信条,但这种只赢不输的信念往往是脱离实际的,从而给个体造成极大的困扰。

概括化指个体概括地评论个人价值及自我贬低(global evaluation of human worth and self-downing,SD),个体常过分地贬低自己或进行整体评价。概括化通常以"以偏概全"的形式出现,个体用片面的、局部的问题来看待整体问题,片面地根据局部现象来推论整体,从而得出错误的结论。比如,学生在学业上有一门成绩偏低就认为"自己的学习不行",爱美人士照镜子时发现自己的鼻子不好看就认为"自己是世上最丑的人",等等。这种以偏概全、以局部推论整体的做法,只能削弱个体的信心和自我价值感,进而给个体带来极大的困惑和不适。

三、戒毒人员的非理性信念

戒毒人员的非理性信念是指围绕着毒品、吸毒和戒毒相关的不合理的、不符合实际情况的信念,是对自己、对他人、对周围环境及身边事物的绝对化要求和歪曲性的认知。它本质上是一种错误的认知和思维模式,直接影响了戒毒人员对毒品、戒毒动机、戒毒信念等的态度和行为,是需要进行校正的一种错误信念模式。

戒毒人员的非理性信念主要是由绝对化要求、糟糕至极、低挫折耐受、概括化四个部分构成的,但他们的非理性信念又和普通人的有所区别,主要体现于毒品及相关行为上。有研究表明，戒毒人员的非理性信念可能是毒品渴求的最大影响因素，其解释力超过了50%。由此可见，戒毒人员的非理性信念对复吸行为的影响是比较重要的，因此弄清楚戒毒人员的非理性信念具有较大的现实意义。

（一）戒毒人员的绝对化要求

戒毒人员的绝对化要求是以"必须""应该"为表达形式的，主要体现在对毒品的态度、吸毒及戒毒行为三个方面。在对毒品的态度上，戒毒人员认为"毒品对自己绝对是有好处的""冰毒不会上瘾"等；在吸毒行为上，戒毒人员认为"吸毒花自己的钱，不偷不抢，应该是被允许的行为"等；在戒毒行为上，戒毒人员认为"戒毒应该是自己的事情，国家和他人不应该管自己"等。这些绝对化的要求，有一个共同点即为毒品辩护，为自己的吸毒行为寻找借口和理由，从而也为自己的戒毒失败进行推脱。

（二）戒毒人员的"糟糕至极"的想法

戒毒人员的"糟糕至极"的认知偏差主要体现于吸毒和戒毒行为上，对戒毒人员戒毒自我效能感的削弱是极有破坏性的。具体表现为：在吸毒行为上，戒毒人员会认为"一日吸毒，终身戒毒，反正戒不掉，索性就一直吸下去"等；在戒毒行为上，戒毒人员则认为"一次戒毒失败，两次戒毒失败，多次戒毒失败，毒品是根本戒不掉的，戒毒只是无谓的挣扎"等。戒毒人员这些"糟糕至极"的想法在吸毒和戒毒过程中经常出现，较大程度上影响了其戒毒动机和戒毒信心，容易让其产生"破罐子破摔"的想法，从而出现自暴自弃的行为。

（三）戒毒人员的低挫折耐受

戒毒人员的低挫折耐受对其吸毒行为影响最大，也间接影响了其戒毒行为。具体表现为：在对毒品的态度上，戒毒人员会认为"做什么事情都不成功，只有毒品才能带给自己成就感"；在吸毒行为上，戒毒人员认为"吸毒是摆脱挫败感、摆脱痛苦的最佳方式"等；在戒毒行为上，戒毒人员认为"戒毒是件太困难的事情，根本无法实现"等。戒毒人员的低挫折耐受很容易让其在遇到不顺、阻碍的时候轻言放弃，急于从吸毒中寻求慰藉，寻求逃避，而不是采取正确的、积极的应对方式去解决问题。

（四）戒毒人员的概括化

戒毒人员的概括化偏差主要体现在他们对自己的看法和评价上。具体表现为：在能力上，戒毒人员在吸毒时会认为"自己是无所不能的"等，而在戒断后，则又认为"自己是毫无能力的"等；在自我整体评价上，戒毒人员普遍认为"自己是完全失败的"等；在自我价值上，戒毒人员则认为"自己是没有任何价值的"等；此外，戒毒人员概括化驱使下，还容易出现另一种极端的认知偏差，即认为"自己对毒品是有控制力的，毒品想戒就能戒掉"等。戒毒人员往往从一件事、一个角度、一个行为上推论自己的能力和价值，这种以偏概全的做法只能让他们自我评价极低，自我认同极差，自我和谐遭到严重破坏，又或者在戒毒上盲目自大，进而影响到其吸毒和戒毒行为。

四、戒毒人员非理性信念的特征表现

戒毒人员的性别、年龄、婚姻状况等都会影响其非理性信念，从而表现出不同的特点。分析和了解这些特征表现，可以为戒毒人员非理性信念的个体和团体干预矫治提供基础和侧重点。

（一）戒毒人员非理性信念的性别特征

戒毒人员的非理性信念存在性别差异性。男性的非理性信念得分显著高于女性，女性的理性信念要好于男性。大多数的研究结果发现，男性使用各种成瘾物质的比例高于女性，可能也和不同性别戒毒人员的非理性信念的特点有关。在绝对化要求信念下，男性更倾向于深信毒品的功能，认为吸毒能为自己带来好处，吸毒的信念更顽固，尝试的毒品种类也更多，同时使用两种及两种以上毒品的行为也偏多，这也导致男性对毒品的依赖更为严重，倾向于更加渴求毒品，也倾向于更频繁地吸食毒品。

另外，概括化的非理性信念也让男性戒毒人员存在侥幸心理，他们更倾向于幻想自己吸毒不会上瘾，或者认为自己吸毒不会被抓住，从而更大胆地使用毒品。在概括化非理性信念驱使下，男性戒毒人员更容易表现出过度自信，经常高估自己对毒品和吸毒的控制力，认为只要自己想戒毒就可以轻松戒掉。

（二）戒毒人员非理性信念的年龄特征

戒毒人员的非理性信念也存在年龄差异性。国内一项研究表明，不同年龄段强制隔离戒毒人员在非理性信念总平均分和吸毒功效维度上的得分差异显著，在侥幸心理维度上的得分差异极其显著。该研究进一步的分析表明：相对于其他年龄段，40～49岁年龄段的戒毒人员在对于毒品和吸毒行为的认识上非理性的程度更高。这可能是由于40～49岁的个体已步入中年，他们对事物、对吸毒行为的看法已经固化，在面对压力和挫折时，在"糟糕至极"的非理性信念驱使下，很容易用毒品来麻醉自己，暂时摆脱现实的痛苦，实质上是通过使用逃避的方式来解决问题。

此外，在概括化非理性信念下，这个年龄段的个体同时也深信自己有一定的自控能力，认为自己想戒掉毒品的时候就能戒掉，大大低估了毒品成瘾的危险性。

（三）戒毒人员非理性信念的婚姻状况特征

戒毒人员的婚姻状况也影响了其非理性信念的强度。对不同婚姻状况的戒毒人员的非理性信念水平进行分析发现，已婚有小孩者的非理性信念要强一些，主要倾向于对自己的吸毒行为抱有侥幸心理。卢里（Lurie）等人的研究表明，吸毒人员家庭关系冷淡疏远，家人之间缺乏信任和交流，为非理性信念的形成提供了家庭背景。一些学者也把来自家庭的支持缺失或低下作为戒毒人员的吸毒原因之一，进而使戒毒人员形成较强的非理性信念。

已婚有子女的戒毒人员非理性信念更强的原因可能在于，他们要面对的家庭压力、承担的家庭责任、处理的家庭关系可能要更复杂些，一旦处理不好复杂的家庭关系，他们在压力的作用下更容易用毒品来减压，从而逃避家庭责任和不良的家庭环境。久而久之，这种逃避式的应对方式就更加巩固了其低挫折耐受等非理性信念。

五、戒毒人员非理性信念与戒毒心理矫治

戒毒人员的非理性信念是导致其发生复吸行为的重要原因之一，对其非理性信念的干预矫正则具有重要的作用。戒毒人员的非理性信念主要体现于绝对化要求、糟糕至极、低挫折耐受、概括化四个方面，所以，对其非理性信念的干预矫治要着重这四个方面的内容。

针对戒毒人员对毒品的态度、吸毒及戒毒行为的非理性信念,可设计以下步骤来进行针对性的干预矫治,从而消除其非理性信念,巩固其理性信念。

第一步:信念和情境。(1)戒毒人员能够掌握"信念""理性信念""非理性信念"的概念,并能举出相关例子。(2)戒毒人员能够列举自己常遇到的吸毒高危情景,并列举在此情境中出现的信念。

第二步:识别信念。引导戒毒人员识别出现的信念中,哪些是理性信念? 哪些是非理性信念? 非理性信念中又包括哪些成分? (比如,绝对化要求、糟糕至极、低挫折耐受、概括化等)

第三步:头脑风暴。引导戒毒人员思考非理性信念如何转变成理性信念,可以小组头脑风暴的形式,让大家从多个角度、多个层面进行非理性信念的转变,比如,组织与不合理信念辩论、理性—情绪想象技术、完成认知家庭作业等。

第四步:设定目标。引导戒毒人员思考什么是戒毒的理性目标? 哪些理性信念有助于实现理性目标? 为达到目标将要采取什么样的行动?

第五步:选择行动。戒毒人员在掌握了什么是理性信念、为达到理性目标可以采取哪些行为的基础上,要思考什么是结果? 一个非理性信念会带来什么结果? 学会区分有益的结果和有害的结果,最终选择一项能够达到目标的合理行动。

第六步:实施行动。戒毒人员能够分步骤将一个行动描述出来,并且能在各种情况下完成这一系列步骤。

对戒毒人员非理性信念的干预矫治最佳的方式是以小组或团体的形式开展,优势是可以集思广益,以人为镜,通过别人的不合理思维来透视自己,从而在互动中达到对非理性信念的矫正。但是,无论是个案矫治,还是小组或团体矫治,都应该结合戒毒人员非理性信念在性别、年龄、婚姻状况等方面的特征去开展,从而使矫治方案更具有共性和个性特点。

对戒毒人员非理性信念的干预矫治还要注重其戒毒行动的实施。心理学的研究表明,信念可以指导行动,给行动以明确的方向;但反过来,行动也可以强化信念,巩固信念的稳定性。戒毒人员一旦在戒毒上有了具体的行动,明确了行动的步骤和环节,并亲自按步骤和环节实施了具体行动,就可以进一步巩固和完善其在戒毒上形成的理性信念,也能让其理性信念对戒毒的指导更加科学和具有持久性。

总之,戒毒人员的非理性信念对其吸毒和复吸行为有直接的影响。对其非理性信念的干预矫治应着重绝对化要求等四个方面的内容；另外，干预矫治不能忽视其性别等人口学特征的影响。在此基础上，采用"与不合理信念辩论、理性—情绪想象技术、完成认知家庭作业"等具体技术干预矫治戒毒人员的非理性信念，巩固其理性信念，从而转变其对毒品的错误认知、对吸毒行为的偏差认知、对戒毒行为的低效能感，最终促进其顺利戒毒。

综上所述，本章从戒毒人员与成瘾和复吸紧密相关的认知加工障碍着手，阐述了注意、决策、动机、记忆、非理性信念等认知加工过程在成瘾与复吸中的作用，刻画了戒毒人员认知加工的特征表现与缺陷，从认知加工的角度为开展心理矫治工作奠定了基础，也从不同层面、不同角度为干预戒毒人员的心理行为特征打开了视野。

■ 主要参考文献

1. 唐文俊等：《海洛因成瘾者对用药动作线索的注意偏向》，载《中国临床心理学杂志》2019年第6期。

2. 李晓彤等：《物质依赖者注意偏向的脑功能机制》，载《精神医学杂志》2017年第3期。

3. Matt Field & W. Miles Cox, *Attentional Bias in Addictive Behaviors：A Review of Its Development, Causes, and Consequences*, Drug Alcohol Dependence, Vol. 97：1, p. 1 – 20（2008）.

4. Adam R. Aron, et al. *Methylphenidate Improves Response Inhibition in Adults with Attention – deficit/hyperactivity Disorder*, Biological Psychiatry, Vol. 54：12, p. 1465 – 1468（2003）.

5. Aviv Weinstein & W. Miles Cox. *Cognitive Processing of Drug – related Stimuli：the Role of Memory and Attention*, Journal of Psychopharmacology, Vol. 20：6, p. 850 – 859（2006）.

6. Reinant W. Wiers & Alan W. Stacy. *Implicit Cognition and Addiction*, Current Directions in Psychological Science, Vol. 15：6, p. 292 – 296（2006）.

7. 郑友芬：《毒品相关线索对海洛因成瘾者注意分配的影响》，西北师范大学2014年硕士学位论文。

8. 郎潇寒：《注意偏向训练对药物戒断人员复吸倾向的干预研究》，湖南师范大学2017年硕士学位论文。

9. 李思琪：《女性毒品强戒者的注意偏向矫正研究》，贵州师范大学2017年硕士学位论文。

10. 严万森、李纾、隋南：《成瘾人群的决策障碍：研究范式与神经机制》，载《心理科学进展》2011年第5期。

11. 樊雪梅、赵晓毅、毕作枝：《浅论决策过程中的障碍因素与解决对策》，载《中国集体经济》2010年第27期。

12. 庄锦英:《情绪与决策的关系》,载《心理科学进展》2003 年第 4 期。

13. Martin P. Paulus. *Decision – Making Dysfunctions in Psychiatry—Altered Homeostatic Processing*, Science, Vol. 318:5850, p. 602 – 606（2007）.

14. C. W. Lejuez, et al. *Evaluation of A Behavioral Measure of Risk Taking: the Balloon Analogue Risk Task（BART）*, Journal of Experimental Psychology: Applied, Vol. 8:2, p. 75 – 84（2002）.

15. Antonio Verdejo – Garcia, et al. *Decision – making Impairment Predicts 3 – month Hair – indexed Cocaine Relapse*, Psychopharmacology, Vol. 231:21, p. 4179 – 4187（2014）.

16. 夏陆旭:《药物成瘾者的决策特征以及情绪对其影响的研究》,广州大学 2012 年硕士学位论文。

17. 武晓艳等:《1294 例戒毒者戒毒动机状况调查与分析》,载《中国药物依赖性杂志》2009 年第 3 期。

18. 钟俊等:《海洛因成瘾者吸毒动机与成瘾行为的相关研究》,载《西南大学学报（自然科学版）》2008 年第 8 期。

19. 曾晓青等:《戒毒人员戒毒动机对复吸倾向的影响:有调节的中介作用》,载《心理学探新》2019 年第 1 期。

20. 刘平亮、阳鑫:《强戒人员戒毒动机分析及对策研究》,载《犯罪与改造研究》2017 年第 7 期。

21. 秦冠英:《青少年滥用新型毒品行为的动机分析》,载《湖南警察学院学报》2013 年第 6 期。

22. D. D. Simpson. *Motivation as A Predictor of Early Dropout From Drug Abuse Treatment*, Pschotherapy Theory, Research, Practice, Training, Vol. 30:2, p. 357 – 368（1993）.

23. Stene Sussman, et al. *The Motivation, Skills, and Decision – Making Model of "Drug Abuse" Prevention*, Substance Use & Misuse, Vol. 39:10, p. 1971 – 2016（2004）.

24. 刘晓军:《海洛因成瘾者吸毒动机及其特点的研究》,西南大学 2008 年硕士学位论文。

25. 朱亮等:《基于"相关线索——自动化用药行为"联结的成瘾记忆消退》,载《心理科学进展》2017 年第 7 期。

26. 王浩然等:《药物成瘾及成瘾记忆的研究现状》,载《生理科学进展》2003 年第 3 期。

27. J. D. Gabrieli. *Cognitive Neuroscience of Human Memory*, Annual Review of Psychology, Vol. 49:1, p. 87 – 115（1998）.

28. Mary M. Torregrossa, Philip P. Corlett & Jane R. Taylor. *Aberrant Learning and Memory in Addiction*, Neurobiology of Learning and Memory, Vol. 96:4, p. 609 – 623（2011）.

29. 罗英:《海洛因成瘾戒断者再认研究》,西南大学 2008 年硕士学位论文。

30. 耿秋晨：《提取练习对毒品成瘾者复杂情绪刺激联结记忆的影响》，山东师范大学 2019 年硕士学位论文。

31. 廖波主编：《普通心理学》，航空工业出版社 2012 年版。

32. 赵辉、张卓、杨波：《强制隔离戒毒人员冲动性和非理性信念的特点分析》，载《中国药物滥用防治杂志》2011 年第 4 期。

33. 王君：《不合理信念及其形成原因》，载《社会心理科学》2013 年第 4 期。

34. 杨清艳、徐子燕、李占江：《非理性信念及其评估方法的研究现状》，载《中国临床心理学杂志》2006 年第 1 期。

35. 安莎莎：《男性海洛因成瘾者药物渴求的相关因素探析》，中国政法大学 2008 年硕士学位论文。

第六章　戒毒人员情绪加工

【案例分析】冲动火爆的小 D

"小 D 在同道里又'炸'了!",早交班会上,时常会听到戒毒人员闹情绪、耍脾气的事情,像小 D 这样"一点就着"的情绪冲动型戒毒人员,在戒毒人群中并不少见。

小 D 有八年多的冰毒吸毒史,在所外一遇到心情不好的时候,就会用吸毒来麻醉自己、获取短暂的兴奋、欣快感,可一旦药劲儿过去后,又会重新遭遇情绪不佳的状态,便通过再次使用毒品来摆脱不好的情绪,如此反复而陷入恶性循环的状态。

较长一段时间内,小 D 每天用的毒品量很大,有时要用 1 克至 1.5 克的量才能一直维持好的情绪状态,而一旦停下来,就会出现烦躁、易怒、易激惹、情绪低落等负性情绪状态。

神经科学的研究表明,像小 D 这样的戒毒人员,由于长时间使用毒品,会造成前额叶,如前扣带回、眶额叶、腹内侧前额叶等情绪调控相关脑区的功能性损害,导致他们对愤怒、恐惧等负性情绪的调控能力变差,从而当外部存在些许刺激的时候,小 D 这类的戒毒人员容易出现"一点就着"的现象,类似于时刻会爆炸的"火药桶"。

戒毒人员吸毒后生理和心理的变化,让其情绪情感系统变得敏感而不稳定,也给我们一线的戒毒工作设置了很多障碍。因此,戒毒场所等机构开展科学戒治,首先需要关注和评估戒毒人员的情绪问题,其次再开展其他的戒治技术介入。只有排除情绪可能诱发的危险因素,才能踏实地开展戒治活动。

故此,本章聚焦于戒毒人员的情绪问题。那么,什么是情绪? 情绪有什么作用? 简单来说,情绪是人的天性之一。人类情绪的存在,使言语表达和行为举止更生动、更富有色彩。情绪还能影响人的认知和行为,积极的情绪能够引发正性的认知和行为,反之,负性的情绪则会妨碍认知和行为的发展、实施。无论是正性情绪,还是负性情绪,如果不加控制,均会给个体造成极大的困扰。

戒毒人员长期慢性使用毒品,受毒品毒性作用的影响,其情绪加工能力受到一定程度的破坏,从而出现多种情绪加工障碍,如情绪识别障碍、情绪感受障碍等,给戒毒人员的生活和戒毒操守保持均产生了不利的影响。对戒毒人员情绪加工障碍及特征的分析,可以从"热"(一般把认知加工系统称为"冷"系统,情绪情感加工系统称为"热"系统)的角度深入地认识和了解戒毒人员的心理行为特征,从而从情绪干预的角度为戒毒心理矫治工作提供基础理论和指导。

第一节　情绪的基本概念与理论

情绪虽然是日常中普遍见到的现象,但情绪是什么? 情绪的功能有哪些? 情绪是怎么产生的? 对这些基本问题进行分析,可对情绪有个大概的了解和把握,从而对认识和调控情绪提供基础知识。

一、情绪的定义

关于情绪的定义,目前心理学界还未达成共识,不同的定义对此有不同的理解和认识。有人这样给情绪定义:情绪是人类对于各种认知对象的一种内心感受或态度,它是人们对于自己所处的环境和条件,对于自己的工作、学习和生活,对于他人行为的一种情感体验。也有专家认为,情绪是指人对客观事物与自身需要之间关系的态度体验,是人脑对客观现实的主观反映,是由某种外在的刺激或内在的身体状况作用所引起的体验。还有一种定义是:情绪是对一系列主观认知经验的通称,是人对客观事物的态度体验以及相应的行为反应,一般认为,情绪是以个体愿望和需要为中介的一种心理活动。但不论如何对情绪进行定义,都有一个共性的认识,即情绪是对内外部事物的主观感受和体验,这种感受和体验是以需要为基础的。

情绪和情感都是主体的一种主观感受,或者说是一种内心的体验。它不同于认识过程,因为认识过程是以形象或概念的形式来反映外界事物的。情绪是人和动物共有的属性,而情感的主体则只能是人类。事实上,情感是情绪过程的主观体验,是情绪的感受方面。

情绪与需要是直接关联的。情绪总是由某种刺激引起,如自然环境、社会环境以及人自身,引发情绪刺激的前提条件是这些刺激必须是认知的对象,由于认知对象会引发人的需要,进而就产生了人对认知对象的不同感受或态度。需要是情绪产生的重要基础,根据需要是否满足,可产生积极情绪和消极情绪。能满足已激起的需要或能促进需要得到满足的事物便能引起积极的情绪,如喜爱、愉快、开心等;不能满足需要或可能妨碍需要得到满足的事物便会引起消极的情绪,如憎恨、苦闷、不满意等。

情绪有其外部表现形式,即人的表情。表情包括面部表情、身段表情和言语表情。面部表情是面部肌肉活动所组成的模式,它能比较精细地表现出人的不同的情绪和情感,是鉴别人的情绪和情感的主要标志;身段表情是指身体动作上的变化,包括手势和身体的姿势;言语表情是情绪和情感在说话的音调、速度、节奏等方面的表现。表情既有先天的、不学而会的性质,又有后天模仿学习获得的性质。

情绪和情感会引起一定的生理上的变化,包括心率、皮温、皮电、血压、呼吸和血管容积上的变化。如愉快时面部微血管舒张、皮温升高,恐惧时皮温降低、血压升高、心跳加快、呼吸减慢,愤怒时心率变快、皮电升高、皮温下降、呼吸加快,等等。通常,研究人员会借助这些生理指标对情绪进行客观的记录测量。

二、情绪的类型

情绪是一个非常复杂的概念,按不同的划分方式可将情绪分成不同的类型,虽然目前心理学界对情绪的类型尚未形成一致的看法和理论观点,但对情绪的类型划分进行理论分析和实验探索的取向主要可以分为两类:分类取向(categorical approach)和维度取向(dimensional approach)。

(一)情绪划分的分类取向

国内的分类研究。有些心理学家根据情绪的进化过程或刺激类型,将情绪分为六类:第一类是原始的基本情绪,常常具有高度的紧张性,它们表现为快乐、愤怒、悲哀与恐惧四种形式;第二类是经由感觉刺激引发的情绪,这类情绪常常是温和的或强烈的,它们表现为疼痛、厌恶和轻快;第三类是与自我评价相关的情绪,它们主要取决于评价标准,表现为成功感与失败感、骄傲与羞耻、内疚与悔恨等;第四类是与别人有关的情绪,经过一定的时间,这类情绪常常转化为持久的情绪倾向或态度,主要表现形式是爱与恨;第五类是与欣赏有关的情绪,它们是惊奇、敬畏、美感和幽默;第六类是最为持久的情绪状态,即心境。心理学家林传鼎从总结我国古代情绪分类的角度,把情绪分为十八类:安静、喜悦、贪欲、忧愁、愤激、恐惧、恭敬、烦闷、惊骇、爱抚、哀怜、悲痛、恨怒、骄傲、嫉妒、惭愧、耻辱、憎恶。心理学家黄希庭教授从情绪的时间序列或刺激物属性的角度将情绪分为五类:情调、激情、心境、应激与情操。

国外的分类研究。汤姆金斯(Tomkins)较早提出存在8种原始的(天生的)主要情绪:兴趣—兴奋、享受—快乐、惊奇—吃惊、苦恼—痛苦、厌恶—轻蔑、愤怒—狂怒、羞愧—耻辱、惧怕—恐惧。伊扎德(Izard)在他的情绪分化理论中提出存在十种基本情绪,分别是快乐、恐惧、厌恶、惊讶、悲伤、愤怒、兴趣、害羞、自罪感和蔑视。埃克曼(Ekman)基于自己的研究提出存在快乐、悲伤、愤怒、恐惧、厌恶和惊讶六种基本情绪。埃克曼提出的这种基本情绪分类学说在目前具有很大影响。

情绪的分类研究力图把情绪划分成独立的结构类型,但情绪的划分很难单一化,往往一种情绪中会夹杂着其他的情绪成分,这也给情绪类型的分类造成了难度。

(二)情绪划分的维度取向

情绪的维度取向认为情绪是高度相关的连续体,但在基本维度的数量和类型、单极还是双极等问题上还存在争论。

国内的维度研究。国内有研究从情绪的愉悦度、唤醒度、趋避度等三个维度对情绪进行划分。愉悦度指积极或消极的情绪状态,如高兴、开心、喜悦等积极情绪与悲伤、愤怒、恐惧等消极情绪。唤醒度指生理活动和心理警觉的水平差异,低唤醒如平静、无趣、放松等,而高唤醒如兴奋、紧张、恐惧等。趋避度指情绪的动机指向,如是趋近还是回避,一般来说,积极的情绪会产生趋近的动机趋向,消极的情绪则产生回避的动机趋向。

国外的维度研究。冯特(Wundt)最早提出情绪的三维学说,认为情绪过程由三对情绪元素组成,即愉快—不愉快、兴奋—沉静、紧张—松弛,每对元素都有两极之间的程度变化。继冯特三维观点之后,施洛斯伯格(Schlosberg)根据面部表情的研究提出愉快—不愉快、注意—拒绝、激活水平三维理论。普拉奇克(Plutchik)提出,情绪具有强度、相似性和两极性三个维度,并用一个倒锥体来说明三个维度之间的关系。后来,伊扎德提出情绪的四维理论,认为情绪有愉快度、紧张度、激动度和确信度四个维度,愉快度表示主观体验的享乐色调;紧张度表示情绪的生理激活水平;激动度或冲动度表示个体对情绪、情境出现的突然性的预料、准备程度;确信度表示个体胜任、承受感情的程度。

情绪的维度取向分类着重从情绪的相关度开展,把情绪视为连续体,更加符合情绪的现实态表现,相对于分类取向的划分,更具有科学性。

三、情绪的功能

情绪的存在,对个体而言自有其价值和作用,它具有适应、动机、组织、信号等四个方面的功能。

(一)适应功能

情绪的适应功能主要体现于帮助有机体生存、发展和适应环境。情绪被唤醒时一般伴随有生理反应,像心跳加快、血压升高等,有机体通过情绪所引起的生理反应能够发动其身体的能量,使机体处于适宜的活动状态,便于机体适应环境的变化。同时,情绪还可以进行危险报警,像通过表情等表现出来,以便得到别人的关注和帮助。例如,在危险的情况下,人的情绪反应使机体处于高度紧张的状态,身体能量的调动可以让人进行搏斗,也可以呼救,求得别人的帮助。

情绪的适应功能从根本上来说,就是服务于改善人的生存和生活的条件。在社会生活中,个体通过情绪反应开展人际沟通和交流,传达友善或不满,人们用微笑表示友好,用示威表示反对;人们还可以通过察言观色了解对方的情绪状态,以利于决定自己的对策,维护正常的人际关系。这些都是为了个体更好地适应社会需要,求得更好的生存和发展的条件。

(二)动机功能

情绪和情感构成一个基本的动机系统,它可以驱动有机体从事或回避活动,提高人的活动的效率。一般来说,内驱力是激活有机体行动的动力,但是,情绪可以对内驱力提供的信号产生放大和增强的作用,从而更有力地激发有机体的行动。例如,缺水使血液变浓,引起了有机体对水的生理需要。但是只有这种生理需要还不足以驱动人的行为活动,如果意识到缺水会给身体带来危害,因而产生了紧迫感和心理上的恐慌,这时,情绪和情感就放大和增强了内驱力提供的信号,从而驱动了人的取水行为，成为人的行为活动的动机。

当个体可能遭遇危险的情景时，情绪的存在也会有助于个体避险。比如，个体看到草丛里的毒蛇，恐惧的情绪会第一时间让个体做出避开的本能反应，这种恐惧的情绪发生迅速且有力，它不需要经过个体的认知加工，在个体视网膜上呈现毒蛇的图像后，就会迅速地激活情绪相关的脑区，驱使个体做出有利于生存和发展的安全行为。

情绪和情感的动机作用还表现在对认识活动的驱动上。认识的对象并不具有驱动活动的性质，但是，好奇却可以作为认识活动的动机，驱动人的认识和探究活动。

（三）组织功能

情绪对其他心理行为活动具有组织的作用，它表现在积极的情绪对活动具有协调和促进的作用，消极的情绪对活动具有阻碍和破坏的作用。这种作用的大小和情绪的强度有关，一般来说，中等强度的焦虑情绪有利于人的认识活动和操作的效果，过低或过高都会产生负面的作用；如痛苦、愤怒这样的负性情绪则降低操作的效果，而且强度越大，效果越差。

情绪还会影响到个体的社会功能。当个体处于积极的情绪状态时，他容易注意事物美好的一面，态度变得和善，也乐于助人，勇于承担重任；在消极情绪状态下，个体看待问题容易悲观，懒于追求，容易被激怒，也更容易产生攻击性行为。

（四）信号功能

情绪和语言一样，具有传递信息、沟通思想的功能。情绪的外部表现是表情，情绪的信号功能是通过表情来实现的，微笑表示友好，皱眉表示不满，白眼表示不屑，等等。情绪还和身体的健康状况有关，医生常把表情作为诊断的指标之一，中医的望闻问切的"望"包括对情绪的观察。此外，情绪既是思想的信号，又是言语交流的重要补充手段，在信息的交流中起着重要的作用。比如，当个体无法用言语表示某种意图时，会用表情、手势等来替代表达。

在学习和社会生活的一切活动中，情绪本身具有信息交流的功能。比如，狂喜时手舞足蹈，愤怒时摩拳擦掌，悲伤时缩肩埋头，说话时语调以及伴随的喜、怒、哀、惧的面部表现等都具有交际的功能。

四、情绪的基本理论

用来解释情绪发生的理论有很多,这些理论一方面代表了当时的认知水平,另一方面也反映了对情绪的解释可从不同的角度进行,从而对情绪的发生本质进行科学的探索。

(一)詹姆斯—兰格的情绪外周理论

美国心理学家詹姆斯(James)和丹麦生理学家兰格(Lange)分别于1884年和1885年提出了观点相同的情绪理论,后人称为詹姆斯—兰格情绪理论。詹姆斯认为,情绪是对身体变化的知觉,即当外界刺激引起身体上的变化时,我们对这些变化的知觉产生情绪。人并不是因为愁了才哭、生气了才打、怕了才发抖,而是因为哭了才愁、因为动手打了才生气、因为发抖才害怕。兰格也强调身体变化和情绪发生的关系,他认为植物性神经系统的支配作用加强,血管扩张,结果便产生愉快的情绪;植物性神经系统活动减弱,血管收缩,器官痉挛,结果便产生恐惧的情绪。

詹姆斯和兰格都强调机体变化与情绪的关系,认为是身体变化引发了情绪发生,强调植物性神经系统在情绪发生中的作用,所以被称作情绪的外周理论。这种理论饱受争议,也遭到了很多人的反对,但它强调了情绪和植物性神经系统活动的关系,引起了人们对情绪机制研究的广泛兴趣,对推动情绪机制的研究起到了一定的作用,所以在情绪心理学的发展中还是不容忽视的。

(二)坎农—巴德的情绪丘脑理论

美国心理学家坎农(Cannon)反对詹姆斯—兰格的情绪外周理论,他认为情绪发生不可能是由生理变化引发的,理由是情绪变化快而生理上的变化慢,相同的生理变化活动可以引起极不相同的情绪体验,如心跳加快的变化既可以是兴奋的情绪反应,也可以是愤怒的反应。他还用实验的方法,切断动物内脏器官和中枢神经系统的联系,结果发现情绪反应并不完全消失;另外,实验发现用某些药物可以引起和某种情绪相同的身体的变化,但却并不产生相应的情绪反应。这些证据均支持了其观点——情绪并不是由身体变化引发的。

坎农认为,情绪的生理机制不在外周,而在中枢神经系统的丘脑。激发情绪的内外部刺激经感官通道传递至丘脑,由丘脑进行加工;丘脑所产生的神经冲动向上传至情绪加工脑区,能够引起情绪的主观体验;向下传至交感神经系统,可以引起机体的生理变化,所以,身体变化和情绪体验是同时发生的。坎农的理论得到巴德(Bard)的支持和发展,后人将这一理论称为坎农—巴德丘脑情绪理论。坎农、巴德发现了丘脑在情绪发生中的作用,驳斥了詹姆斯—兰格的情绪外周理论,提出了情绪的中枢理论,是对情绪理论的发展。但这一理论忽视了外因变化的意义,也忽视了大脑皮层对情绪发生的作用,也是有缺陷的。

(三)沙赫特的情绪认知理论

美国心理学家沙赫特(Schachter)提出,任何一种情绪的产生,都是由外界环境刺激、机体的生理变化和对外界环境刺激的认识过程三者相互作用的结果,而认知过程又具有决定的作用。为了证明该理论,他和辛格(Singer)于1962年共同设计了一个实验:他们把被试随机分为四组,除一组是控制组外,另外三组都是实验组。给所有实验组被试注射药物(肾上腺素),但告诉被试注射的是维生素,目的是考察它对视觉的影响。控制组注射的是生理盐水。三个实验组被试的生理变化是相同的,但告知三组被试的内容不同,看他们在愉快和愤怒两种不同的情景下的表现会有什么不同。结果发现,由于实验组被试对生理变化的认知不同,他们所产生的情绪体验也有很大区别。正确告知组的被试和控制组的被试反应相同,他们不受生理变化的影响。另外两个实验组的被试情绪却受到认知加工较大的影响。

这个实验说明,生理变化在情绪的发生中肯定会出现,但对情绪体验来说却不是决定性的,决定性的因素是对外界刺激和对身体变化的认知加工。个体对事物的认知加工不同,即使产生相同的生理变化,又接受相同的环境刺激,他们所产生的情绪体验也不相同。情绪认知理论把认知加工引入情绪加工过程中,是对情绪发生机制认识的一大发展,但是,这一理论过于强调认知过程,而忽视刺激和生理变化在情绪发生中的作用,仍然存在一定的缺陷。

(四)汤姆金斯和伊扎德的情绪动机—分化理论

汤姆金斯和伊扎德认为,情绪并不是伴随其他心理活动产生的一种附属物,而是一种独立的心理过程,情绪有其独特的机制,并在人的心理生活中起着独特的作用。这种观点构成了情绪理论另一大派别,即情绪的动机—分化理论。

汤姆金斯直接把情绪看作动机。他认为内驱力的信号需要通过一种放大的心理能量才能激发有机体去行动,而情绪正是具有这种放大作用的心理过程。不仅如此,情绪本身就是一种内驱力而起到动机的作用。伊扎德进一步指出,情绪的主观成分,即体验就是起动机作用的心理机制,各种情绪体验是驱动有机体采取行动的动机力量。

伊扎德还认为情绪是新皮质发展的产物,随着新皮质体积的增长和功能的分化,面部肌肉的分化也越来越精细,情绪的种类不断增加。情绪的分化是生命进化过程的产物,只有情绪的分化,才使情绪具有了多种多样的适应功能,也只有这样情绪在生存和适应中才起到了核心的作用。情绪的分化是以大脑新皮质的发展完善为基础的,近年来,脑科学的研究也表明,情绪的产生既有杏仁核等皮层下脑区的参与,也有额叶、顶叶等新皮质区的加入,多个脑区的联合工作,才激发了情绪加工的发生。

(五)罗素和巴雷特的情绪的心理建构理论

近年才逐渐形成体系的以罗素(Russell)和巴雷特(Barrett)为代表的心理建构理论(情绪是机体反应和机体反应的概念体系共同生成的)与传统的情绪理论差别较大。罗素等人认为核心情绪(core affect)是所有情绪所共有的,并在此基础上建构形成某种特定的情绪。核心情绪虽然可以用愉悦度与唤醒度表示,但在主观体验上是不可分割的,即个体知觉的是一种融合的情绪体验。比如,个体对恐惧、愤怒、喜悦和悲伤等情绪体验都是在核心情绪的基础上,这些情绪是融合了情感表征、身体知觉、对象知觉、评价观念、动机趋避和行为冲动等形成的整体体验。从这个角度来看,情绪并非一个静态的结构,而是一个建构的过程。在建构之后,个体形成了一个看似独立的情绪体验。

情绪的心理建构理论把情绪视作多个心理过程的融合,这种融合具体到个体层面就成为主观体验,情绪的主观体验是建构的结果。这一理论把情绪的发生视为动态建构的过程,但是,建构过程发生的机制是什么? 多种心理成分的融合有无主次之分? 瞬间变化的情绪又是如何被建构的? 这些问题仍需要心理建构理论做出进一步的探索研究。

第二节　戒毒人员情绪加工特征

情绪具有适应、组织、动机、信号等四方面的功能,这些功能对戒毒人员的吸毒行为和复吸行为具有重要的推动作用。戒毒人员由于长期受毒品毒性作用的影响，其情绪加工相关的脑区出现不同程度的损害，导致其情绪加工能力受到不利影响，从而表现出其特有的情绪加工障碍。对戒毒人员情绪加工障碍的分析和把握，有助于从心理矫治的角度对其情绪加工功能的康复提出针对性的对策或建议。

一、情绪对戒毒人员吸、戒毒行为的影响

人们对毒品的选择和使用，不是与生俱来的，在这一过程中，情绪因素参与其中，它和认知、决策、人格等心理过程和个性特质一起推动了吸毒行为的发生。受情绪因素的影响，戒毒人员的吸毒和戒毒行为表现出不同的特点。

一是情绪助长了吸毒行为的发生。戒毒人员在谈及自己吸毒原因时，情绪因素是排在前三名的。"高兴的时候想吸一口""不高兴的时候也想吸一口"，戒毒人员的这两句话充分说明了情绪在吸毒行为中的推动作用。在吸毒的过程中，由于毒品对情绪相关脑区过度激活，刺激 DA、5－HT 等化学物质大量分泌，吸毒人员在毒品作用下会有兴奋、愉悦、欣快等正性情绪体验，这些正性情绪体验会以情绪记忆的形式存储在记忆系统里，一旦出现毒品及相关线索时，就会被自动化提取，成为戒毒人员为了再次获得这些体验而使用毒品的动力。

二是情绪破坏了戒毒行为的保持。戒毒人员一旦戒断了毒品，大多会出现戒断反应，情绪问题则是戒断反应之一，常见的戒断后情绪问题有焦虑、抑郁、愤怒、沮丧、快感缺失等。戒毒人员为了急于摆脱这些负性情绪的困扰，通常会急迫地使用毒品，中止其戒毒行为，从而走上复吸之路。除了戒断反应出现的情绪问题导致戒毒行为保持失败外，戒毒人员在遇到高兴的情景时，如故友相聚、升职加薪等，也会想到用毒品来助兴，即使他们已经保持了比较长时间的戒毒行为，也容易在高兴、开心、兴奋的情绪下去使用毒品，以获得更高程度的开心、兴奋体验。

总之，情绪本身由于具有动机功能，让戒毒人员对毒品使用充满了内驱力，进而导致他们一次次地去吸毒。此外，戒毒人员存在对正性情绪体验的追求和对负性情绪体验的回避，这种双重作用属性也使其成为戒毒人员戒毒失败的重要因素。

二、戒毒人员情绪加工障碍的表现

长期使用成瘾药物导致情绪调节相关环路结构和功能的损害，从而导致吸毒人员出现情绪障碍,主要表现在以下几个方面:情绪觉察和识别能力下降;正性情绪体验下降,如快感缺乏;对负性情绪刺激的反应更敏感,负性情绪体验增加;情绪调节能力下降,出现情绪不稳定、易激惹、冲动、攻击行为;应激敏感性的增加和药物线索诱发的情绪反应增加等。

（一）情绪觉察和识别能力下降

戒毒人员的情绪觉察和识别能力受损。戒毒人员的情绪觉察能力受到了药物的损害,比如,实施愤怒攻击行为的男性冰毒成瘾者不认为自己失去了对愤怒情绪的控制,并且认为他们的暴力攻击行为是正当合理的;又如,有研究用卡通漫画故事的形式,发现冰毒成瘾者对漫画人物的共情能力显著差于正常被试;再如,研究表明,可卡因成瘾者在戒断早期也表现出难以确定和理解自身情绪的症状。

戒毒人员还存在情绪识别异常,主要体现在情绪识别的准确性和速度两方面。在准确性方面,研究发现酒精依赖者的情绪识别障碍主要表现为难以准确地区分生气和厌恶的表情,阿片类药物依赖者和戒断者都不能准确地识别四种基本表情（快乐、生气、悲伤和厌恶）,但他们的准确性要高于酒精依赖者。在识别速度方面,马丁（Martin）等人的研究表明,阿片类药物依赖者对六种基本表情（快乐、生气、惊讶、恐惧、悲伤和厌恶）的识别速度比正常人慢,并且他们对快乐、惊讶和恐惧表情的识别速度明显慢于阿片类戒断者,然而,阿片类戒断者对惊讶和悲伤的识别速度慢于正常人。冰毒成瘾者情绪辨别能力受损也得到了其他研究的支持,比如,一项研究利用面部表情匹配任务发现,冰毒成瘾者相对健康被试,对恐惧和愤怒面孔的辨别的准确性下降,同时反应时间也更长。

以上结果表明戒毒人员不容易察觉自己的情绪体验,同时,也不容易识别他人的情绪反应,反映了其情绪觉察和识别能力的下降。

（二）正性情绪体验下降

戒毒人员戒断后正性情绪体验下降。在对1016名冰毒戒断者的调查中发现,在戒断后的初期,冰毒戒断者几乎体验不到快乐等正性情绪,抑郁和焦虑成为他们主要的情绪体验,而对药物有正性情绪体验预期的个体在使用苯丙胺类药物后会有强烈的正性情绪体验。还有一项研究发现,海洛因戒毒人员对正性图片的反应程度接近于中性图片,与正常人对情绪图片的主观体验显著不同,他们对一般正性的图片（如婴儿的笑脸、优美的风景等）没有正性的情绪体验,这反映出海洛因戒毒人员对正性情绪刺激主观情绪体验减弱。

"没有什么值得高兴的事"是部分戒毒人员常说的话。他们在戒断后会比较长时间处于情绪低落的状态,给人精神萎靡的印象,实则是和其 DA 等化学物质的内源性分泌不足有关。对这类的戒毒人员,要谨防其出现自伤自残,甚至是自杀的极端行为。

(三)药物线索诱发的情绪反应

药物及相关线索可诱发戒毒人员正性的情绪反应。研究人员利用冰毒相关图片对冰毒戒断者的情绪反应性进行研究,发现冰毒戒断者对药物相关线索存在显著的趋近情绪动机,并表现出了趋近的行为反应。我们自己的研究发现,冰毒成瘾者对冰毒相关词有较大的愉悦度的主观报告,并且在对冰毒相关词的反应时间上有显著变慢的现象。

药物及相关线索可诱发戒毒人员矛盾的情绪反应。吸毒时间比较长、成瘾程度较重、受处罚次数较多的戒毒人员对药物及相关线索的情绪反应具有矛盾性,他们一方面在主观上认为毒品是不好的,让自己损失了很多东西;但另一方面,他们在下意识层面上又对药物及相关线索出现渴求的表现。这种矛盾的情绪反应可能会成为促使他们戒毒的契机,需要戒毒工作人员把握和利用。

(四)情绪调节失衡

情绪调节是个体对自己具有什么样的情绪、情绪什么时候发生、如何进行情绪体验与表达和施加影响的过程。它是个体使用策略去影响、体验和调节情绪,如抑制不良情绪,并对紧张情境进行认知重评的过程。在这一过程中,个体对自己的情绪进行内外相结合的监督、评估和修正,它是个体为实现自身的某种目标而进行的。

药物成瘾者存在情绪调节失调问题。比如,在对 97 名冰毒滥用者的研究中发现,相对正常被试,冰毒滥用者的突出问题是情绪调节能力变差,这可能是造成其攻击行为问题的原因。进一步的研究发现,杏仁核 D2 型多巴胺受体的异常可能是冰毒滥用者情绪调节能力障碍的影响因素。在对有暴力攻击性的冰毒成瘾者的研究中发现,冰毒的滥用破坏了认知行为抑制能力,增加了情绪唤醒强度,这可能增加了其暴力攻击行为发生的动机。

情绪调节能力弱的个体对自身的负性情绪无法进行很好的认识、掌控与调节,更容易依赖毒品来摆脱负性情绪,导致毒品成瘾。成瘾者经过戒毒后,情绪调节能力若没有得到改善,延续不良的调节模式,会更容易导致成瘾复发。因此,情绪调节能力也成为影响复吸的一个重要因素。对吸毒成瘾者的情绪调节能力进行研究,在防止成瘾者复吸方面有非常重要的实践意义。

（五）应激敏感性和负性情绪体验的增加

药物成瘾者对外部应激刺激的反应也更敏感,这也促进了负性情绪体验的增加。对冰毒成瘾者的临床观察发现,相比传统毒品成瘾者,冰毒成瘾者在戒断后情绪异常不仅体现为抑郁样症状,还有暴躁、易怒、无法控制的挑衅及攻击性等不稳定的应激性反应,类似于精神病阳性症状的表现,并且这种精神病样症状在戒断后即使消失,也依然会被一些应激事件或复吸行为再次引发。由此可见,冰毒成瘾者的应激反应促进了负性情绪体验的增强,尤其是药物心理渴求所引起的疲倦、困惑、焦虑,抑郁和敌意等负性情绪体验。

研究还发现,与正常人相比,海洛因成瘾者对负性情绪的反应更为敏感;与积极情绪刺激相比,海洛因成瘾者对负性情绪刺激的反应更为强烈。并且成瘾者对负性图片的反应程度显著高于中性图片,并对负性情绪刺激主观情绪体验的敏感性增强。

（六）冰毒滥用者最显著的情绪问题:愤怒和攻击性

冰毒使用、戒断与暴力攻击行为紧密相关。在一项针对106名冰毒使用者的研究中发现,38%的男性和30%的女性实施的暴力行为与冰毒的使用有关。另外,在一项针对350名冰毒使用者的研究中发现,56%的冰毒使用者出现过暴力攻击行为。不仅冰毒的使用与暴力攻击行为有关,在戒断后冰毒成瘾者也具有较强的暴力攻击性。由此可见,暴力攻击行为是冰毒使用及戒断后存在的典型特征,而暴力攻击行为一般都离不开愤怒情绪的驱动,所以冰毒成瘾者特异性的情绪问题可能是其愤怒情绪的过度体验和调节障碍,但对其长期戒断后的情绪特点表现,仍需进一步的研究。

冰毒成瘾者情绪加工障碍的主要表现是对愤怒情绪的调节障碍和异常体验。如上文所述,冰毒成瘾者对愉悦等正性情绪的体验下降,而对焦虑等负性情绪的体验和反应性增加,体现了冰毒成瘾者存在情绪加工障碍。愤怒情绪作为负性效价的情绪,冰毒成瘾者受情绪加工障碍的影响可能会引发其对愤怒情绪的过度体验和反应敏感性。因此,冰毒成瘾者在药物使用和戒断后都表现出了明显的愤怒攻击行为,这一行为验证了愤怒情绪的调节障碍和异常体验是其情绪加工障碍的主要表现形式。

三、戒毒人员情绪加工障碍的生理心理机制

在国外的多项研究中发现,成瘾个体在长期接触毒品后,他们的情绪加工相关的神经系统会发生功能性变化,比如,对负性情绪不能进行有效地调节与控制,出现情绪调节困难等。大量研究发现,戒毒人员普遍存在情绪调节困难,在临床上主要表现为对情绪的知觉、控制、表达及调节能力的不足。情绪调节能力差导致他们的负性情绪体验更高,为了迅速摆脱这种负性情绪体验,戒毒人员更倾向于使用毒品来改善和应对自己的情绪。同时,因为无法调节自己的负性情绪,也会增加其毒品成瘾动机的形成。

由于长期滥用毒品对大脑具有毒性作用,即毒性作用于吸毒人员脑内中枢神经系统的杏仁核、前扣带回、前额皮质等情绪加工相关脑区,导致了这些情绪加工相关脑区的结构及功能异常,这一异常是造成戒毒人员情绪调节环路功能失调的内部机制,因此对其复吸有着显著的预测作用。情绪环路的异常变化也使成瘾个体对情绪的感知和控制出现异常,像没有能力调动积极情绪、表达和调控情绪困难等问题。

总之,戒毒人员长期滥用毒品,导致情绪加工相关脑区的功能性损害,这种功能性损害又进一步引发各种情绪问题,这些情绪问题又加剧了戒毒人员在戒断后的压力和痛苦感受,从而导致他们比较快地重新使用毒品。因此,对戒毒人员的情绪加工障碍进行有针对性的心理干预治疗,可在一定程度上缓解和消除他们的情绪问题。

第三节　　戒毒人员情绪加工与戒毒心理矫治

戒毒人员情绪加工障碍有其独特的表现,像对毒品及相关线索的情绪反应性等,因此,对戒毒人员的情绪问题开展心理矫治工作,还应结合其情绪障碍的具体表现,选择合适的干预方法,从而达到缓解其情绪问题,降低其复吸风险的目的。

一、戒毒人员情绪体验障碍的团体心理干预方法

戒毒人员在戒毒期间,对正性情绪的体验减少,对负性情绪的体验增多,这是戒毒人员情绪体验障碍的特征表现。针对这一问题,可以考虑使用团体心理干预的方式,借助团体互动、高效、聚焦、凝聚等优势,来对戒毒人员的情绪体验障碍进行团体形式的干预。

(一)理论依据

团体心理辅导作为心理辅导的一种形式,具有扎实的理论基础,这些理论基础对于改善情绪体验具有较好的效果。首先,勒温(Lewin)提出的"场论"表明团体中的氛围十分重要,成员在团体中会受到团体氛围的极大影响。良好的团体气氛可以促使他们更好地开放和提升自己、感受到同伴的力量,从而使人心情愉快、人际关系良好,这对增加戒毒人员正性情绪体验、降低负性情绪反应有很大的帮助。

其次,社会学习理论说明了在充满理解和信任的团体环境中,能够通过观察和模仿他人引起个体行为的改变。在团体活动中的分享和交流可以使成员从有相同经历的人身上学习更多适合他们的行为方式,如戒毒人员可以一起讨论如何调节负性情绪,集思广益,头脑风暴,从而找出合适的方法。他们一同寻找到的方法,接纳度会更好,也更愿意在戒毒实践中去练习应用。

最后,罗杰斯(Rogers)以人为中心的咨询理论可以使戒毒成员感受到平等、尊重、关爱和理解,这对戒毒人员来说十分重要。由于对毒品的长期依赖使他们逃避与正常人群接触,害怕遭到拒绝与排斥,以人为中心的咨询理论可以消除他们的防御性,无条件地接纳自己,降低负性情绪,同时,激发他们重新审视和感受自己的力量,增强正性情绪体验。

团体心理辅导不同于以往的训练方式,具有较强的互动性和趣味性,可以很好地吸引戒毒人员参与,给他们的生活带来改变。因此,团体心理辅导可以帮助戒毒人员改善负性情绪,增强正性情绪的体验,学会调控负性情绪的方式。

(二)干预方案

戒毒人员情绪体验障碍的团体干预可从情绪感受、情绪表达和情绪强化三个阶段来进行方案设计,重点是引导戒毒人员对正性情绪体验的感受和对负性情绪的表达。

第一阶段：形成和建立团体，制定团体契约。在团体中鼓励戒毒人员认识和接纳自己的情绪，分享常感受到的情绪，以及它们给自己带来的身体和内心层面的感受，比如，每一位成员轮流用"今天，我感受到了……"来体验今天和当下的感受。

第二阶段：巩固团体，侧重于引导戒毒人员进行情绪情感表达，比如，每个成员轮流说出一个表达情绪的词语，如"高兴""难过"等，另一个成员往下接龙；还可以引导成员在心情九宫格上写下自己最快乐、最失落、最担心、最内疚、最幸福等的事情，并进行分享。

第三阶段：强化提升团体，通过合理情绪疗法，引导戒毒人员寻找自己非理性的信念、想法，减少非理性信念对负性情绪的影响；同时，引导成员多看到自己值得肯定的地方，帮助成员相信自己有力量解决问题，以强化正性情绪体验。

对戒毒人员的情绪体验障碍进行团体干预，还需注意以下几个方面：首先，团体干预方案制订要考虑主题的贴切性，结合戒毒人员人口学特征、当前的生活、心理特性来思考，开展团体前应进行个别访谈，深入了解戒毒人员的个人基本情况、在戒毒所的生活作息、吸毒经历以及负性情绪状况等内容，获得第一手资料，这为日后在团体中与成员的沟通交流打下基础。其次，团体干预应以参与式的活动和技能练习活动为主，参与式的活动既能提高成员卷入度和活跃气氛，又能符合团体主题。技能练习的方式，可以让成员学到一些和情绪体验、管理相关的方法，从而引导他们进行团体训练或自我训练，增强情绪管理和调节能力。最后，关于成员在团体过程中学习和感悟到的内容，需要进一步内化到成员自身，帮助他们迁移到日常生活中，这就需要团体领导者具有一定的知识和经验，能够明确感知成员的需求和动态变化，指导他们将团体中学习到的技能和方法迁移应用到现实生活中。

二、戒毒人员情绪觉察和辨别障碍的情绪智力干预方法

戒毒人员对他人存在情绪觉察和辨别障碍，这对其人际交往产生极其不利的影响，也在一定程度上成为其复吸行为的因素之一。应用情绪智力干预的方式，可提升其情绪觉察和辨别能力，促进其情绪加工障碍的康复。

（一）理论依据

梅耶（Myer）和萨洛维（Salovey）首次提出了"情绪智力"（EI）这一词语并赋

予了其概念。这一词语指的是通过言语或非言语的方式对情绪进行表达及对自己和他人的情绪进行调节的能力。此外，还包括能够运用在自己身上而产生的某种情绪来提升思考的能力。后来，梅耶和萨维又对概念进行了修正，提出了 EI 的四因素模型。他们将情绪智力分为四个模块，每一个模块的内容有所不同。第一个模块主要指的是对输入的情绪信息进行识别与处理；第二个模块指的是利用思维去提高自身的认知；第三个模块指的是分析情绪，并在此基础上理解情绪；第四个模块指的是管理情绪（包括自己和他人）。

戈尔曼（Gorman）也对情绪智力进行了研究，他认为情绪智力包括五个方面的内容：一是能够认识自己的情绪是什么；二是能够善于管理自己的情绪；三是能够有效地自我鼓励；四是能够对他人情绪有所理解；五是对人际关系的处理。他还认为情绪智力更能预测一个人的成功，情绪智力可以通过一定的方式进行训练从而得到提升。

基于上述内容可知，戒毒人员的情绪智力是对自己及他人情绪进行准确的感知、评估和表达的能力；对自己和他人情绪进行监控，可以准确辨别他人情绪的能力；获得情绪或者激发自己的情绪来促进自身进行思考的能力；对情绪和情绪知识理解的能力；对情绪进行调节以促进情绪得到发展的能力。提升戒毒人员的情绪智力，可以改善其情绪觉察和情绪辨别能力，进一步促进其情绪管理能力的提升，是值得探索尝试的一个项目。

在国内，情绪智力的干预训练获得了一定的进展。比如，魏明刚和姚岚根据戈尔曼的理论编写了情绪智力训练教程，该教程总共为 35 个课时的课程，内容主要包括以下五个方面：对自己情绪的认识、对自己情绪的控制、激励自我、了解他人的情绪以及对人际关系的处理。其研究结果表明，情绪智力训练会对大学生的情绪智力水平产生影响。左敏等人对高校护理女教师这一群体进行研究，结果显示对其情绪智力进行培训，能够提高她们的情绪智力水平，从而提高教学效能感。夏晓华对高职护生进行了研究，结果发现通过情绪智力的培训能够提高其情绪智力水平和主动学习的能力。这些不同领域的研究成果说明，情绪智力是可以通过专业训练提升的，其他领域的研究实践和成果可以迁移应用到戒毒人群中。

（二）干预方案

戒毒人员情绪智力干预训练的目标是让戒毒人员学会准确地感知和识别自己和他人的情绪，感同身受，并及时给予对方积极地反馈；让戒毒人员掌握调节情绪的方法,进而运用到实际生活中,使其增强积极情绪,减少消极情绪。

干预方案围绕着提高戒毒人员情绪智力水平展开,可分五个阶段,重点在于戒毒人员情绪觉察和识别能力的训练上。

第一阶段:认识情绪的多样性。可通过让戒毒人员观看表演多种情绪的视频,总结情绪的多样性;让戒毒人员体验和分享处于不同情绪状态下的感受。

第二阶段:自我情绪觉察。引导戒毒人员觉察自身的情绪,了解自身情绪的变化特点,比如,高兴情绪的发生、升涨、高峰、下降和平静等,感受情绪变化的整个过程,从而提升对自身情绪觉察的能力。

第三阶段:他人情绪辨别。引导戒毒人员了解和掌握基本的微表情知识,使其通过准确识别他人所表达的情绪,理解他人的情绪,感受他人的内心情感。

第四阶段:做情绪的主人。引导戒毒人员认识积极情绪与消极情绪的影响及作用,理性面对情绪。可通过设置一些情景(如人际冲突情景等),让戒毒人员想象如果遇到这种情景时,会有何种情绪产生,如果有不适当的反应,会有什么后果,引导戒毒人员进行分享。

第五阶段:情绪管理师。让戒毒人员分享情绪管理的办法,比如,引导戒毒人员讲述自己成功抑制情绪的方法和策略,再让其他人进行讨论评估这种方法策略是否合适可取,再汇总所有可行的方法策略。

切实可行、有效的干预方案和干预过程是个体和团体干预取得成功的关键。一是一个好的干预方案要依据相关理论编制而成,并且具有一定的科学性;二是干预形式要具有多样性,尽可能吸引戒毒人员主动参与,比如,通过游戏、小组分享让小组成员之间相互交流与讨论,从而共同进步,并且能够以积极的心态面对今后的生活;三是干预活动要有针对性,活动的设计都是围绕干预的总目标而进行的,活动和活动之间不脱节,具有内在的逻辑性,才能体现干预方案的质量。

三、戒毒人员情绪应激反应和情绪调控障碍的正念干预方法

戒毒人员对应激刺激存在敏感性反应,这让其体验到较强的心理压力。戒毒人员应对压力的常用策略是使用毒品,用吸毒来减压,这就导致了其发生复吸风险的可能性增加。另外,戒毒人员的应激敏感性反应也和其情绪调控障碍有关,不能较好地调控自己在面对应激刺激时的压力反应,只能导致应激状态下情绪反应放大化,成为诱发复吸的因素之一。所以,增强戒毒人员应激应对能力及情绪调控功能,可以比较好地帮助其处理应激反应和情绪问题,从而减少因为情绪问

题所导致的复吸行为。

正念练习采用觉察和接纳的方式面对当下。一方面,正念深深地植根于中国的传统文化中,如诗句"采菊东篱下,悠然见南山",正念让我们安然当下,给我们带来内心的宁静,这就会使个体对外部应激刺激反应变得平和,从而减少戒毒人员的应激敏感性反应;另一方面,正念提示我们时刻保持清醒、洞察,不在评价、欲念、愤怒、嫉妒中迷失,时刻明晰自己内心真正重要的是什么,做到"不以物喜,不以己悲",不逾矩,通过放下评价、保持洞察、顺其自然的应对方式达到对情绪自我调控的目标。

(一)理论依据

正念最初来源于东方佛教,主要是作为一种冥想方法来缓解修行者的痛苦和实现自我觉醒。正念最初有三层含义:意识、注意和记忆。在正念中,"意识"是指个体能够意识到发生在自身内外的事物,而"注意"是指能够强有力地集中"意识","记忆"则是指对保持"注意"和"意识"这一活动本身的记忆,而不是我们日常生活中所说的对过去和现在的事件以及经历的记忆。据此,早期的一些研究者认为,正念是一种对当下情境的注意状态。后来,美国心理学家卡巴金(Kabat - Zinn)将正念运用到临床心理学中,他将正念定义为"一种有目的的、集中于当下的、非评判的注意"。随后,心理学家们进一步扩展了正念的含义,认为正念是将个体全部的身心投入当下的一种状态,且在正念冥想的过程中没有习惯性反应的产生。总之,关于正念的认识,主要包括三个方面,即有意识地觉察、专注于当下、不做价值评判。

脑神经成像技术的研究发现,长期坚持正念练习的个体,其前额叶功能有比较好的增强,像对外部刺激的感知、觉察能力、对情绪调控的能力都有不同程度的提升。戒毒人员长期受毒品损害,其前额叶功能有显著性的下降,所以,引导戒毒人员持续开展正念练习,可修复其前额叶功能,从而改善其对情绪刺激的感知能力及情绪调控能力。

坚持正念练习有助于戒毒人员基本感知觉能力改善,表现为对不良刺激感受性降低,更能容忍和接纳内外部环境。国外学者的一项研究表明,在长期的正念训练下,个体对热刺激的痛觉感受性显著降低,即正念训练者能够承受的热痛刺激强度显著大于普通个体。另一项研究发现,即使是3天的短期正念训练,个体对疼痛刺激的感受性也会降低。这种对疼痛刺激感受性的降低可能与正念强调的对内外部刺激不评判和接纳的态度有关。这种对外部刺激感知能力的变化,可比较好地降低戒毒人员对应激刺激的敏感性反应,从而改善其应激应对能力。

正念练习还与个体的情绪状态和情绪调节能力紧密相关。戒毒人员在遭遇负性情绪后,这种情绪会将他们推向一种吸毒应对的认知模式,而这种认知模式会进一步加剧他们的负性情绪,也就是形成了一种"负性情绪—吸毒应对认知模式—负性情绪"的自动化连锁反应。正念训练便是一种"去自动化"的过程,即控制自己的认知,不做出自动化的习惯反应。这种"去自动化过程"是由正念训练中强调"非批判、接纳的态度"所产生的,也就是要求个体作为旁观者观察出现在自身内外部的刺激,而非任由自己以一种"自动化"的反应深陷其中。当戒毒人员经过一定时间的正念训练后,在面对负性情绪时,便会以"不批判、接纳"的态度观察、体验这种情绪,并不对其做出反应。这一训练改变了戒毒人员原有的认知模式,中断不合理的认知过程,进而能够达到负性情绪调控的目的,增强戒毒人员情绪调控能力。

(二)干预方案

戒毒人员情绪应激反应和情绪调控障碍的正念干预旨在降低其对情绪刺激的应激敏感性,增强其情绪调控能力。整体干预方案可分为三个阶段进行设计,包含了自动化反应识别、日常生活中的正念练习、有技巧的接纳等内容。

第一阶段:自动化反应识别。引导戒毒人员感受自发的、无意识的情绪,了解此刻我们正在发生的情绪并没有完全地被觉察,如没有觉察到悲伤等。戒毒人员通过呼吸和身体扫描探索情绪,并练习把注意力和感受集中到身体上。

第二阶段:日常生活中的正念练习。引导戒毒人员进行非正式的日常正念练习,集中呼吸和看/听练习。鼓励戒毒人员觉察此时此刻的想法,情绪和感受。让戒毒人员确认自己的需要是什么并且以健康的方式满足这些需要。

第三阶段:有技巧的接纳练习。引导戒毒人员回忆过去引发激烈情绪的情境,鼓励戒毒人员在这种情境中用正念的方法去保持对此刻的觉察,与这种情绪在一起而不是对其有关的感受做出反应。进一步引导戒毒人员练习可以产生"正念"状态的活动,比如,通过走路冥想以及静坐冥想进行正念训练,探索对不舒适的体验,如渴求、不良情绪、消极想法的不同应对方式。

对戒毒人员这一特殊群体开展正念练习,需要注意以下几个方面:一是干预环境的特殊性。由于戒毒所环境的封闭性和集中性,戒毒人员居住在同一个环境,甚至是同一室舍,在日常生活中难免会产生情绪干扰,且在干预过程中无法对其他意外事件加以控制,这些意外事件也可能导致他们的情绪变化,且他们处在一个相对封闭的环境,无法接触到外界的社会情境,因此他们的想法和情绪可能与外界社会上的个体不同,也可能会影响干预效果。二是干预训练的次数要比普通人增多。从神经科学研究的角度来看,已有研究证明,长期的成瘾行为能够导致大脑中与情绪调节相关的脑区受到损害,且这种损害难以康复。所以,针对普通人正念训练的时程(一般是 8 周)可能并不足以修复这种损害,故有必要适当增加戒毒人员的干预训练次数以强化巩固干预效果。三是注重戒毒人员正念能力的迁移应用。从长期追踪的角度,有意识地引导戒毒人员在日常生活中,特别是遇到情绪问题时,主动应用正念技能来解决问题,在实际应用中巩固正念练习的效果。

　　总之,戒毒人员受毒品对情绪加工脑区功能性的损害影响,其情绪加工表现出了不同于正常人的特征表现,针对这些障碍表现,我们可采用个体和团体干预的形式,借助情绪干预技术,如正念干预等,对其情绪加工障碍进行康复性训练,促进其情绪加工功能的正常化,从而降低情绪加工障碍因素在其复吸中的作用。

■ 主要参考文献

1. 杨玲等:《毒品成瘾者情绪加工及应对方式的特点:基于负性情绪的视角》,载《心理科学》2015 年第 2 期。

2. 王春光等:《甲基苯丙胺成瘾者情绪加工障碍的机制及其临床干预方法的整合研究进展》,载《生物化学与生物物理进展》2017 年第 6 期。

3. 杨玲、王霞、赵鑫:《药物成瘾个体的情绪调节缺陷》,载《中国药物依赖性杂志》2014 年第 4期。

4. 陈方超、孙玉文、王米渠:《以叩击穴位心理治疗为基础的情绪释放技术》,载《中医药临床杂志》2012 年第 12 期。

5. 宋木子:《心理咨询中情绪释放技术(EFT)的原理与技术述评》,载《佳木斯职业学院学报》2018 年第 2 期。

6. 林永惠:《正确运用"情绪调节技术"获取积极情绪》,载《沧州师范专科学校学报》2005 年第 4 期。

7. Kim L. Gratz, et al. , *Factors Associated with Co – occurring Borderline Personality Disorder Among Inner – city Substance Users*: *the Roles of Childhood Maltreatment*, *Negative Affect*

Intensity/reactivity, *and Emotion Dysregulation*, Comprehensive Psychiatry, Vol. 49：6, p. 603 – 615（2008）.

8. J. M. Townshend & T. Duka, *Mixed Emotions：Alcoholics' Impairments in the Recognition of Specific Emotional Facial Expressions*, Neuropsychologia, Vol. 41：7, p. 773 – 782（2003）.

9. Charles Kornreich, et al. , *Impaired Emotional Facial Expression Recognition in Alcoholics, Opiate Dependence Subjects, Methadone Maintained Subjects and Mixed Alcohol – opiate Antecedents Subjects Compared with Normal Controls*, Psychiatry Research, Vol. 119：3, p. 251 – 260（2003）.

10. James J. Gross, *Emotion Regulation：Affective, Cognitive, and Social Consequences*, Psychophysiology, Vol. 39：3, p. 281 – 291（2002）.

11. Jane M. Richards and James J. Gross, *Personality and Emotional Memory：How Regulating Emotion Impairs Memory for Emotional Events*, Journal of Research in Personality, Vol. 40：5, p. 631 – 651（2006）.

12. Mario Speranza, et al. , *Alexithymia, Depressive Experiences, and Dependency in Addictive Disorders*, Substance Use & Misuse, Vol. 39：4, p. 551 – 579（2004）.

13. G. Gerra, et al. , *Dysregulated Responses to Emotions Among Abstinent Heroin Users：Correlation with Childhood Neglect and Addiction Severity*, Progress in Neuro – Psychopharmacology & Biological Psychiatry, Vol. 48：3, p. 220 – 228（2014）.

14. Francisco Aguilar de Arcos, et al. , *Dysregulation of Emotional Response in Current and Abstinent Heroin Users：Negative Heightening and Positive Blunting*, Psychopharmacology, Vol. 198：2, p. 159 – 166（2008）.

15. Jeffrey R. Measelle, et al. , *A Prospective Test of the Negative Affect Model of Substance Abuse：Moderating Effects of Social Support*, Psychology of Addictive Behaviors, Vol. 20：3, p. 225 – 233（2006）.

16. Timothy B. Baker et al. , *Addiction Motivation Reformulated：An Affective Processing Model of Negative Reinforcement*, Psychological Review, Vol. 111：1, p. 33 – 51（2004）.

17. Matthew Brensilver, *Letter to the Editor：Response to "A Systematic Review of Neurobiological and Clinical Features of Mindfulness Meditations"*, Psychological Medicine, Vol. 41：3, p. 666 – 668（2011）.

18. 苗娇：《正念干预对女性戒毒人员的情绪调节和毒品渴求的影响：自我控制的中介作用》，山东师范大学 2019 年硕士学位论文。

19. 严瑞婷：《药物成瘾者负性情绪下相关线索反应及其与冲动性关系的研究》，广州大学 2019 年硕士学位论文。

20. 马丽:《负性情绪对毒品成瘾者冲突抑制功能的影响》,西北师范大学 2015 年硕士学位论文。

21. 黄伟聪:《戒毒人员负性情绪的调查及干预研究》,南京师范大学 2018 年硕士学位论文。

22. 崔爽:《情绪智力干预对戒毒人员幸福感的影响》,山东师范大学 2018 年硕士学位论文。

23. 吴淑花:《心理干预对戒毒人员信心及负性情绪的效果评价》,华中科技大学 2009 年硕士学位论文。

24. 钟佳涵:《简易正念技术对情绪调节的影响效果》,北京理工大学 2016 年硕士学位论文。

25. 谷振伟等编:《普通心理学实用教程》,北方文艺出版社 2013 年版。

第七章　戒毒人员意志心理

【案例分析】我努力地戒毒,但还是复吸了!

小丽,女性,吸食冰毒4年多,有过一次强戒经历。她在上次强戒期间,各方面都表现不错,所以,大队为其提出了提前解除戒毒期的申请,并获批。

从戒毒所出去后,小丽也不忘民警的教育和关爱,时刻提醒自己一定不能再碰毒品,否则对不起家人和民警的付出。她每天尽量保持正常的生活规律,特别是刻意避免和其他吸毒人员的来往。

可是,对小丽来说,戒毒最大的敌人是自己的"心瘾"。一天之中,她的心瘾会不定时地出现,唤醒她对毒品的欲望和动机。每当心瘾来临时,小丽都会刻意地压制这些念头和想法,尽力不让这些念头和想法控制自己。

虽然小丽在努力地克制自己不被这些想法控制,但她发现自己越是压制这些想法,这些想法出现的次数和强度就越严重。"每天一睁眼,我就要和脑子里的这些想法作斗争,可越是对抗这些想法,这些想法的力量就越强大,让我戒毒戒得很辛苦!自己经常会想:'还是算了吧,这么辛苦,不如放弃了吧!'到了临复吸前的那段时间,这一想法出现的次数逐渐超过了保持戒毒的想法。"在一次访谈中,小丽对我说了这么一段话。

辛苦坚持了半年左右,小丽觉得自己再也难以对抗心瘾了。正巧一天她偶遇了"毒友","毒友"说带她参加个"聚会",小丽犹豫了一阵,还是跟着"毒友"去了。大约3个月后,小丽又一次来到了戒毒所。

"我不知道自己是怎么了,其实我是真的想戒掉这个东西的,每天我也很辛苦地和心瘾抗争,可是它的力量太强大了,远远超过了我的意志力。我就是不知道为什么自己一心想戒毒,却总是对抗不过自己的心瘾呢?"小丽满是困惑地向我说道。

戒毒工作中,像小丽这样有戒毒动机,也想保持操守的戒毒人员不少,但还是有相当一部分人员在心瘾驱使下,重新走上了复吸之路。他们往往把自己戒毒的失败归因于"意志力不强"。诚然,意志力在戒毒人员的操守保持中有着重要的作用,但是,仅凭意志力就能戒掉毒品吗?

对正常人而言,一个人有没有意志力及意志力的大小,很大程度上决定了他有没有成就及成就大小。对吸毒人员来说,意志力的表现是多样性的,甚至是呈矛盾性的,这就导致其在戒毒行动上对意志力的依靠也是复杂的。

了解和掌握戒毒人员的意志心理特征,是全面深入地认识戒毒人员心理行为特征的一项不可或缺的内容,可从意志力的角度为促进戒毒人员的戒毒行为提供理论基础和方法指导。

第一节　戒毒人员意志心理特征

对于戒毒人群而言,由于毒品毒性作用的特殊性,戒毒人员的意志特征又和正常人群有所区别,把握其意志特征,既是对戒毒人员心理行为深化认识的表现,也是意志研究领域的扩展和丰富。

一、意志的定义

意志是人类有意识地确立目的,调节和支配行为,并通过克服困难和挫折,实现预定目的的心理过程。意志是人类特有的心理现象,是人的意识能动性的集中表现。有无意志是人和动物最本质的区别之一。

由意志支配的行动称为意志行动,它表现为人有目的、有计划地认识世界和改造世界的心理特性。意志与意志行动相互作用,紧密联系。人的意志是人的主观活动,它体现在人的意志行动之中,没有意志就不会有意志行动,意志行动是意志活动的外显表现。心理学的研究表明,意志行动对人的学习、工作、身心健康和优良人格特质的形成与发展都具有十分重要的影响。

意志行动具有四个方面的特性:目的性和计划性、主动性和创造性、前进性、符合客观规律性。这四个方面的特性,使人类的意志行动较好地区别于动物的无意识行为。

二、意志的特性

意志是人类有意识、有目的、有控制的心理行为过程,具有四个方面的特性:自觉性、果断性、坚韧性和自制性。

(一)意志的自觉性

意志的自觉性是指个体对行动的目的有深刻的认识,能自觉地支配自己的行动,使之服从于活动目的的特性。具有自觉性特性的人不随波逐流,不屈服于外界的压力,能独立地判断,独立地采取决定和执行决定。意志自觉性强的人具有坚定的立场和信心,相信自己的目的是正确的,在行动中能够把自己的热情和力量投入其中,并力求使行动具有良好的社会价值。

同时,意志自觉性强的人由于坚信行动目的是正确的,会千方百计地克服困难,充分发挥自己的主观能动性,绝不轻易放弃;在遭遇失败或挫折时能够冷静地分析原因,正确作出评价并及时调整行动方案。与自觉性相反的是被动性和被强制性,被动性和被强制性强的人缺少主观能动性,遇到困难或挫折会第一时间放弃。即使是再坚持一下就可能发生转机,他们也不愿去付诸努力,只想尽快逃脱被动的局面。

(二)意志的果断性

意志的果断性是指个体根据客观环境变化的状况,迅速而合理地采取决定,并实现所做决定的心理特性。意志果断性以意志自觉性为前提,并与个体智慧的批判性和思维的敏捷性相联系。由于意志行动目的明确,计划性强,是非清晰,个体可以毫不犹豫地坚决采取行动。

与果断性相反的意志特性是优柔寡断和草率决定。具有这种特质的人尽管考虑很多,但由于长期处于动摇不定之中,经常对自己决定的正确性存在怀疑,当其必须做出抉择时,又会因为任意选择而无信心去完成,因此其往往一事无成,甚至造成不可挽回的损失。

(三)意志的坚韧性

意志的坚韧性是指个体坚持不懈地克服困难,永不退缩的特性,这种特性又称毅力或顽强性。具有意志坚韧特性的人面对困难和挫折不屈不挠,善于从失败中总结经验教训,能够坚定不移地把已开始的行动进行到底,善于抵御不合目的的主客观诱因的干扰,做到目标专一、持之以恒,不达目的绝不停止。

与坚韧性相反的意志特性是动摇性和顽固性。动摇性是指立志无常、见异思迁,会使个体经常处于摇摆状态,做事一遇到风吹草动就容易停止不前,驻足观望,对实现目标毫无益处。顽固性是指个体在实践证明其行动错误时仍固执己见,我行我素,听不进他人的意见和建议,也不能从失败中总结经验教训,这种特性不但无助于目标的实现,还会成为目标实现的障碍。

(四)意志的自制性

意志的自制性是指个体善于根据预定目的或既定要求,自觉地调节和控制自己的心理活动和行为表现的意志特性。具有意志自制性的人,既善于调节和控制自己去执行所采取的决定,又善于抑制与活动目的相违背的心理活动与行为,其主要特征是情绪稳定、注意力集中、认知灵活和思维敏捷。

与自制性相反的意志特性是任性和怯懦。任性的人不善于约束自己的言论与行为,经常感情用事,受情绪情感支配而为所欲为,放任与活动目标相违背的心理活动与行为发生,这对活动目标的实现毫无益处。怯懦的人则胆小怕事,遇到困难就惊慌失措或畏缩不前,即使明确知道行为的目的和实现途径,也总是顾虑多多,想得多、做得少。

三、戒毒人员的意志特征表现

总体来说,戒毒人员的意志特征表现为吸毒行为和戒毒行为呈现出两极性,即在吸毒行为上意志坚定,但在戒毒行为上意志退缩。戒毒人员意志两极性的特征在一定程度上造成了吸毒行为的持续和戒毒行为的失败,这值得我们深入进行探索研究。

(一)戒毒人员吸毒阶段意志的特征表现

1.意志的自觉性

意志的自觉性在吸毒阶段主要体现于吸毒人员对毒品的主动追求和对吸毒行为的主动选择。吸毒人员即使明明知道毒品对自身和家庭有很多危害,即使明确知道一旦因为吸毒被处罚就可能面临两年的强制戒毒期,即使深深地认识到吸毒产生的获益远小于损失,他们也仍然会主动地选择毒品和吸毒行为。可是,吸毒人员在使用完毒品后,又陷入无尽的空虚和戒断反应之中,为了摆脱这些负面的感受,他们又会主动地选择毒品和吸毒行为,这就陷入了主动吸毒—负性感受—主动吸毒的恶性循环。

2.意志的坚韧性

意志的坚韧性在吸毒阶段也会有明显地体现,只不过被用错了位置。比如,吸毒人员在手里没有毒品的时候,恰巧"心瘾"缠身,此时,他一直联系的"上家"电话又打不通,购买毒品的渠道受阻。此种情形下的他就像热锅上的蚂蚁,除了着急外,还会一个电话接一个电话地联系其他"卖家",直到能拿到"货"为止。吸毒人员在这一过程中表现出来的锲而不舍、不达目的绝不罢手的状态,就是他们在吸毒阶段意志坚韧性的具体体现,这种特性除了让其摄入更多的毒品外,还增加了其戒毒的困难。

3.意志的自制性

意志的自制性在吸毒阶段也有典型的表现,主要体现为吸毒人员调节和控制自己去执行吸毒决定,抑制与吸毒目的相违背的心理活动与行为。比如,吸毒人员为了尽快体验到毒品,他们在吸毒前就会做好相关的准备工作,准备好像打火机、锡纸等常用的吸毒工具等。为了摆脱吸毒会产生惩罚后果的心理困扰,他们会用自我暗示的方式,不断地给自己树立"信念",像"不会这么倒霉的,吸一次不会被发现的"等,凭借这些自我树立的信念来抑制与吸毒的行为目的相违背的心理活动。因此,吸毒意志的自制性会促使吸毒人员的吸毒行为,并减轻吸毒人员因吸毒行为而产生的心理负担,从而为其一次次的吸毒行为提供动力。

(二)戒毒人员戒毒阶段意志的特征表现

1.意志的自觉性

在戒毒阶段,意志的自觉性主要和动机有关。如果戒毒人员表现出强烈的戒毒动机,他们意志的自觉性就会围绕如何去戒毒而实施。比如,他们会主动制定戒毒计划和目标,主动学习戒毒知识和掌握相关戒毒技能,主动改善家庭关系获取家人理解支持等。这种戒毒意志的自觉性是良性的,自觉性越强,戒毒人员实施戒毒的决心就越大,戒毒成功的可能性也就越大;如若戒毒人员没有戒毒动机,或者是被动、被强迫去戒毒,他们意志的自觉性会主动转向毒品及相关线索,对其出现显著的注意偏向,所有的意志行为也是为了在条件具备的情况下尽快吸上一口毒品而实施的。那么,这种戒毒意志的自觉性则具有极大的破坏力,会使戒毒人员保持了一段时间的戒断期中止后,又重新走上复吸之路。

2. 意志的果断性

戒毒人员意志的果断性有助于其做出戒毒的决定,并围绕着戒毒目标合理地制订戒毒行动计划;在遇到困难或障碍时,果断意志特性也会有助于戒毒人员积极想办法排除问题和障碍,从而维持戒毒行为。假若戒毒人员欠缺果断的意志特性,在戒毒行动上则会表现出优柔寡断和轻率决定的特征,具体表现为他们在戒毒行动上尽管考虑很多,但其长期处于动摇不定之中,经常对自己决定的正确性存在怀疑;当其必须做出抉择时,又会随意选择而无信心去完成,因此往往导致戒毒失败,甚至重新陷入复吸的泥潭而不能自拔。

3. 意志的坚韧性

意志的坚韧性也就是我们常说的坚持性和毅力,在戒毒阶段,坚韧性的意志特性能使戒毒人员面对戒毒的困难和挫折时不屈不挠,能让他们善于从过往的戒毒失败中总结经验教训,能够促使他们坚定不移地把已开始的戒毒行动进行到底,并在此过程中善于抵御不合目的的主客观诱因的干扰,做到目标专一、持之以恒,不达戒毒目的绝不停止。由于毒品对大脑意志相关脑区的损害,意志坚韧性较难在戒断初期出现,一般随着戒断时间的延长,戒毒人员的意志相关脑区功能得以自然性地恢复,或者是经过专业性地干预训练,使脑区功能正常化,其坚韧性的意志特性才会逐渐显现出来。

4. 意志的自制性

意志的自制性和戒毒人员的自控力有紧密的联系。自控力强的戒毒人员,他们意志的自制性就能充分发挥,他们能够根据预定戒毒目标或既定要求,自觉地调节和控制自己的心理活动和行为表现,促进有利于实现戒毒目标的行为发生,抑制与戒毒目标相违背的心理活动与行为,呈现出情绪稳定、注意力集中、认知灵活和思维敏捷的特征。反之,自控力差的戒毒人员,他们意志的自制性就会较弱,容易在遇到困难和挫折时急于放弃预定目标或既定要求,也难以主动地调节和控制自己的心理活动和行为表现以适应变化的环境和行为,呈现出退缩的行为表现,很容易在吸毒的高危情景中受外部诱因的影响,重新使用毒品,从而走上复吸之路。

总之,戒毒人员的意志特性在吸毒阶段和戒毒阶段分别呈现不同的特征表现,这些特征表现是戒毒人员在意志研究领域不同于正常人群之处,并且可以丰富意志研究领域的内容。此外,我们对戒毒人员在吸毒阶段和戒毒阶段意志特性的分析和探索,一方面可为吸毒行为意志特性的阻断提供依据,减少意志行为在吸毒过程中的作用;另一方面也可从充分发挥意志特性的角度,探索如何通过提升意志特性的功能,从而促进戒毒人员的戒毒动机的强化和戒毒行动的落实,推动戒毒人员在戒毒之路上一直走下去,减少他们的放弃戒毒行为和受外部诱因影响产生的复吸行为。

第二节　戒毒人员意志心理特征
与戒毒心理矫治

戒毒人员的意志特性和意志行为在其吸毒和复吸行为中发挥了正反两方面的作用。避免意志特性和意志行为的反面作用和效果,发挥其正面优势和作用,对于戒毒人员增强戒毒动机、巩固戒毒行为有着重要的作用。思考如何从心理矫治的角度提升戒毒人员意志特性的正面作用,探索利用心理矫治手段和矫治技术实现这一目标,具有可操作性和现实意义。

一、意志成瘾模型

意志成瘾模型认为,成瘾者使自己陷入成瘾是因为其意志力薄弱。这一理论认为,成瘾者自身希望可以戒除成瘾,但却限于个人的意志没有足够坚定到去克服渴求带来的直接欲望而无法实现戒除成瘾的目标。从这个角度来看,成瘾者失去了对吸毒行为的掌控力。意志成瘾模型认为,成瘾者不能戒除自己对药物的依赖性这一点就证明了他们无法掌握控制权,即成瘾者总是希望自己可以远离成瘾问题,但却做不到。此外,有关于意志成瘾的另一些观点认为,由于缺乏自控能力,成瘾者感受到自己的热情被压制,像身处牢笼之中;再加上在吸毒阶段一些意志特性对吸毒行为的助力作用,更加剧了成瘾者的成瘾程度。

意志成瘾模型将缺乏自控的原因归结为意志力不坚定。第一,具有自控能力的人通常能够依据自己的意愿行动,而成瘾者却在渴求的驱使下违背自己的意愿一次次地使用毒品;第二,自控的人知道自己应该做什么,并且能够将想法与行动相统一,而成瘾者有戒断的想法,但在行动上却止步不前;第三,自控的人能够依据自己的目标完成事情,而成瘾者有戒毒目标,却容易受外部诱因的影响而变化。据此,一个成瘾者似乎满足上述所有的自我控制论中缺乏自控的特征,成瘾者的行为也因此成为缺乏自控能力的典型例证。

意志成瘾模型认为,成瘾者完全把责任推给外部条件。但是,成瘾可以被理解为意志和欲望之间的一种搏斗,成瘾行为并不是无法抗拒的,如果成瘾者的意志足够坚决,就可以直接放弃;反之,意志薄弱者则会输给欲望,受欲望驱使。意志薄弱者非常清楚地知道他们在做什么,并且所做之事是错的,但由于缺乏自控力,他们难以将事情的正确思考与决策转换成动机。此外,意志薄弱者还不能从一般转向个别,并且难以将戒治训练的成功经验用于他们自己的情形,这样的失败是缺乏约束力导致的。亚里士多德认为,适当的训练与性格特征的构建,是让意志成为行为的正确推动力的基本条件。

总之,成瘾可以理解为意志薄弱的一种形式,是一个人无法将思维进程转换成行为,或者无法坚持的能力缺陷,这种能力缺陷会导致大脑系统意志的中断。就成瘾者本身来看,他们的信仰、价值观和思维或许不足以构成强大的诱因来强化他们的意志,抵抗成瘾刺激的诱惑,这就是为什么许多治疗成瘾的方法对外部诱因非常重视。不过,意志薄弱可以解释某些形式的成瘾行为,但不能被视为对所有成瘾行为的唯一、专门的解释。

二、戒毒人员意志培养的心理矫治角度

意志属于人的心理活动和心理过程之一,所以可以从心理矫治的角度对戒毒人员的意志特性进行培养和改善,消除其不利于戒毒的意志特性,促进其有利于戒毒的意志特性的塑造,最终促进戒毒行为的保持。

(一)戒毒人员意志培养的可行性

首先,意志成瘾模型证明成瘾行为在某种程度上削弱了人们抵抗吸毒欲望的能力,帮助我们了解成瘾者的困境——"帮助我们脱离对问题简单说'不'的幼稚的解决方法,进而遵循关于自控的系统阐释及利用社会支持,相信它们可以克服渴求的冲动"。其次,将成瘾行为理解为一种关乎意志的问题,也可以帮助我们正确地对待成瘾者。成瘾者作为能动者,是能够思考并做出选择的主体,"这也帮助他们建立强大的自我"。依此类推,我们需要帮助他们不仅在特定的情形下压制住自己的欲望,更要致力于长时期的自我克制。最后,意志特性在戒毒行动中的作用,也为戒毒人员的意志培养提供了内容和方向,有利于加强戒毒行动的意志特性培养,让其为戒毒行为助力,对于强化和巩固戒毒操守具有重

要的作用。

　　戒毒人员的意志培养具有可塑性,也具有重要的现实意义。对戒毒人员意志的培养要结合其实际戒毒特点,坚持科学性和实践性原则,注重在科学理论和方法的基础上,在戒治实践中运用意志力培养方法,形成对戒毒人员意志培养的科学做法和体系。

(二)戒毒人员意志品质的培养途径

　　1.注重目的性教育,奠定培养戒毒人员意志品质的基础条件

　　培养意志品质是为了实现自己预定的目标。培养戒毒相关的意志品质,首先,要树立正确而稳固的戒毒目标,目标越具体,越具有切实可行性,意志指向的方向也就越清晰。其次,要把远近目标有机地结合起来,戒毒的近景目标要脚踏实地,步骤清晰,规划周密,具有可操作性;远景目标要仰望星空,给戒毒人员描绘宏伟蓝图,让其对未来充满无限憧憬,远近目标的激励会促进其意志自觉性和坚韧性的培养。最后,要注意培养戒毒人员正确的道德情感,道德情感在实现目的的意志行动中起着促进作用,像责任感、亲情等都有利于其在戒毒意志行动中的付出。

　　2.组织实践活动,获取锻炼戒毒人员意志品质的直接经验

　　实践意志行动的行为是意志行动的关键,也是锻炼一个人意志品质的重要环节。意志是在克服困难的过程中体现,并在克服困难的过程中提高其水平。首先,在戒毒人员中组织实践活动要明确活动的意义和价值,要善于把具体的活动与锻炼某种意志品质联系起来。比如,组织戒毒人员开展书法练习活动,要把活动与坚韧性的意志特性培养联系起来。其次,在戒毒人员中组织实践活动要围绕着既定目标有意识地锻炼意志力,在意志的自觉性、果断性、坚韧性、自制性等方面加强实践,在实践中检验意志的特性,进一步完善不足之处。最后,在完成活动并实现了预定目的之后,要及时进行总结,帮助戒毒人员分析自己在实践活动中意志品质的实际表现,总结经验和不足,这对戒毒人员意志品质的培养起着重要的作用。此外,只有在实践中不断加强戒毒人员意志的日常锻炼,才能形成优良的意志品质。除了有意识地组织戒毒人员进行意志实践的锻炼活动外,日常生活中的很多小事也能在一定程度上锻炼戒毒人员的意志。比如,戒毒人员按照戒毒场所的一日安排,按时按要求做好分内的事,履行好自己的戒毒职责,也可以锻炼戒毒人员的意志,促进其意志品质的培养。

3.加强自我修养,塑造戒毒人员意志品质养成的内部环境

首先,戒毒人员要善于自我评价。对自身意志行动的分析评价,能够使自己既看到意志品质的优点,以增强自信心;又注意到身上的不足和弱点,以增强自我锻炼的决心,明确自己努力的方向。其次,戒毒人员要善于自我要求。戒毒人员应在自我分析的基础上,根据社会要求每个人应具备的优良品质,对自己提出意志行动的具体化要求,并根据自我要求有意识地锻炼相应的意志品质。比如,在戒毒过程中面对毒友的劝诱行为,戒毒人员要有意识地调动果断的意志特性,及时远离高危情景,避免经不住诱惑而再次吸毒的行为。再次,戒毒人员要善于自我控制。优良的意志品质的培养离不开自我约束和自我克制,一个人除了要善于期望并实现目标,也要善于约束和克制影响目标实现的诱因和习惯,排除影响或限制目标实现的因素,坚定不移地朝着目标努力。戒毒人员在戒毒过程中受成瘾记忆的影响,对毒品及相关线索存在较强的诱因反应,这需要他们有意识地控制和克服这些诱因的影响。最后,戒毒人员要善于自我督促、自我激励。一般来说,行动中的困难和内心冲突很容易引起人的思想波动和行动上的摇摆。比如,戒毒人员在戒毒过程中可能会遭遇社会歧视,以及家人不理解、不支持等问题,这就要其调动内在的潜能来战胜外部困难,时常提醒自己不松懈、不止步不前,时常激励自己不忘戒毒的初心,不达目的誓不罢休。

总之,戒毒人员意志品质、意志力的培养可通过建立戒毒目标、开展实践活动、加强自我修养等三个方面来进行,这三个方面的内容并不是相互孤立的,而是具有一定的内在逻辑性。比如,戒毒目标的建立可为后续意志品质的实践锻炼提供方向和指引,在具体实践中又可促进戒毒人员加强自我意志品质的修养。反过来说,戒毒人员的自我意志品质得以提升,又可促进意志力锻炼实践活动的开展,巩固戒毒目标。所以,这三个方面是相辅相成、相互促进的关系,在具体开展戒毒人员意志品质培养的过程中,就要平衡在这三者上的付出比重,避免出现厚此薄彼、前后失衡的现象。

三、戒毒人员意志力戒毒的前提条件

(一)戒毒在戒"瘾"

"戒毒要靠什么?"当笔者把这个问题抛给戒毒人员时,90%以上的戒毒人员会提及意志力的问题,他们普遍认为"如果自己的意志力足够强,自己就能戒掉毒

品"。那么,仅仅有意志力,就真能把毒品戒掉吗?这还得从"心瘾"说起。

众所周知,无论是毒品,还是酒精、烟草等成瘾物质或者游戏、赌博、上网等成瘾行为,个体在戒断后都会出现一种叫"心瘾"的症状。长久以来,在成瘾领域一直有"体瘾易戒,心瘾难除"的说法,心瘾又往往是导致成瘾人员行为复发的关键因素。所以,戒毒在很大程度上就是在戒"瘾"、戒"心瘾"。

心瘾,即心理的瘾,专业术语又称"渴求"。渴求既是一种情绪状态,也是一种动机状态。比如,人们在口渴的情况下急切地想喝水(对水产生了渴求),这同时包含了紧张焦虑的情绪和迫切想喝水的动机;所以,人们对水渴求状态的出现,一般表明了体内平衡状态被打破,为了恢复平衡的状态,个体就会产生较强的内驱力去寻找水。

(二)本能渴求与成瘾渴求的区分

本能渴求的出现,像食物、水、睡眠等出现匮乏时,人会产生强大的动力去寻求满足。一些成瘾物质,像烟草、酒精、毒品等一旦和个体的奖赏学习机制联系起来,也会变成类似于食物、水等满足本能需要的东西,一旦出现匮乏状态,个体就会调动极大的动力去觅求它们,能与这种强大的动力相平衡的力量就是个体的意志力。

成瘾产生的渴求有其独特性。"不喜欢却想要,不重要却想要,不需要却想要",这些是成瘾渴求与本能渴求的重要区别特征,矛盾地"想要"可能是成瘾渴求的核心标志。与"想要"相反的是"不要",而"想要"状态下的"不要"只能靠意志力去推动。"想要"的动力有多强,"不要"的抗衡力就有多大,如果把成瘾渴求下的"想要"比作高高弹起的皮球,那么"不要"的意志力则是坚硬的地面,当"想要"的皮球落地时,则会被坚硬的地面再次高高弹起。

如此反复,"想要"的皮球反而被"不要"弹得更高,动力变得更强,个体的成瘾渴求也反而燃烧得越来越猛烈。笔者在一线做戒毒工作时,曾注意到一个奇怪的现象:有些戒毒人员在戒毒所里信誓旦旦,表决心、表态度也特别积极,给人一种戒毒意愿相当坚决的印象,但是出去一段时间后又较快地复吸了。之所以出现这一结果,不是这些戒毒人员没有意志力,恰恰是因为他们很有意志力地去发动"不要",但是每一次坚决的"不要"却可能点燃了更多的"想要"。

（三）意志力戒毒还得有觉察和接纳的前提条件

这种坚决的"不要"为什么反而会促使更多的"想要"发生呢？这其实很容易解释，毒品成瘾渴求状态下的"想要"和"不要"好比物理学上的作用力和反作用力，作用力越强，反作用力也就越大；"想要"的皮球每次落地时，坚硬的"不要"就将其高高弹起，让"想要"的力量越来越强，这必然导致在某一个时刻"想要"失控而使戒毒人员再次复吸。

那么如何避免这种现象的发生呢？我们可以想象一下，如果"想要"这个弹起的皮球落地时，我们在坚硬的地面上铺上一层厚厚的棉花或者海绵，又会发生什么呢？皮球可能就会被棉花或者海绵包围，即使皮球再次弹起，但弹起的力度也会越来越弱，高度也会越来越低，这就是容纳的力量。所以，觉察和接纳自己的"想要"，就好比给由意志力发动的"不要"地面铺了一层温暖、厚实的棉花或海绵，让其容纳和消解"想要"激发的力量，进而逐渐减弱和消除渴求状态，这就是意志力戒瘾的前提条件。

如果我们深入地调查那些意志力很坚决，但却比较快复吸的戒毒人员，就会发现他们可能都有一个共同的特征：对自己的渴求状态是一味排斥和拒绝的，他们视其为洪水猛兽，对其恐惧，避之而不及。但正是这种排斥和回避，让其失去了对渴求的觉察和接纳的能力，只会让"想要"暗中积蓄更多的力量，从而在某一个时刻一发而不可收。故而，在戒瘾之路上，戒毒人员如果毫无意志力，渴求会随心所欲地产生和膨胀，个体对其毫无约束和制衡能力，只能导致成瘾者迅速复吸或毒瘾复发的局面。但只凭意志力的戒瘾是硬对抗，是通过硬碰硬的方式来抗击渴求状态，不但辛苦，还很可能出现"杀敌一千，自损八百"的惨烈后果。

觉察、接纳自己的渴求状态，不将其视为敌人，不与之硬对抗，才能防止"杀敌一千，自损八百"的不利局面；觉察、接纳自己的渴求状态，也能促使与渴求"共存"的局面，允许它的发生和存在，从而避免一出现渴求就第一时间想寻找瘾品的念头。就当下而言，与瘾共存，带瘾生活，可能是解决酒精、毒品、游戏、赌博、网络等物质成瘾和行为成瘾问题的一条捷径。因此，正在陷入某种成瘾状态的人们如果下定了决心去戒瘾，也有一定的意志力去做这件事情，请不要忘记觉察和接纳自己的"瘾状"，这一能力会在你的戒瘾之路上发挥事半功倍的效果。

综上所述，戒毒人员意志成瘾模型认为意志薄弱是成瘾的重要环节，这为从意志力、意志品质培养的角度解决成瘾问题提供了理论基础。对戒毒人员意志品质的培养可从三个方面开展，在一定程度上促进戒毒人员意志品质的提升。但是，在戒毒过程中，仅有意志力不能解决所有戒毒问题，甚至在某些情况下，意志力表现得越强烈，复吸行为却发生得越迅速。只有弄清意志戒毒的本质，在此基础上借助正念练习中的觉察和接纳的功能，才能更好地发挥意志与意志力在戒毒中的作用和效果。

■ 主要参考文献

1. 马皑：《对吸毒者的心理分析》，载《犯罪研究》2001 年第 5 期。

2. 侯娟：《探究成瘾：能动性问题与自发性行为问题》，载《安徽大学学报（哲学社会科学版）》2015 年第 4 期。

3. 王春光：《凭意志力能戒瘾？还得具备这一前提条件》，载微信公众号"洞透心理"2020 年 11 月 29 日，https://mp. weixin. qq. com/s/biz = MzUzMzYwNzM0MA。

4. 张保刚：《偏好、时间贴现、跨期选择与成瘾行为》，南开大学 2014 年博士学位论文。

5. 谷振伟、肖占君、回欣露主编：《普通心理学实用教程》，北方文艺出版社 2013 年版。

6. 廖波主编：《普通心理学》，航空工业出版社 2012 年版。

第八章　戒毒人员行为特征

【案例分析】疯狂的"石头"

"石头"是戒毒人员小北(化名)对自己的称呼。在一次深入交谈中,小北向我诉说了"石头"这个名字的来源:"几年前,母亲为了不让我吸毒,提前办了退休,24小时在家里看着,可是自己的'点瘾'上来了,当时脑子里就想赶快拿到毒品,吸上一口。所以在联系好'上家'后,我就夺门而出,情急之下母亲站在楼梯口用身体挡住了我。当时自己已经完全失去了理智,我就用力推了一下母亲,母亲失去了重心,一个趔趄摔到了楼梯上。眼看着母亲一个一个台阶地滚下去,我却决然地从母亲身体上跨过去,头也不回地冲向楼下……这件事情过后,我才发现自己的心竟变得这么'硬'了,像石头一样。"

做戒毒工作时间久了,像小北这样伤害家人、朋友的故事我会听到很多。从普通人的角度来看,我们会认为这样的事有点匪夷所思,但是在很多戒毒人员身上,类似的冲动行为在不同程度地上演着。

小北在外面"溜冰",并且用量很大。初入戒毒所的一段时间,小北的情绪很不稳定,会因为很小的事(如别人说话声大了点)就和人争执,甚至大打出手。为此我也很头疼,多次对小北开展批评教育工作。在此过程中,我发现每次批评教育时小北都认错特别快,可是没过多长时间,他又会重复同样的行为。直到有一次,他低着头对我说:"王队,我也知道自己的做法是不对的,可是我就是控制不住自己,冲动一上来,我就不是我了。其实我以前脾气还挺好的,人家打我、骂我,我都可以忍住的,就是'溜冰'之后,自己的脾气就越来越差,时常因为一点很小的事情就会和人发生冲突,冲突之后自己也觉得没有必要,也会后悔和愧疚,可是一遇到类似的事情还是控制不住自己。"

小北的话让我意识到一个问题:吸毒可能会让戒毒人员行为变得更加冲动。无论是小北为了毒品而做出的疯狂行为,还是他屡改屡犯的行为,背后很可能都是毒品惹的祸。

　　行为冲动是不少吸毒人员共有的行为特征之一。那么,究竟是冲动的人易吸毒,还是人在吸毒后会更冲动? 这个问题并没有统一的结论,可能两者在同一个吸毒人员身上并行发生着。

　　长期滥用毒品会使吸毒人员和行为抑制相关的脑区功能性受损,像背外侧前额叶、腹内侧前额叶、眶额叶、前扣带回等区域,导致戒毒人员行为控制能力的下降,冲动性行为就是这一结果所导致的。除了冲动行为之外,吸毒人员还会表现出其他的异常行为,像攻击行为、冒险行为、即时奖励的获取行为、欺骗行为等。这些异常行为表现一定程度上和其吸毒、复吸的行为紧密相关,失去了其操守,不得不引起我们的重视。

　　本章主要聚焦于戒毒人员的行为表现特征。众所周知,行为表现是我们生活中司空见惯的现象,它同认知、情绪、意志等一起构成个体心理的重要组成部分,但是,个体的认知、情绪、意志等心理内容大多还要在行为上落实及体现,所以,行为是前述心理内容的实施过程。戒毒人员长期受毒品影响而在行为上会出现一些异于正常人的表现。了解他们行为的特征表现,刻画他们和吸毒、复吸相关的行为特征,对于揭示其行为障碍、澄清行为矫治的靶点具有重要的意义,也有利于我们在开展行为矫治的过程中实施有针对性的、科学的矫治策略,从而更加有效地帮助戒毒人员戒除毒品。

第一节　　戒毒人员行为特征

一、行为的定义

　　行为是个体在各种内外部刺激影响下产生的活动。从行为的定义来看,行为的发生离不开内外部的刺激。像疼痛等内部刺激,可引发个体按摩等行为反应;像辱骂等外部刺激,可引发个体攻击等行为。个体在内外部刺激下引发的活动如果带有一定的指向性和目的性,则为行动,否则可能只是简单的或随意的生理运动。

　　从行为管理的角度来说,个体行为一般具有六个特点:目的性、能动性、预见性、程序性、多样性和可度性。

目的性是指行为是一种有意识的、自觉的、有计划的、有目标的、可以加以组织的活动,是自觉的意志行动,如吸毒行为就具有较强的自觉性和主动性。

能动性是指人的行为动机是客观世界作用于人的感官,经过大脑思维所作出的一种能动反映;并且人的行为不是一个消极地适应外部世界的过程,而是一个能动地改造世界的过程。比如,学习行为就是把知识既输入大脑,又输出外部世界,从而对外部世界进行认知和改造的过程。

预见性是指人的行为方式和行为结果等是可以预见的,因为人的行为具有共同的规律,所以行为的可预见性为行为的风险评估和过程监测提供了基础。比如,吸毒行为的后果本身就是可预测的,这种可预测的结果为吸毒人员是否吸毒提供了选择。

行为的多样性是指人的行为有性质、时间长短、有难易程度等的区别。行为的多样性为个体对欲做出的行为提供了多维度的评价尺度;对同一件事情,行为实施的角度不同,引发的结果也可能会千差万别。

可度性是指人的行为可通过各种手段进行计划、控制、组织和测度。行为的可度性表明行为是非自发的、有目的的活动,个体按照行为的目标,对行为进行计划、组织、监控和评估,确保行为按照既定目标和要求开展,从而避免出现偏差或偏离。

二、三大理论的行为观

对行为的认识和解释,不同的理论流派有不同的观点,但都力图从本质上揭示行为的特性。不过,各个理论流派的依据和侧重点不同,所以,对行为的认识也会差异较大,这也影响了我们对行为本质的认识。当下,学界正出现一种理论整合的趋势,即从综合的角度来理解和认识行为。

(一)行为主义的行为观

行为研究的开山鼻祖主要被认为是美国心理学家华生于 20 世纪初期创建的行为主义心理学,它是西方心理学史上第一次革命,是构造主义和机能主义心理学派争鸣的产物。华生坚持认为,心理学不是研究心理的科学,而是研究行为的科学,并对于将心理学用来探讨意识状态的内省技术表现出极大的不满。为了理解人,华生坚持心理学必须集中研究可观察的条件,不要迷失于思考推测内部的、不可观察的心理状态。

　　行为主义可区分为旧行为主义和新行为主义。旧行为主义的代表人物是华生,新行为主义代表人物有斯金纳、托尔曼、赫尔等,他们的行为观点主要有以下几种:

　　1.环境决定论行为观

　　这一行为观的基本特征是客观主义并以刺激、反应的术语解释行为。华生采用条件反射实验技术并经大量的观察分析和实验研究,总结出刺激(S)与反应(R)的相依性规律,提出著名的"S－R"行为公式,主张行为成因的环境刺激效应,并将之视为人类行为(机体反应)的共同机制,用以解释高级心理活动。例如,他把思维看作感觉运动行为;主张人格是一切动作习惯系统的总和,受环境影响。概括而言,华生认为行为是环境刺激作用下的机体反应,其机制是条件反射,"S－R"是行为的基础要素,其组成的动作流构成人的心理与行为现象。

　　以斯金纳为代表的操作行为主义者不同意华生所主张的把行为简单看作由刺激引起的生理和物理的机体运动过程的观点。斯金纳主张必须把行为置于一定的参照系统或环境背景中,以机体运动与相关环境事件之间的交互关系为探究核心。他认为相关环境事件选择、制约机体运动,是行为的前置影响因素。据此,他采用可操作性条件反射原理和强化原理,探索可操作性行为的形成、巩固和消退机制,认为机体行为的变化、保存和消失,取决于行为的结果性质和强化形式,其中能获益的行为将经习得而保留。

　　2."刺激—机体—反应"式行为观

　　这一行为观的主要特征是强调刺激和反应之间的有机体(O)存在内部因素效应,并主张基于经验事实,对行为内部动因进行推测、解释。托尔曼的认知行为主义是此观点的主要代表,他反对华生等人以简单的"S－R"联结式为机制的反应性行为观,强调行为的整体性、机体内部的中介因素与认知过程对行为的影响;认为行为是具有目的性和认知性的整体现象,它不等于各分解部分之和;认为行为反应遵循最小努力原则,通过选择较短路径或较容易手段,指向特定的目标对象。他还提出激发行为的实际决定因子是机体内部因素和认知加工结果,而非外在物理环境变量和个体生理变量。

　　3."个人—环境—行为"式行为观

　　这一行为观以班杜拉的社会学习理论为代表,主张影响决定行为的因素由行为(B)、环境(E)、个人(P)三者内在因素交互决定,构成三角互动关系,彼此相互联结、相互决定。一是环境影响决定潜在行为倾向成为个体实际行为,个体行为反过来能创造、影响和改变环境；二是个人的动机、观念和态度等内部因素既是行为差异的成因，又受制于这些行为结果的影响和改变；三是个人的性格、气质特征激活相应的社会环境反应，而环境反应可影响自我评价，导致性格和气质一定程度的改变。这三种因素的相对影响力在不同条件下因人而异，但三者密切相连、互为因果。

据此，"个人—环境—行为"式行为观认为人的社会行为起源于偶然强化下的直接学习和模仿，其变化由个体内在因素和环境因素相互作用而决定。个体可通过观察学习获得复杂的行为反应，由注意过程（榜样的感知）、保持过程（示范信息的储存）、动作复现过程（示范信息的提取）、动机过程（从观察到行为）四个子过程组成，并在认知、强化作用下获得社会行为反馈。此外，该模式还强调自我调节、自我效能、自我控制等个人主观能动性因素对行为的调控作用。

（二）精神分析的行为观

精神分析是心理学史上的第二次范式革命。它源起于精神医学的临床实践，开创人类无意识研究的领域。这一行为观主要从心理病理学和社会文化观方面，在临床研究和治疗中形成对人的异常心理和行为的解释。

1. 心理动力学行为观

精神分析创始人弗洛伊德坚持还原论和等同论，以无意识现象和内容为研究对象，用能量守恒和转化定律解释行为规律。他认为本能是行为的内驱力，其中，性本能是行为的内在潜力，提供行为的原动力；死本能驱使人类制造诸如战争、谋杀、自杀等攻击和毁灭性行为。此外，他用自己的人格理论和自我防御机制理论来解释潜意识能量的转化与守恒过程，并以此揭示人类行为机制。

在弗洛伊德主张的本我、自我、超我的"三层人格结构说"中，本我是最原始的潜意识结构部分，由先天的本能和原始欲望组成，是人格形成的基础和人类行为的内驱力。同时，它也是自我及其行为活动能量的动力来源。自我是超我的分化基础和来源，遵从现实原则，在超我的监督下对本我给予限制和约束。三者以动态形式相互结合，总体能量守恒，其动力特征是人格、神经症、焦虑等异常行为的心理机制。

另外，自我防御机制诸如退行、压抑、投射、移置、升华等不同方式，是潜意识能量的转化和释放途径，也是个体应付焦虑、心理冲突及内在挫折感的常用方法。

总而言之，弗洛伊德在心理决定论的预设下，借用人格结构、能量守恒定律和生物学范畴来思辨、推论人的行为机制，并聚焦于解析心理活动及其变异行为的个体因素与内在动因规律。

2. 分析心理学行为观

荣格是分析心理学的代表人物。在行为原因的论述上，他认为病人的各种心理疾病及其症状，源自个体潜意识中的特定情结与自我的相悖；作为世代积累的人类祖先经验，集体潜意识是人类行为的心理背景，是对事物特定反应的先天遗传倾向；行为差异是心理类型中的态度类型和功能类型的组合方式多样性所致。

据此，他用等量原理和熵原理来解释行为机制，认为人的心灵是相对封闭的心理能量系统，能量可通过模仿或创造方式，在不同心理活动之间相互转移，以前行与退行流动来适应环境，达成心灵的均衡状态，且能量永不消逝。比如，他认为原始部落以各种仪式和舞蹈进行能量转移，而现代人则通过"意志行为"，用科技把梦想变成现实。总之，人的行为是潜意识动力及其能量转移的结果。

3. 社会文化行为观

社会文化行为观主要体现在对精神疾病、病态人格或行为的原因分析和解释上，认为行为是社会文化环境的产物，应从社会文化方面入手治疗精神疾病与病态行为，促进人的健康发展。比如，霍妮认为神经症是时代和文化的副产物，是偏离特定社会文化和主流价值观的异常行为模式，其根源在于现存文化对个体要求的矛盾性，由人的内心冲突和人际关系困难引起。弗洛姆则强调心理与行为的经济、政治和文化背景效应，认为人的行为可影响社会的变革或进程，社会背景的变化反过来也会引发个体行为的改变。人类为消解自身的天然软弱性、存在和历史矛盾性，而产生超越需要、寻根需要、同一感需要等基本需要。在满足需要过程中，为逃避孤立、排斥而形成的社会性格和潜意识，是联系经济基础和意识形态的中间环节，它为社会大多数成员所共有，具有行为驱动力和压抑功能。经济基础和意识形态的剧变，也会使个体固有的社会性格发生变化，从而导致个体行为的改变。

（三）认知心理学的行为观

认知心理学是心理学史上的第三次范式革命。随着认知心理学的兴起，被早期行为主义拒绝的意识、思维、记忆等再次成为心理学的研究对象。认知心理学的行为观强调认知和行为的结合，比如，既可以通过认知过程预测人类的行为，也可以通过改变认知来影响人类的行为。

认知心理学的行为观认为心理事件具有公开性;在某种意义上说,认知也是一种活动或行为,或者说是活动或行为的一个组成部分,其终极状态是行为。这表明,认知或智能活动并不是内部不可观察的东西,而是通过其形成和发展的痕迹及其目的表露于外,可为自己或他人所认识、了解。由于认知或智能是进化的产物,是人适应环境的结果,其目的或作用是使人更好地与环境相互作用以适应环境,因而它必然会在人的遗传基因和存在目的上表现出来,我们就可以像研究行为那样客观地研究它们。这种观点与行为主义既有相同之处,也有不同之处。相同之处是二者都强调心理学研究的可观察性、可证实性。不同之处是后者因认知等内部的心理活动不可观察而排除它们,而前者则要把认知等内部心理活动变为可观察的客体,以此纳入心理学的研究范畴。对认知活动的观察和测评,可以预测在此基础上的行为趋势和结果,从而为行为的顺利实施提供基础保障。

受认知心理学行为观的影响,班杜拉作为代表对传统行为概念做了大量的革新,他积极引入认知心理学的概念和机制,如替代学习、观察学习、自我奖赏、自我批判、自我调节、自我效能感等,其中替代学习、观察学习是社会学习理论中最重要的概念。班杜拉清醒地认识到行为主义和认知心理学各自的不足,通过对概念的革新,力图在其社会学习理论中把行为主义的强化变量和认知心理学的认知变量结合起来;认为行为、人的认知因素和环境分别影响三者相互决定的因素,在其理论框架中确立了认知的地位,改变了传统行为主义重"S – R"而轻认知加工过程的研究倾向,使解释人的行为的理论参照点发生了一次重要变革。

三、戒毒人员行为特征表现

本章的戒毒人员行为主要指戒毒人员因毒品的毒性作用或过去不良的生活经历,在戒毒期间表现出来的一系列不利于其戒毒和个人身心健康的、相对明显确定的各种行为。戒毒人员的同一种行为特征表现可能同时存在于吸毒和戒毒两个阶段。分析和探索戒毒人员的行为特征,可为心理矫治提供靶点,提升行为矫治的精准性和有效性。

（一）攻击行为

1.吸毒阶段的攻击行为

吸毒人员由于毒品对大脑神经系统的兴奋刺激作用,自控力减弱,冲动性增强,容易在吸毒过程中和吸毒后出现暴力攻击行为,对他人人身安全造成不利影响。特别是吸食苯丙胺类、大麻等致幻类毒品的人员,他们更容易在幻觉、妄想支配下出现伤害他人的行为。比如,张某在吸食冰毒后,连续玩网络游戏,出现了严重的幻觉,在幻觉支配下,他拿着菜刀砍死了自己年仅两岁的儿子。事后他说当时以为拿刀砍死的是游戏里的"怪物"。吸毒人员在吸毒过程中和吸毒后发生的暴力攻击行为很多,大多数和毒品的致幻或引发妄想作用有关。

需要引起注意的一点是,吸毒人员在吸毒过程中,因为吸毒耗费钱财、时间和耽误工作等,比较容易引发家庭成员的不满和指责,从而导致吸毒人员和家庭成员之间的矛盾冲突。其中言语攻击和肢体攻击成为常见的情形,给家庭成员带来身体和精神伤害。

2. 戒毒阶段的攻击行为

戒毒人员在戒毒期的攻击行为有一定的特殊性,分为向内攻击行为和向外攻击行为两种。向内攻击行为表现为自伤自残,甚至是自杀的极端行为。比如,国内一项针对 79 例强制戒毒的自伤自残行为案件的调查,发现采取吞食异物(锁匙、碎玻璃、回形针、打火机等)方式的案件有 61 例(77.2%),其他(割脉、撞墙、上吊等)方式的案件有 18 例(22.8%),这 18 例涉及割脉、撞墙、上吊等极端行为案件中的戒毒人员均因发现及时,未造成严重后果。戒毒人员出现自伤自残行为的动机大多数是逃避强制戒毒,企图通过自伤自残的方式提前出去;少部分是因为家庭变故,如婚姻出现问题等而走向极端。

向外攻击行为表现为和戒毒人员之间、戒毒人员和戒毒管理工作人员之间发生冲突,出现言语或肢体攻击的行为。戒毒人员在戒毒期间一般处于相对封闭的环境,再加上强制性的限制约束,他们更易被激怒、易愤怒、易冲动攻击,因此在戒毒人员之间以及戒毒人员与戒毒管理工作人员之间容易发生矛盾冲突,从而上升为言语攻击或肢体攻击。尤其是吸食冰毒等新型毒品的人员,他们更容易出现愤怒等负性情绪,更容易和人发生摩擦冲突,同时成为攻击行为的发起者和对象。

(二)欺骗行为

1. 吸毒阶段的欺骗行为

吸毒人员在吸毒阶段的欺骗行为主要围绕着筹措毒资展开。吸毒不仅耗时而且耗资,一克毒品动辄几百元、上千元,再加上吸毒人员吸毒后基本无法正常工作,在收入上也会受到较大影响,多出现入不敷出的情形。在此种坐吃山空的情况下,吸毒人员要维持自己的吸毒行为,就得想尽各种办法去筹措毒资。他们初始靠借,然后靠蒙,再发展就靠骗,骗家人、骗亲戚、骗同学、骗朋友、骗其他周边人等,他们擅长编造各种谎言来博取同情,从而获取钱财作为毒资。不过,这种欺骗行为随着吸毒时间的延长,也容易被揭穿,造成大家对其不信任甚至厌恶、回避的现象,此时,他(她)就成为大家眼中的"骗子"和"瘾君子"。

吸毒人员的欺骗行为也是其遭受家人冷落和社会歧视的主要原因之一。被人欺骗后容易产生生气、愤怒等不舒服的情绪,这是人之共性,所以吸毒人员的欺骗行为很容易引起周围人的反感和排斥,即使是其亲人,在屡次被欺骗的情况下,也会产生疏远冷淡的态度和行为。同时,相互之间相对不那么亲近的人,在遭到吸毒人员欺骗后,则会在心里对其产生看不起、鄙视的念头,这就是戒毒人员常说的遭受"歧视"的原因之一。

2.戒毒阶段的欺骗行为

戒毒人员在戒毒期间的欺骗行为的典型表现是伪装出积极的戒毒行为。部分戒毒人员为了实现个人目的,比如,为了提前解除戒毒期,在戒毒期间获取特殊处遇等,会在表面伪装出积极戒毒的行为表现,以欺骗戒毒工作人员,获取自己想要的利益或处遇。由于这部分戒毒人员"积极戒毒行为"的出发点并不是发自内心的想戒掉毒品,所以,他们的欺骗行为,如可以提前解除强制戒毒期等一旦成功实施,那么当他们回到自由而充满毒品线索的环境中时,很可能会比较快地重新使用毒品,再次走上复吸之路。

(三)敌意行为

敌意行为是指戒毒人员对外界采取高度排斥的态度及准备状态,它比较容易成为伤害行为的准备阶段。戒毒人员的敌意行为在吸毒阶段主要表现为怀疑和被害妄想。由于吸毒是一种违法行为,一旦被发现,就要承担一定的法律后果,所以吸毒人员在吸毒期间往往保持着高度戒备的状态,对"圈外人"极度不信任和充满敌意,唯恐遭到举报,致使自己的吸毒行为败露。吸毒人员在此阶段表现出的敌意性,实质是对吸毒行为的掩饰,目的在于逃避法律的惩罚。

戒毒人员的敌意行为在戒毒期主要体现于对戒毒机构管理、教育等制度规则约束的不满,在行为上往往体现为"软对抗"。比如,他们采取说"反话"、阴阳怪气、消极参与教育戒治活动等行为,这种敌意性大多源自对于被强制戒毒的抵触。他们不少人会认为"吸一口,就被强制两年"的处罚有点重,所以就把这种不满心态和情绪以敌意的方式发泄到戒毒管理机构和其工作人员身上,"对抗"戒毒机构的管理和教育工作。一般来说,在戒毒阶段敌意性比较强的人员往往是缺少戒毒动机的,出去后也容易比较快地出现复吸行为。

(四)不良交际行为

1.吸毒阶段的不良交际行为

调查表明,吸毒人员的第一口"毒"往往是在毒友的唆使、劝诱下开始接触,如娱乐放松、应酬、加入某个"圈子"等引诱行为。由此可见,不良的同伴、朋友对吸毒人员的人生走向会产生重大的负面影响。国内曾有研究对144名吸毒人员做过调查,结果发现他们的"毒友"平均数是3.17人,有固定"毒友"圈子的143人(99.3%);圈子中"毒友"相处时间平均为5.3年,维持时间最短的为0.9年,"毒友"圈子维持最长的为21年以上,说明了毒友圈存在的广泛性、稳定性和持久性。"毒友"为吸毒人员进行"带路""指点",提供过来人的"经验",让吸毒人员比较快地把握吸毒的要领,体验到吸毒带给自己的快感。

"毒友"的存在不仅直接影响吸毒人员的初始吸毒行为,而且在复吸的戒毒人员中,其复吸行为或多或少都和"毒友"分不开;尤其是以冰毒为代表的合成型毒品,约2/3的冰毒戒毒人员曾报告自己的复吸行为离不开"毒友"的劝诱或者暗示。由此可见,如何摆脱不良的交际行为,远离"毒友圈",是停止吸毒行为的一个重要环节。

2.戒毒阶段的不良交际行为

戒毒人员在戒毒期,特别是强制隔离戒毒期的不良交际行为主要体现于不同毒品类型的戒毒人员相互交流吸毒的感受和经验,传授吸毒技巧,相互留下联系方式等行为。这种不良的交际行为往往使戒毒人员对自己没有尝试过的毒品充满好奇心理,加之彼此之间又留下了联系方式,便于在出所后相约一块吸毒。所以,戒毒机构对于戒毒人员之间这种不良的交际行为,应制定相关的规章制度进行管理监督,对其相互留下联系方式的行为要检查制止,从而在一定程度上减少所内"聊毒"、所外"约毒"的现象。

(五)寻求刺激行为

寻求刺激行为主要体现于吸毒阶段,吸毒人员除了把毒品作为刺激物外,还往往伴随使用烟草、酒精等成瘾性物质。在吸毒过程中和吸毒结束后,他们还会通过高危性行为、赌博、游戏等寻求刺激的行为来增强毒品的药效,也为追求最大的快感提供助力。

寻求刺激行为与吸毒行为到底是什么样的关系,学界还没有定论。有人认为,寻求刺激行为是因,吸毒行为是果;有人持相反的观点。但是,不管谁是因,谁是果,两者必定存在不可分割的联系,笔者更倾向于相互因果论,即两者互为因果,彼此促进,共同加剧了成瘾程度。所以,我们对吸毒行为进行矫治的同时,也不能忽视吸毒人员相伴随的其他寻求刺激行为,如赌博、游戏、酗酒等,也是矫治方案一并需要考虑的。

（六）即时满足行为

即时满足行为是指承受不了等待、必须立刻满足自己需求的行为。吸毒人员在吸毒阶段的即时满足行为表现在两个方面:一是手边没有毒品时,心里会特别慌,特别是"心瘾"出现时,他们就得想方设法、千方百计地弄到毒品;二是毒品一旦拿到手,他们很难容忍等待的时间,迫不及待地想赶紧用上毒品。因此,我们常看到一些吸毒人员在外面拿到毒品后,根本等不及回家,而是到一个相对安全的空间去使用。比如,相当一部分吸毒人员拿到毒品后,随便找个路边的公共厕所,在公厕的小隔间里就开始使用了。这些都是他们延迟满足功能被损害的表现,和前额叶等脑区的受损有较大关系。

在戒毒阶段,由于戒毒人员接触不到毒品,他们会把毒品的即时满足行为转嫁到其他方面,像生活里的某一需求、关系中的某一诉求等,也会表现出等不了、需要立即得到满足或解决等现象。戒毒人员在此阶段即时满足的行为表现,实质还是其延迟满足能力被损害的表现。如何通过针对性的干预训练,提升其延迟满足能力,是这一阶段需要考虑的一个方面。

（七）低自我控制行为

自我控制一般是指个体能够对自己的心理活动及其发展施加影响,是对自己的行为进行有目的的自觉改变,表现为自我监督、调节、激励和约束等方面。自我控制能力低下的个体,一般在管理时间、制订和执行行为计划、排除干扰、控制冲动行为、抑制诱惑、约束行为等方面都存在不足。吸毒人员长期吸食毒品,会造成相关脑区的自我控制功能不能正常发挥,像腹内侧前额叶、眶额叶等区域,从而引发吸毒人员自我控制行为的缺陷,导致吸毒人员不能控制自己的吸毒行为,摄入更大剂量的毒品。

戒毒人员随着戒断时间的延长，相对戒断的初期，他们的自我控制能力得到了一定的改善，但仍然恢复不到正常人的水平。这主要表现为：戒毒人员面对其他戒毒人员谈论吸毒有关的话题时，会不自觉地参与到讨论中，引发对毒品的渴求；还有一些戒毒人员由于长期吸食毒品，思维和意识受到一定影响，在戒断毒品后很长一段时间仍存在稽延性戒断症状，从而对毒品产生强烈渴求，导致他们在适应戒毒生活的过程中，出现一些不能良好地自我控制的行为，比如，在戒毒场所一般不能较好地遵守所里的各项规章制度。戒毒人员在戒毒阶段的低自我控制行为表现，为对其开展戒治工作设置了障碍，戒毒工作人员往往要花费大量的时间和精力去处理他们的违规违纪等行为问题，占用和浪费了较多戒治资源，也影响了戒治质量。

（八）吸毒引诱行为

吸毒引诱行为是戒毒人员复吸的一个重要影响因素。对吸毒人员来说，他们既是吸毒引诱行为的受害者，也可能是引诱行为的发动者。吸毒引诱行为的动机一般有两个方面：一是拉人"下水"，兜售毒品、牟取暴利或者以贩养吸；二是拉人"下水"，扩大吸毒"同盟"，寻求心理平衡。

吸毒引诱行为毕竟是不太光彩的事情，一般也会比较隐蔽，通常采用以下手段或途径进行：

1. 热情请客，"宴请"一下朋友

"毒友"经常会以免费请戒毒人员"弄两口"或"玩会儿"为诱饵，劝诱戒毒人员再次吸食或注射毒品。他们经常会说"哥们儿，我请你，走！弄两口"，"放心，玩一会又没事，没人会知道的"。如果戒毒者意志坚定，没有接受他们的"好意"，他们又会送一小包毒品给戒毒人员，硬塞在戒毒者的口袋里，并告诉他们"免费赠送的，肯定用得着，不用会后悔"。总之就是一个目的：让戒毒人员"再吸一两口"，重操旧业。

2. 声称有"新货"，感觉更好

有时"毒友"抓住戒毒人员的"尝鲜"心理，到处宣扬自己手里有"进口的""高科技"等"新货"，用起来的感觉更爽，而且成瘾性不大。他们把戒毒人员的胃口"吊"起来，激发其好奇、尝试的心理，引诱戒毒人员去试试"新货"，重新沾染毒品。

3. 请求戒毒人员"帮忙"

这种方法的隐蔽性较强，"毒友"一般不是直接劝诱戒毒人员吸毒，而是以请戒毒人员"帮助"他吸毒的方式来间接暗示、引诱,比如,请戒毒人员帮助制作吸毒工具,或者是让其帮助注射等。戒毒人员往往碍于面子,通常不会拒绝,会再次回到吸毒的场景。他们一旦重现于吸毒的场景中,毒品、吸毒工具、毒友吸毒时的姿态和表情等都可能会诱发出戒毒人员的渴求反应,像流汗、坐立不安、焦虑、难受等,从而其在渴求的驱使下主动要求一块使用毒品,再次走上复吸之路。

4. 一起去"放松"下

同上一种方法一样,这种方法也比较隐蔽,让戒毒人员在几乎没有防备的情况下很快发生复吸行为。"毒友"通常以"放松"为借口,邀请戒毒者去像酒吧、舞厅、KTV、洗浴中心等之类的娱乐场所,然后当着戒毒人员的面吸食或注射毒品。当戒毒人员被动暴露在吸毒场景中的时候,往往难以抑制自己对毒品的反应,在"毒友"的影响下一起加入"放松"的队伍。

5. 使用激将法

如果戒毒人员一再拒绝"毒友"的"好意",做出要走的姿态,有的"毒友"就会说"不够朋友,不够义气""胆小鬼""懦夫"之类的话来刺激戒毒者。如果戒毒者一味地顾及面子和所谓的"江湖义气",那就上了"毒友"的当,结果就会走上复吸的道路。

6. 反复"洗脑"法

别有用心的吸毒人员会宣传"毒品永远戒不掉"的错误观念,打击戒毒人员的戒毒信心和动力。有的毒友会对戒毒者的戒毒行为进行冷嘲热讽,包括"太天真了,就你,戒了也白戒","你一辈子都别想戒掉毒品","这个东西,死了你也戒不掉"之类的话。这些话大多会使戒毒人员的戒毒信念受到动摇,对自己戒毒的初心产生怀疑。"毒友"则会在他们动摇之际进行"洗脑",极力宣传"人生苦短,及时行乐""别勉强自己""活一天就要享受一天"等消极观念。不少戒毒者就是在"毒友"的反复"洗脑"中渐渐失去了立场,跟随"毒友"的思路和行为,较快地开始了复吸。

7. "补偿"下自己

"补偿"的说法常发生在戒毒人员自愿戒毒或被强制戒毒之后,"毒友"会拿戒毒期间的煎熬、不适与戒断症状来说事,劝说戒毒人员把"亏欠"自己的"补偿"回来,好好过把瘾,然后再去戒毒品,这有点类似于"吃饱了好减肥"的悖论。一般情况下,戒毒者听到这些感同身受的话,会抱着"吸最后一次"的想法开始复吸行为,结果却一发而不可收。

(九)自动化与强迫觅药行为

随着成瘾程度的加深,吸毒人员会出现自动化与强迫觅药行为。自动化觅药行为是指不需要意识加工参与而引发的寻求毒品的行为;强迫觅药行为是指吸毒人员难以抵制或抗衡地寻求药物的行为。一般来说,自动化觅药行为发生在强迫觅药行为的前一个阶段,如果吸毒人员到了强迫觅药行为阶段,那就说明成瘾程度已经非常严重了。据统计,20%左右的毒品成瘾人员会发展到这一阶段。所以,对吸毒人员而言,准确识别自己所处的成瘾阶段比较重要,可以防止其进入强迫觅药行为的最严重阶段。

就复吸行为来说,戒毒人员对毒品及相关线索做出的反应、决策,是由意识控制层面与无意识层面这两部分决策机制决定的,且意识层面之外的内隐动机起了重要的作用。当复吸行为进入决策阶段时,一些具有影响力的认知可以自发激活。当戒毒人员暴露在毒品及相关线索之下时,感觉器官(视觉、嗅觉等)感受到信号之后,不需要通过意识对线索进行认知加工,而是立即激活对毒品的强烈认知,做出趋近反应。就像饥饿的人看到刚出炉的馒头立刻流口水并不自觉靠近一样,这种本能的趋近是无法通过意识来控制的。复吸行为的"罪魁祸首"是这种本能无意识的趋近,这种趋近反应也是成瘾性的主要行为指标。现实中,有的复吸人员谈到自己的复吸经历时,曾说过一个细节:"毒友"的一个"眼神"让我什么都明白了,行为也不由自主地跟着他走。由此可见,一个眼神、一个手势、一个符号等都能成为诱发戒毒人员出现自动化觅药反应的刺激物,驱使戒毒人员不假思索地进行吸食毒品的行为。

神经科学研究表明,强迫觅药行为的发生机制是从腹侧纹状体转移到背侧纹状体,这一脑区区域的变化反映了对行为的支配从自动化反应转向强迫性反应。戒毒人员的强迫性觅药行为常体现在他们到了某个固定时间点或时间段就必须使用毒品,否则,就会出现严重的戒断反应,伴随生不如死的感受。由于急于摆脱戒断反应和负性感受,戒毒人员会强迫自己再次使用毒品。在这个阶段,吸毒行为仅仅是为了摆脱戒断反应和负性感受,吸毒人员基本上不会从吸毒行为中体验到任何快感。因此,这一阶段也是吸毒成瘾最为严重的阶段,吸毒人员再想靠意识、意志来戒掉毒品基本是不可能的。

总之,不同的理论对行为有不同的解释角度,但有一个共同之处是:行为是认知、意图、情绪、情感等心理过程的落脚点,所以行为承载了心理过程的大部分内容。戒毒人员的行为特征在吸毒和戒毒阶段有不同的表现,这些不同阶段的特征表现也成为其吸毒和复吸行为的重要因素,加速其成瘾程度的深化。根据戒毒人员在不同阶段的行为特征表现,制定相应的矫治策略,减少和消除其不良行为表现,对于防止复吸行为,减少毒品对戒毒人员自身和社会的危害性具有重要的意义。

第二节　戒毒人员行为特征与戒毒心理矫治

戒毒人员的行为特征表现有很多不同于正常人之处,这些独有的行为表现在其成瘾过程中发挥了重要作用,也是矫治成瘾的靶点之一。从心理矫治的角度来说,对戒毒人员的不良行为制订针对性的矫治策略,并综合应用多种心理理论和技术,可以取得比较好的效果。

一、成瘾行为矫正理论与方法

行为具有目的性、能动性、预见性、程序性、多样性和可度性等特性,说明了行为是可以改变或矫正的,这也为行为矫正的开展奠定了基础。

(一)理论依据

成瘾行为具有可塑性和可矫正性,这基于以下四个基本原理:

1. 行为是能够被测量的

根据行为的可度性,通过分析以往发生的吸毒行为表现、复吸行为的风险因素、戒毒一线工作分析和专家经验,找出导致吸毒、复吸发生的不安全行为和期望的安全行为;并建立一条安全行为测量基线,使用安全与不安全观察卡反复地观察、反馈和纠正,即可统计出安全行为率的变化改进情况。

2. 行为是结果的反映

根据行为的预见性,戒毒人员之所以产生复吸行为,是因为他这样做能够获益。不管是精神层面的获益,还是生理层面的获益,毒品在某种程度上满足了他们的生理或心理需求,这种被满足的结果反过来又会影响复吸行为的发生。因此,行为矫正就是通过一定的方法强化戒毒行为,或者通过惩戒抑制复吸行为。

3. 通过适当的强化和反馈，人的行为是能够改变的

通过正向强化，如情感激励、表扬、同伴支持、肯定、代币奖励等，可固化戒毒行为；通过负向强化、惩罚，如责备、批评、训诫、延长戒毒期限等减少复吸行为的发生。同时，戒毒工作人员对强化结果进行观察、测量，根据结果进行专业反馈，提出正负性强化的修改或调整方案，可有效减少复吸行为。

4. 目标合理设置能够改变人的行为

人们在具有挑战性、可实现的目标下能够改变自己的行为。一旦安全行为测量基线建立后，戒毒人员将会建立自己的戒毒行为目标来提高安全行为的比重，这也是行为强化和反馈的另一方面内容。

(二)矫正方法

依据行为矫正的原理，对戒毒人员开展行为矫正的方法有以下几种方式：

1. 正负强化技术

正强化技术指对一个行为给予奖赏，以增加该行为发生的可能性。具有奖赏效用的强化物称为正性强化物。食物、钱、性活动、地位、支配权、赞扬、感情在一定的情境中都可能成为正性强化物。因此，我们可以利用个体的高频率行为强化他的低频率行为，使低频率行为的发生次数增加。戒毒人员的戒毒行为出现较少时，可定期或不定期地运用正性强化的方式，鼓励戒毒行为成为高频行为，并及时给予正性强化，像表扬、代币行为奖励、正性情感激发等，都可以巩固戒毒人员的戒毒行为。

负性强化技术是对一个负性行为的回避，从而增加正性行为的发生。对戒毒人员来说，批评、责备、扣分、训诫、延长戒毒期限等都可以成为负性强化刺激，戒毒人员为了避免出现这些负性强化刺激，就会在正性(良性)行为上积极表现，如积极参加戒毒矫治活动等。适时应用负强化的方式可以减少不利于戒毒矫治的行为，但是这种强化方式不宜过于频繁使用。过于频繁则一方面容易激发逆反心理，另一方面则出现对负性强化刺激的脱敏性，使负性强化刺激失去效力。

2. 模仿学习技术

模仿学习技术被用于显示在同一情境中或同一问题模式下一个更有力量、更有经验的人将如何行动，示范者通常由相对成功者来扮演，这一技术被用于矫正某些缺乏反应敏感性的行为。由于我们人类的学习大多数是依靠模仿学习实现的，因此在矫正过程中一般强调演示、提示和强化，从而能较快地在个体身上建立

起正确的被模仿的行为和习惯。戒毒行为矫正可借助同伴教育的形式,戒毒操守保持时间相对较长的同伴帮助想戒毒的同伴,并在此过程中提供戒毒经验和演示某些高危情景中的应对方式,对于戒毒同伴表现出的良性行为,及时给予正强化。同伴影响同伴,生命照亮生命,则是戒毒模仿学习技术的优势。

3. 行为塑造技术

该技术是在个体已有行为方式的基础之上去建立新的个体行为方式。因为个体每一个动作都在数量和质量两个维度上发生变化,在质量上一个动作可以有方向、方式、力量或持续时间的变化。个体能够通过选择一个已经存在的反应中的某个变量,对它符合期望方向的变化给予强化,建立起新行为反应。行为塑造就由这一系列的选择性奖励和消退程序来组织完成。据此,行为塑造技术可用于戒毒行为矫正领域。

行为塑造技术在戒毒行为矫正上有比较好的效果。例如,假若要塑造戒毒人员的操守保持行为,一方面可通过亲情支持、自我戒毒动机激发等方式,在戒毒人员的操守行为和情感支持、动机唤醒之间建立起行为联系,促进戒毒人员继续坚持戒毒操守;另一方面训练戒毒人员在面对高危情景或毒品线索时,不采取任何使用毒品的行为,消退有关情景或线索因素与复吸行为的联系,重塑和巩固其戒毒操守。这些都是行为塑造技术的具体应用,对于促进戒毒操守,减少复吸行为有一定的效果。

4. 自我管理行为技术

班杜拉认为自我管理是个人的内在强化过程,是个体将自己对行为的计划和预期与行为的现实成果加以对比和评价,来调节行为的的过程。他指出人通过认知过程不仅能控制自己的生活,而且能制定未来的计划和目标。人之所以坚持不懈、追求不息,就是因为人具有预期未来、树立目标、自我满足和自我批评的能力。人能依靠自己的内部标准来调节和管理自己的行为,奖励或惩罚自己。在班杜拉看来,自我系统是提供参照机制的认知框架和知觉、评价及调节行为的一组功能。他认为人的行为不仅受外在因素的影响,人们也可通过自我生成的因素调节自己的行为。

复吸行为是由行为反应链组成的,行为反应链上每一环节的反应诱发紧接在它之后的环节的反应。戒毒人员发生复吸行为时并不需要不时地做决定,只要在开始做出一个决定,比如和毒友的一个眼神交汇,这样剩下的一切行为反应都是顺着行为反应链完成的。例如,戒毒人员默契地走向吸毒地点,摆上毒品,准备吸毒工具,等等。如果这些进行的习惯化行为反应环节被打断,个体的自我管理就开始作用了。例如,戒毒人员在去吸毒地点的路上遇到好久不见的同学,他(她)停下来与同学说话(反应链中断了)。这时,他(她)就要用自我调节和管理来重新决定下一步的行动方案,例如,是跟同学说再见,然后继续原来的计划呢? 还是与同学一起去找个地方相聚聊天?

复吸行为的自我调节管理过程可以分为三个阶段,即自我观察、自我评价和自我强化。第一个阶段是自我观察,戒毒人员觉察和检查自己究竟在做什么,这些行为中哪些有助于戒毒,哪些是保持戒毒的阻碍因素。第二个阶段是自我评价,戒毒人员将从自我观察阶段收集到的信息与由过去经验形成的操作标准进行比较。如果比较发现当下的行为有助于保持戒毒,戒毒人员就会感到安全;反之,戒毒人员会有不安全的焦虑感。第三个阶段是自我强化,戒毒人员根据自己的现实行为与应该达到的戒断标准之间的吻合或差异程度对自己进行调整。如果自我强化是正确的,戒毒人员沿着保持戒毒的路继续前行;如果自我强化是错的,便开始进行一系列调整,纠正错误,把自己的行为调整到有利于保持戒毒的方向上来。

总之,行为矫正技术的原理较为清楚,矫正方法具体多样,操作简便易行,对于戒毒人员的不良行为及复吸行为具有比较好的效果,可以在戒毒人员中探索应用。

二、毒品行为回避训练理论与方法

上述的行为矫正方法主要是从意识层面上对戒毒人员开展不良行为及复吸行为的矫正,但除了意识层面的工作外,还需要从下意识层面对戒毒人员的复吸行为进行干预,毒品成瘾回避训练就是针对这一目标而开展的。

(一)理论依据

药物成瘾者对药物相关线索存在下意识的趋近行为,主要体现在要求其在面对相关刺激(毒品相关图片或词语)进行反应时,无论其反应是否与药物线索有关,他们的反应都是趋向"接近"与毒品相关的线索。例如,贾真理等人在 H - AAT(海洛因—趋近/回避任务)测试中,要求海洛因戒毒人员根据电脑屏幕上的图片是"圆"还是"方"进行推或拉的反应,结果发现他们对与海洛因线索相关的图片会更快地"拉近",更慢地"推远"。这一过程是内隐地存在的,即不受他们意识的调节。

行为回避训练的主旨就是在戒毒人员进行相关的任务时,戒毒工作人员通过更改后台的指标参数,使参与的毒品成瘾者更多地做出对毒品及相关线索"推远"的反应,对其他的正性刺激更多地做出"拉近"的反应,即改变他们对毒品信息的自动化趋近倾向。经过一段时间的反复、累积训练,毒品成瘾者自身无法控制的信息加工与行为倾向性可以逐步改变。

行为回避训练的目的是使成瘾者形成一个新的自动反应过程,使他们再次处于高危情景或毒品相关线索中时,可以较为容易地忽略原本对他们十分具有吸引力的药物相关线索,从而减低其面对毒品相关线索时的强烈渴求感和不受控制的药物寻求行为。当前,国外已有研究者应用相关理论,采用类似的行为回避训练改变酗酒者对酒精饮料的无意识趋近,得到了较好的结果。

(二)训练方法

毒品行为回避训练一般在电脑程序上开展。戒毒人员根据电脑屏幕上的图片是"圆"还是"方"对手边的推拉杆进行推或拉的反应,图片可能是无关的正性图片或者与毒品线索有关的图片。戒毒工作人员指导戒毒人员面对两种线索时向远处推毒品相关的图片,向近处拉正性图片,并观察其行为层面的训练,判断训练是否能够有效改善其在行为动机上对毒品的无意识趋近。

该训练任务要注意以下三点:(1)行为回避训练是否有效,在目标刺激一致的情况下,戒毒人员练习一段时间后对特定刺激(如冰毒)的反应应该向训练目标靠拢(回避而非趋近);(2)后测相比前测应增加新的刺激,这是为了考察训练效果是否迁移;(3)训练次数不能过少,至少在 20 次以上。

三、基于计划行为理论的防复吸行为方法

戒毒人员的复吸行为也会受到环境、社会压力等因素的影响,因此有必要从社会心理的角度对复吸行为进行探讨,提出矫治对策,减少社会心理因素对戒毒人员复吸行为的影响。

(一)理论依据

计划行为理论(Theory of Planned Behavior,TPB)是社会心理学中最著名的有关态度与行为关系的理论。该理论认为个体采取或选择某种行为最直接的因素

取决于个体采取或选择这种行为的意向,行为意向反过来受个体对这种行为的感觉(态度)、感受到的各种社会压力(主观规范)及知觉行为控制情况的影响。该理论的内在机理是行为态度、主观规范和行为控制感对行为意向产生具有预测作用,同时行为意向和行为控制感又直接影响行为的发生。

从计划行为理论可知,人类的行为一般为三种认知因素所指引,第一种是行为信念,即有关行为的可能结果和对这些结果的评价之信念,这一信念的导向就是行为态度;第二种是规范性信念,即有关他人的规范性期望和遵守这些期望的动机之信念,这一信念的导向就是主观规范;第三种是控制信念,即有关因素是否存在的信念,可能促进或妨碍行为的表现和上述因素相关的知觉力,这一信念的导向就是知觉行为规范。在其各变量中,这些认知因素在行为的发生和推动过程中发挥着各自的作用,比如,行为信念针对行为会产生一种有利或不利的态度;规范性信念则导致一种知觉社会压力或主观规范;控制信念则会引起预期行为控制。

依照计划行为理论模型,影响戒毒者戒毒的决定性因素并不仅仅在于戒毒人员个体,还与戒毒人员所处的外界环境、社会关系和社会结构密切相关。戒毒人员的戒毒行为意向是指在多种内在或外在条件作用下,戒毒人员是否有戒毒的打算,对戒毒行为愿意付出多大的努力;对戒毒行为的态度是指戒毒人员采取戒毒行为的主观感觉;主观规范则是戒毒人员所感知到的社会压力,特别是对自己有显著影响的人对戒毒行为的评价和意见;行为控制感是戒毒人员对成功戒毒面临的困难程度的预知预判,是否有足够能力应对可能的困难。

计划行为理论充分考虑到戒毒是自愿行为,重视态度的动机作用,并将客观环境的作用体现在主观规范及行为控制感两个因素中,即考虑到外因通过内因起作用。它主张如果要激发戒毒操守保持机制的作用,就必须是行为人产生正确的态度和动机,同时要建立必要的社会支持系统。

(二)防复吸的对策与方法

基于计划行为理论,对戒毒人员开展防复吸干预,既要注重个体内部因素的调动,如戒毒信念、动机等;也要控制外部环境的影响,建立支撑起保持戒毒行为的社会支持系统等。具体对策与方法如下:

1.强化戒毒人员的戒毒信念

行为态度是指个体对执行某种特定行为的积极或消极评估,它主要受行为信念的影响。行为信念是指认为行为将会导致预期结果的主观可能性。戒毒信念一般是指戒毒人员坚信所确定的戒毒目标的正确性和戒毒成功的预期性。因此要针对戒毒人员复吸的各种可能原因，通过各种方式强化其戒毒信念，比如，通过亲情感化教育、戒毒技能培养、家庭关系改善等增强其对成功戒毒的效能感。

此外，加强戒毒者的认知教育也是牢固树立戒毒信念不可缺少的方式。戒毒人员通过对于毒品知识、法律常识、成瘾机制与危害等的学习，接收正确的毒品知识，加深关于毒品对个人、家庭、社会的危害的认知；通过提高认知水平，产生一定的情感，增强意志力，从而形成正确的行为。

人们是否从事某种行为，取决于其觉察到行为导向目标的可能性，以及目标的主观价值。因此，戒毒人员制定的戒毒目标越具有合理性和可行性，本人实现目标的信念越强烈，目标的诱因价值越高，从事相应的目的性行为的动机倾向就越大。

2. 建立严格的管控机制

第二个计划行为理论的行为影响因素是主观规范，其反映了察觉到的社会压力，导致有关行为是执行还是停止。严格的管控机制会使吸毒人员感受到应有的压力，从而有效防止复吸。因此，为了降低复吸率，一方面要加大打击涉毒犯罪的力度，从重、从快、从严处理种毒、制毒、贩毒的违法犯罪分子，切实切断毒源，避免毒品的易获得性，减少毒品供应；另一方面要建立与禁毒、戒毒工作相适应的专业队伍，投入必要的人力、物力和财力，加强对吸毒人员的管理和戒治工作，减少毒品需求。

同时，各级政府要担负起禁毒的领导职责，利用各种媒体，全方位、多层次、多渠道、多形式地开展禁戒毒宣传教育活动，从社会环境和禁戒毒文化层面上给吸毒人员一定的压力，促使其产生戒毒的想法和行为。

此外，有关部门对戒毒人员建立跟踪检测制度，综合采用尿检、唾液、毛发检测等方式，将定期、提前通知检测和由戒毒康复人员自选检测时间等形式改为不定期、突击检测，有利于保证检测情况的真实性，堵塞复吸漏洞。对在规定的时间内拒不检测的或拖延检测时间的戒毒人员，也要建立相应的处罚机制。通过制度与机制的构建和完善，严格管控密度，减少复吸行为的发生。

3. 加强相关社会支持体系建设

我国应有效整合各类社会资源和力量，建立起强大的社会支持系统，共同促进戒毒工作扎实开展，实现戒毒救助社会化，这对于帮助戒毒人员摆脱毒瘾至关重要。

首先，各级政府要善于整合戒毒工作的各方面资源。公安禁毒部门要在戒毒人员的收戒和戒毒措施变更等方面，加强与戒毒医疗机构和矫治机关的协作与信息共享；戒毒机构要做好与卫生医疗部门的衔接，加强精神、心理卫生、运动康复及全科医疗的护理力量；禁戒毒社工和志愿者应提前介入，建立戒毒人员的后续照管机制，实现戒毒矫治场所和社区戒毒社工的无缝对接。只有各方将资源和力量相互协作，才能更好地构建社会化支持系统，关心帮助戒毒人员。

其次，要进一步健全禁戒毒工作保障机制。政府进一步从人力、物力、财力上给予支持，加强基层禁戒毒工作相关部门的人员配置和经费、物质保障，并建立戒毒人员基本生活困难救助、医疗保障、低保救助等社会救助机制；同时，要从制度上消除对戒毒人员的偏见和歧视，特别是在公共管理层面上出台相关的制度，对3年以上没有复吸的戒毒人员，可为他们消除不良记录，保障他们正常的生活，减少因为制度歧视而导致的"破罐子破摔"式的复吸行为；尽可能帮助解决戒毒人员在就业、就学、就医等方面的困难，为他们融入社会创造条件，稳定巩固戒毒成果。

此外，还要以宽容的态度来接受戒毒人员，消除由于隔膜和疏离而形成的正常群体与吸毒群体之间的冲突、对抗和隔离状态，为康复者回归社会创造良好的外部条件。

4.发挥家庭在预防复吸中的作用

家庭是个人的起始点，也是其安全的避风港湾。家庭成员的关心与帮助对戒毒人员的主观规范，以及戒毒动机的激发和维持都有很大的积极作用。要想使一个人彻底放弃吸毒，就要加大家庭的干预力度，增强戒毒人员与家庭成员的情感联结，让戒毒人员体验到家庭的美好是所谓的"毒品的快感"无法代替的。

家庭治疗的缺失和家庭关爱与督促的缺位，是导致复吸率居高不下的重要原因。70%以上接受访谈的戒毒人员具有戒毒愿望和动机，但由于药物成瘾性和依赖性的存在，他们回归家庭后，出现各种生理、心理戒断症状，很难控制自己。但是，他们的家庭成员极少认为吸毒成瘾是一种疾病，只是从法律、道德层面认识和谴责，进而错失预防复吸的最佳治疗时机。因此，作为戒毒治疗的重要环节，家庭应当首先给戒毒者以理解、温暖和关心，培养其戒毒信心；努力为其创造轻松、舒适的戒毒环境，给予其生活上的细心照顾、心理上的疏导和调节、行为上的鼓励和认可，让其树立生活信心；培养其社会心理功能的调节和管理能力，避免其与毒友接触,尽力让家庭成为戒毒人员保持戒毒行为的安全港湾。

戒毒管理机构或社工机构要做好与戒毒人员家庭的协调沟通工作,如通过家属课堂、亲情帮教等形式,让他们认识到每一个吸毒者都不是可弃的,都是可救的。家庭与戒毒机构通力协作,用亲情感化、用温暖关爱每个戒毒者,让戒毒的决心转化为信心和行动,使戒毒人员早日摆脱毒瘾,回归社会。

5. 保证戒毒人员的工作稳定

研究表明,戒毒人员是否拥有一份稳定可靠的工作对于其是否复吸的影响很大,如果戒毒人员有一份相对稳定的工作,就可以大大减少使用毒品的机会和时间。要戒除戒毒人员对于毒品的心理、生理依赖,可以提供其稳定的工作岗位,用工作充实他们的内心世界,用工作填补他们的空虚时光,用工作扩大他们的交际范围;只有在工作中戒毒人员才不会有被异化、被分类的感受。稳定的工作能帮助他们重树信心,自立自强,更好地融入社会。

保证戒毒人员具有工作稳定性,还要重视戒毒人员的职业价值观、就业观的心理矫治。部分戒毒人员在意识里存在看不上脏活、累活的观点,满脑子想的是少付出、来钱快的行业,这种偏差的职业价值观严重影响了其出所后的再就业和稳定性问题的解决。现实中也不乏以下现象,部分戒毒人员在戒毒场所通过相关的职业技能培训取得了从业资格证书,如理发师、美容师、面点师、汽车修理工等,但回归社会后真正从事这些职业的人员却寥寥无几;即使去做了这份工作,也以挣钱慢、少为借口,比较快地放弃这份工作。因此,不改变他们的职业观念、就业观念,仅仅在技术层面上给予其方法,难以真正达到技能培训或劳动矫治的效果和目的。戒毒人员职业行为矫治的目标之一就是要培养戒毒人员正确的职业观和就业观,转变他们错误的观念,促使其出所后能从最基础的工作干起,有利于填充其空虚的精神世界,降低复吸的风险性。

总之,戒毒人员的不良行为及复吸行为的存在,对其成功戒毒影响重大,需要戒毒机构及工作人员对这些行为进行矫正干预。本章的三大行为矫正与干预的理论与方法包含了个体心理行为因素、社会环境和社会心理防护等内容,既有理论基础,又有可操作性的具体技术、方法,可以较好地对戒毒人员的不良行为与复吸行为进行矫正干预。比如,行为矫正技术以行为主义的强化、观察学习等原理作为理论依据,运用正负性强化、模仿学习、行为塑造、自我管理等技术与方法,对戒毒人员的偏差行为、不良行为及复吸行为进行矫正,具有较好的效果,可以在戒毒人群中探索应用。

■ 主要参考文献

1. 邬桃玉、陈良：《强制戒毒所复吸复戒人员的心理特点及矫治对策》，载《中国药物滥用防治杂志》2007 年第 2 期。

2. 崔焕娟：《戒毒人员复吸心理与毒友劝诱手段分析》，载《云南警官学院学报》2008 年第 5 期。

3. 贾真理等：《吸食海洛因戒毒人员行为回避训练实证研究》，载《犯罪与改造研究》2016 年第 12 期。

4. 何军佳、曹生兵、李志军：《强制隔离戒毒人员心理行为特征与戒毒心理重构研究》，载《犯罪与改造研究》2012 年第 8 期。

5. 贾一夫：《42 例海洛因依赖者强制戒毒中自残行为的分析》，载《中国药物滥用防治杂志》2003 年第 2 期。

6. 吴健平、陈添球：《79 例吸毒者强制戒毒期间自伤自残行为的原因及对策》，载《中国药物滥用防治杂志》2007 年第 2 期。

7. 刘树林：《568 戒毒患者复吸行为原因分析》，载《家庭医药·医药论坛》2010 年第 9 期。

8. 李遵清、宋克侠、宋西俊：《心理行为干预对戒毒者心理障碍的矫治效果》，载《中国药物依赖性杂志》2006 年第 2 期。

9. 罗旭、刘雄文：《吸食新型毒品戒毒人员心理行为特征分析与矫治对策研究》，载《社会心理科学》2013 年第 7 期。

10. 唐浩、潘雨薇、陈欢欢：《毒品成瘾戒断者的心理干预技巧及其适用性》，载《辽宁警察学院学报》2016 年第 5 期。

11. Janak, *Brain Circuits of Compulsive Drug Addiction Identified*, Nature：International weekly journal of science, Vol. 564：7736, p. 349 – 350(2018).

12. Nora D. Volkow, Ting – Kai Li. *Drug Addiction*：*the Neurobiology of Behaviour Gone awry*, Nature Reviews Neuroscience, Vol. 5：20, p. 963 – 970(2004).

13. 周孟岑：《吸毒者对毒品相关线索的趋近偏向及干预研究》，华中师范大学 2019 年硕士学位论文。

14. 郝伟等主编：《成瘾医学：理论与实践》，人民卫生出版社 2016 年版。

第九章　戒毒人员人格特征

【案例分析】黑色的"冰山"

大 D 年轻气盛，与周围的人总是格格不入。他经常因为琐事而与人发生争执，继而动手。和大 D 一个班的戒毒人员对他既恨又怕，同他刻意保持距离。但即使是这样，大 D 仍时常和他们发生口角冲突，并不时有肢体冲突，令大队领导和管班民警头疼不已。可是，即使大队对大 D 进行多次批评教育，甚至包括采取一些惩罚措施，但却并没有转变大 D 的行为模式，他遇到事情的第一反应还是要用暴力的方式解决。

在一次大 D 和另一名戒毒人员发生肢体冲突之后，大队领导觉得大 D 可能有心理问题。于是，他们就把大 D 推荐到心理咨询中心进行心理矫治。

和大 D 在心理咨询室进行咨询后，令我印象最为深刻的是他把通过暴力解决问题的方式看成唯一的、有效的、自动化的应对模式。他不仅在认知上信奉"暴力解决一切问题"的信念，并且在行为模式上也会自动地用暴力的方式去解决问题，并把这种方式视为理所当然的事情。

大 D 在认知和行为上出现问题，和他的成长经历与从事的职业有很大的关系。在咨询中，我了解到大 D 是在父母的棍棒教育下长大的，自小被暴力的感受和体验让其既恐惧暴力行为，又觉得这种方式"挺管用"。十五六岁时，由于不堪忍受父母的打骂，他离家出走，四处流浪。由于他打架特别凶狠且敢下手，被一个开赌场的老板看中，在赌场帮老板维持秩序，发现有闹事的，大 D 就出面"解决"。每次"解决"完事，大 D 更加坚定"暴力解决一切问题"的信念，并且他靠着暴力的方式在老板和同伙中赢得了"尊严"。

随着咨询的进行，我发现要从意识层面上改变大 D 的信念和行为模式基本不可能，因为这些信念和行为模式经过多年的沉淀和践行已经根深蒂固，要撼动它们绝非一朝一夕的事情。

但是，为了让大 D 意识到自己的攻击性，我决定采用意象分析的方式，让大 D 在意象层面上看到自己的攻击性及其力量。我采用意象引领的方式，让大 D 在潜意识层面去观察自己的攻击性会以什么样的"化身"出现，结果，大 D 看到的是一座巨大的黑色冰山，并且冰山的上端耸立着很多尖刀一般的山峰，这一"化身"也让大 D 感到十分震惊。

大 D 意象中出现的巨型黑色冰山只是他反社会人格的一部分。像大 D 一样具有人格障碍的人员在戒毒人群中占到了一定的比例（30% 左右）。他们的人格障碍和其成长经历、重大生活事件、吸毒史等紧密联系在一起，是经年累月形成的，对其开展矫治十分困难，可能需要较长的时间才有所见效。

人格是一个人思维和行事表现出的相对稳定的独特风格，是心理行为的基础，很大程度上决定了人如何面对外界的刺激并对其做出相应的反应。大 D 对于刺激性事件的认知和行为反应，就是其反社会人格的体现。在这种人格的支配下，他一方面信奉"暴力解决一切问题"的信念，另一方面在行为上践行这一信念，给他人和大队的管教工作均造成了严重困扰。

此外，戒毒人员作为成瘾的个体，在人格特质上又有不同于正常个体的表现，这些特殊的表现对其吸毒、复吸行为也产生了重要影响。因此，探索和分析戒毒人员的人格特质表现，并从心理矫治的角度分析其人格特质的影响，从而提升戒毒人员心理矫治工作的质量，具有现实作用。本章主要从人格的角度分析戒毒人员的心理行为特征表现，力求揭示戒毒人员人格"面具"下的真实表现，完成好戒毒人员的人格"画像"。

第一节　人格基本概念与理论

一、人格的定义

"人格"（personality）一词，源于古希腊语 person，原意是指希腊戏剧中演员戴的面具。如同我国戏剧中的脸谱，面具随着人物角色的不同而变化，表现角色的特点。心理学借用面具的含义扩展为人格。其中包含两层意思：一是指一个人在人生舞台上所表现出来的各种言行，即人遵从社会文化习俗和法律、道德伦理规范等的要求而做出的反应，表现出一个人外在的人格品质。二是指一个人由于某种原因不愿展现的人格成分,即面具后的真实自我,它可能和外在的面具截然不同,这是人格的内在特征。

对于人格的概念,心理学家有着不同的认识和界定。如果把心理学家对人格的概念界定综合考察,其中也有不少共同的认识。把这些共同的认识概括起来,我们将人格的概念界定为:人格是构成一个人的思想、情感及行为的特有模式,这个独特模式包含一个人区别于他人的、稳定而统一的心理品质。比如,有人爱说爱笑,有人沉默寡言;有人乐于助人,有人自私自利……这充分体现了人格的独特性,即人与人之间不存在绝对相同的人格。

人格是个体在社会化过程中形成的具有特色的心身组织,表现为个体在适应环境时,其需要、动机、兴趣、态度、价值观、气质、性格、能力等多方面的整合,具有动态的一致性和连续性。

二、人格的特征

人格是一个具有丰富内涵的概念,其特征包含独特性、功能性、稳定性和整合性,大致描绘了人格的整体轮廓。

(一)独特性

人格是千差万别、各不相同的。一个人的人格是在遗传、环境、社会、文化等先、后天因素的交互作用下形成的。不同的遗传、生活环境以及教育环境,形成了每个人各自独特的心理特点和行事风格。人生而不同,每个人都具有独特的人格,并成为独特的生命中最显著的特征。每个人在生活中都大不相同:来到一个崭新的社会环境对某个人是一种乐事,而对另一个人则可能是日夜焦虑的原因;一些人热衷社交,而另一些人喜欢居家。这就是人格的独特性。

但是,人格的独特性并不意味着人与人之间的个性毫无相同之处。在人格形成与发展中,既有生物因素的制约作用,也有社会因素的影响作用。人格作为一个人的整体特质,既包括每个人与其他人不同的心理特点,也包括人与人之间在心理行为上相同的方面,每个民族、阶级和集团的人都有其共同的心理特点。就像中国人勤劳、勇敢,英国人矜持,法国人浪漫,日本女子柔顺等,这里的"勤劳、勇敢、矜持、浪漫、柔顺"等品质就是一国国民共同的人格特征,这些共同点又成为国家和民族凝聚力的人格基础。

（二）功能性

人格对个人的发展具有重要的作用。一个人的人格决定了一个人的生活方式，也能够在一定程度上影响他的命运，所以人格是决定人生成败的根源之一。面对挫折，坚强者能积蓄力量，奋发拼搏；懦弱者却自暴自弃，一蹶不振，这就是人格功能性的表现。同时，因为人格的功能性，每个人能更好地认识自身的不足而加以改变，能够更好地抓住命运的机会，其实也就是让命运掌握在自己的手中。也正是因为人格的功能性，每个人能够明确对待人生的态度，明确人生努力的方向，让自己在人生道路中不迷失自我，勇往直前。

（三）稳定性

人格的稳定性让个体在总体上维持了相对的一致性。俗话说，"三岁看大，七岁看老"，"江山易改，禀性难移"，说的就是人格，这说明人格具有稳定性。比如，一个性格内向的成年人，在各种不同的场合都会表现出沉默寡言的特点，这种特点在后来的生活中都不会有太大的变化。当然，强调人格的稳定性并不意味着它在人的一生中是一成不变的。随着生理、心理的成熟及环境的改变，人格也会产生或多或少的变化。比如，本来是内向性格的人，突然认识到了这种人格特质会对将来带来很多坏处，他可能会有意识地调整自己的内向性格，让自己变得善于交际。

（四）整合性

人格是由多种成分构成的一个有机整体，各个成分或特征不是孤立存在的，而是具有内在的一致性，且受自我意识的调控。当一个人的人格结构在各方面和谐一致时，他的人格就是健康的，能够对外部适应良好。否则，会出现适应困难，甚至出现"人格障碍"或"人格分裂"。这就说明人格的整合性是心理健康的一个重要指标。

三、人格理论

对人格的看法和解释，不同的理论有不同的角度和观点，描述了人格的结构，其中最有代表性的就是人格特质理论和人格类型理论。

（一）人格特质理论

1. 奥尔波特的人格特质理论

美国心理学家奥尔波特(G. W. Allport,1897~1967年)是人格特质研究的先驱者,于1937年首次提出了人格特质理论。他把人格特质分为两类:一类是共同特质,指在某一社会文化形态下,大多数人或一个群体所共有的、相同的特质;另一类是个人倾向,指特定个体独有的特质,也是特定个体区别于他人的表现。个人特质对一个人的人格具有不同的影响和作用,且具有主次之分。他进而把个人特质按其对人格不同的影响和作用,区分为三个重叠交叉的层次,即首要个人特质、中心个人特质和次要个人特质。

首要个人特质是每个人一生中普遍存在并且作用显著的特质,代表人格的最独特之处,它在人格结构中处于支配地位,具有极大的弥散性和渗透性。它影响一个人的各方面的行为,是个人最突出的心理行为模式。有些人因具有某个首要特质而成为著名人物。例如,发明创造是爱迪生的首要个人特质,多愁善感是林黛玉的首要个人特质,狡猾奸诈是曹操的首要个人特质,等等。

中心个人特质是内容较丰富的特质,每个人都有几个彼此相联系的重要特质构成其独特的人格。当给某人写考核评语时,我们会列举他的中心特质:某某一丝不苟、有思想、积极主动,能够团结同志,但是组织协调能力还有待提高等。每个人身上有5~10个中心特质。例如,为戒毒人员写操行评语时所考虑的代表某个戒毒人员的特质(自律、整洁、孝顺、诚实等),即属于其中心个人特质。

次要个人特质距人格核心再远一步,这些特质表现不太明显,不是很具有概括性,相互之间不太一致,不太经常发挥作用,并且更加不重要。它包括一个人独特的偏爱(如对某些食物、衣着的偏爱)、一些片面的看法和由情境所制约的特质(如吸毒人员认为"吸毒是个人选择的一种生活方式"等偏差观点)等。例如,一个人可能时而待人热情,不时幽默,偶尔非常夸张,这些现象都是次要个人特质的表现。

2. 卡特尔的人格特质理论

美国心理学家卡特尔(J. M. Cattell)把人格特质视为人格的基本要素,用因素分析的方法对人格特质进行分析,提出了基于人格特质的一个理论模型。模型分为四层,即共同特质和个别特质,表面特质和根源特质,体质特质和环境特质,动力特质、能力特质和气质特质。

共同特质和个别特质。共同特质是一个社区或一个集团的成员所共有的特质；个别特质是某个人所具有的特质，具有多样性。共同特质在不同人身上的强度和情况并不相同，在同一个人身上也因时间不同而各异。个别特质也能随时间和环境条件的变化而出现程度的变化，但会保持相对的稳定性。

表面特质和根源特质。表面特质是通过外部行为表现出来，能够观察到的特质；根源特质是人格的内在因素，是人格结构中最重要的部分，对人的行为具有决定作用，是一个人行为的最终根源。表面特质是从根源特质中进化出来的，每一种表面特质都源于一种或多种根源特质；一种根源特质可以影响多种表面特质，所以根源特质使人的行为看似不同，却具有共同的原因。1949 年卡特尔运用因素分析法对 35 个表面特质进一步加以分析，获得 16 个相互独立的根源特质，如乐群性、聪慧性、稳定性、恃强性、兴奋性、有恒性、怀疑性、幻想性、世故性、敢为性、敏感性、忧虑性、实验性等，从而编制了"卡特尔 16 种人格因素调查表"，对人格进行量化分析。通过这个调查表所确定的人格特质，可以预测一个人的行为反应。

体质特质和环境特质。根源特质可以再分为体质特质和环境特质两类。体质特质是由先天的生物因素决定，如敏感性、有恒性、情绪稳定性等。环境特质则由后天的环境决定，如焦虑、兴奋、世故性等。卡特尔还提出了通过"多元抽象变异分析"来确定各种特质中遗传与环境分别的影响程度。

动力特质、能力特质和气质特质。卡特尔人格特质模型的最下层就是动力特质、能力特质和气质特质。它们同时受到遗传和环境两方面的影响。动力特质是指具有动力特征的特质，它使人趋向某一目标，包括动力驱动、态度和情感；能力特质是表现在认知加工和运动方面差异的特质，包括流体智力和晶体智力；气质特质是决定一个人情绪反应速度与强度的特质。

3. 现代人格特质理论

近年来，一些研究者采用因素分析的方法，在人格特质理论建模上形成了比较一致的共识，提出了以下几种有代表性的现代人格特质理论：

"三因素模型"。英国学者艾森克（H. J. Eysenck）依据因素分析方法提出了人格的三因素模型。这三个因素是：外倾性，它表现为内、外倾的差异；神经质，它表现为情绪稳定性的差异；精神质，它表现为孤僻、冷漠、敌意、怪异等偏负面的人格特征。艾森克依据这一模型编制了艾森克人格问卷（简称 EPQ，1986），这个量表在人格评价中得到了广泛的应用。

"五因素模型"。塔佩斯（Tupes）等运用词汇学的方法对卡特尔的特质变量进行再分析,发现了五个相对稳定的因素。以后许多学者(博加塔 Borgatta,史密斯 Smith,迪格曼 Digman,戈德堡 Goldberg)进一步验证了"五种特质"模型,形成了著名的大五因素模型。这五个因素是:外倾性,包括外向、热情、社交、果断、活跃、冒险、乐观等特质;宜人性,具有信任、接纳、直率、利他、依从、谦虚、移情等特质;责任心,包括担当、胜任、公正、条理、尽职、成就、自律、谨慎、克制等特质;神经质或情绪稳定性,具有焦虑、敌对、压抑、矛盾、冲动、脆弱等特质;开放性,包括想象、审美、情感丰富、求异、创造、智能等特质。麦克雷和可斯塔(McCrae & Costa)依据这一模型,编制了"大五人格因素的测定量表(修订)"(NEO - personality inventory - R,NEO - PI - R)。

"七因素模型"。特里根等人(Tellegen & Waller)用不同的选词标准,通过因素分析方法,确定了人格的七个维度,即人格的七因素模型。这七个因素是:正情绪性(positive emotionality,PEM),典型词包括勇敢的、活泼的等;负效价(negative valence,NVA),典型词包括心胸狭窄的、自负的、凶暴的等;正效价(positive valence,PVAL),典型词包括老练的、机智的、勤劳多产的等;负情绪性(negative emotionality,NEM),典型词包括坏脾气的、狂怒的、冲动的等;可靠性(dependability,DEP),典型词包括灵巧的、审慎的、仔细的、拘谨的等;适宜性(agreeableness,AGR),典型词包括慈善的、宽宏大量的、平和的、谦卑的等;因袭性(conventionality,CONV),典型词包括不平常的、乖僻的等。

(二)人格类型理论

人格类型理论是20世纪30~40年代在德国产生的,主要用来描述一类人与另一类人的心理行为差异,即人格类型的差异。根据生理差异和生活经历的差异,人格类型理论被划分为气质类型理论、性格类型理论、价值取向人格类型理论。

1.气质类型理论

气质类型说起源于古希腊医生希波克里特(Hippocrates,公元前460年~公元前377年)的体液说,他从人体的体液出发,认为人体内有四种体液:黏液、黄胆汁、黑胆汁和血液,这四种体液的不同组合(配合比率)最终决定了人的本性,形成了四种不同类型的人。

大约500年后,罗马医生盖伦(Galen,约130~200年)根据古希腊医生希波克里特的体液说进一步确定了气质类型,提出人的四种气质类型是多血质、胆汁质、黏液质、抑郁质。

现代的气质学说仍将气质分为四种类型：（1）胆汁质。这种人情绪体验强烈、爆发迅猛、平息快速，思维灵活但粗枝大叶，精力旺盛、争强好斗、勇敢果断，为人热情直率、朴实真诚、表里如一，行动敏捷、生气勃勃、刚毅顽强；但这种人遇事常欠思量，鲁莽冒失，易感情用事，刚愎自用。（2）多血质。这种人情感丰富、外露但不稳定，思维敏捷但不求甚解，活泼好动、热情大方、善于交际但交情浅薄，行动敏捷、适应力强；他们的弱点是缺乏耐心和毅力，稳定性差，坚持性差，见异思迁。（3）黏液质。这种人情绪平稳、表情平淡，思维灵活性略差但考虑问题细致而周到，安静稳重、踏踏实实、沉默寡言、喜欢沉思，自制力强、耐受力高、内刚外柔，交往适度、交情深厚；但这种人的行为主动性较差，缺乏生气，行动迟缓，思维容易固化，接受新生事物的速度慢。（4）抑郁质。这种人情绪体验深刻、细腻持久，情绪抑郁、多愁善感，思维敏锐、想象丰富，不善交际、孤僻离群，踏实稳重、自制力强，但他们的行动缓慢，软弱胆小，优柔寡断，遇事容易往坏处想。

在实际生活中，单一气质类型的人并不多，绝大多数的人是四种气质互相混合、兼而有之的。

2.性格类型理论

一是 T 型人格类型理论。T 型人格理论是美国心理学家弗兰克·法利提出来的。这一理论认为，人格类型是依据一群人是否具有某一特殊人格来确定的。法利认为，T 型人格是一种好冒险、爱刺激、易兴奋的人格特征。根据冒险行为的性质将 T 型人格分为 T + 型和 T － 型。T + 型人格表示冒险行为朝健康、积极、创造性的方向发展。具有这种人格的人喜欢赛车、探险、艺术创作等。T － 型人格表示冒险行为朝破坏性质的方向发展，有这种人格的人喜欢飙车、酗酒、吸毒、暴力等反社会行为。T + 型人格根据活动特点又可进一步分为体格 T + 型和智力 T + 型。如极限运动员就代表了体格 T + 型，这种运动员通过身体运动（如跳伞、飞车等）来实现追求新奇、不断刷新纪录的动机。一些科学家或思想家则是智力 T + 型的代表，他们对科学技术的创新需要很强的冒险精神。

二是内—外向性格类型理论。瑞士著名人格心理学家荣格（C. GJung，1875 ~ 1961 年）根据力比多（心理能量）的流向或心理倾向来划分性格类型，最先提出了内—外向性格类型学说。荣格认为，当一个人的兴趣和关注点指向外部客体时，这个人就是外向性格；当一个人的兴趣和关注点指向主体内部时，这个人就是内向性格。在荣格看来，任何人都具有外向和内向这两种特征，但其中一种可能更占优势，因而可以确定一个人是内向还是外向。外向型性格的人重视外在世界，将情感表露在外,他们活跃、自信、勇于进取、热情奔放、当机立断、独立自主、善于交往、行动快捷,容易适应环境的变化,但有时轻率、冲动、鲁莽;内向型性格的人重视主观世界,做事谨慎、思考周密、经常内省、沉默寡言、容易害羞,多有疑虑困惑,回避社交、交往面窄,较难适应环境的变化。荣格认为,人的心理活动有思维、感情、感觉和直觉这四种基本功能,结合两种心理倾向可以构成八种人格类型,即外向思维型、外向感情型、外向感觉型、外向直觉型、内向思维型、内向感情型、内向感觉型和内向直觉型。

3. 价值取向人格类型理论

德国心理学家斯普兰格(Spranger)根据人类社会文化生活的六种形态和价值追求,将人划分为六种性格类型。他认为,不同性格类型的人格具有不同的价值观成分。这六种类型分别是:(1)经济型。这种人注重实效,追求利润。(2)理论型。这种人喜欢探究世界,追求真理。(3)审美型。这种人富于想象,追求美感,对现实生活不太关注,以感受事物的美作为人生的价值。(4)权力型。这种人支配性强,追求权力。他们的全部生活价值和最高人生目标就在于满足自己的权力欲望,得到某种权力和地位。(5)社会型。这种人关心他人,乐于助人,奉献社会,以奉献社会作为人生追求的最高目标。(6)宗教型。这种人信奉宗教,相信神灵,把信仰视为人生的最高价值。

(三)弗洛伊德精神分析人格理论

弗洛伊德的精神分析人格理论主要包括人格结构理论和人格发展理论。

1. 人格结构理论

弗洛伊德认为,人格由本我(id)、自我(ego)和超我(superego)构成。本我(id)是人格结构中最原始的部分,处于人格结构的最底层,从出生即已存在。构成本我的成分是人类的本能需求,如饥、渴、性三者均属之。本我的需求一经产生,个体立即要求满足相关需求,故而从支配人性的原则来说,支配本我的是快乐原则。例如,吸毒人员产生毒品渴求时即要求立刻使用毒品,绝不考虑家人或周围其他人的感受。

自我(ego)是个体出生后,在现实环境中由本我分化发展而产生。由本我而来的各种需求,如果不能在现实中立即获得满足,就必须迁就现实的限制,并学习如何在现实中获得需求的满足。从支配人性的原则来说,支配自我的是现实原则。此外,自我介于本我与超我之间,对本我的冲动与超我的管制具有缓冲与调节的功能。

超我(superego)在人格结构中居于层次地位最高的部分,是个体在生活中接受社会文化道德规范的教养而逐渐形成的。超我有两个重要部分:一为自我理想,是要求行为符合理想的标准;二为良心,是规定行为免于犯错的限制。因此,超我是人格结构中的道德部分,它对本我和自我的表现进行监督指导。从支配人性的原则来说,支配超我的是完美原则。

人格结构中的三个层次相互交织,形成一个有机的整体。它们各行其责,分别代表着人格的某一方面:本我反映人的生物本能,按快乐原则行事,是"原始的人";自我寻求在环境条件允许的情况下让本能冲动能够得到满足,是人格的执行者,按现实原则行事,是"现实的人";超我追求完美,代表了人的社会性,按完美原则行事,是"道德的人"。

2. 人格发展理论

弗洛伊德以人格发展的顺序为标准,依次将人格发展分为五个时期,即口腔期、肛门期、性器期、潜伏期、性征期。

口腔期(或口欲期)(oral stage):从出生到 1.5 岁,是个体心理发展的最原始阶段;其原始的性力集中表现在口部,即个体靠吮吸、咀嚼、吞咽、咬等口腔活动,获得快感与满足。有学者认为吸毒行为是吸毒人员在口腔期未得到满足的表现。肛门期(anal stage):1.5~3 岁,动欲区在肛门。在这一阶段,由于幼儿因粪便排泄时解除内急压力而得到快感体验,因而对肛门的活动特别感兴趣,并因此获得满足。性器期(phallic stage):3~5 岁,亦有人划分为 3~6 岁,动欲区是外生殖器。儿童在 3~5 岁时认识到两性之间解剖学上的差异和自己的性别,注意力多集中投放在生殖器部分。性器官成了儿童获得性满足的重要刺激,表现为这个时期的儿童喜欢抚摸、显露生殖器,以及出现性幻想。潜伏期(latency stage):6~12 岁,这一时期的性力受到了压抑。这是由于道德感、美感、羞耻心和害怕被别人厌恶等心理力量的发展,这些心理力量与儿童时期毫无掩饰的性力冲动是对立的。性征期(或两性期)(genital stage)是青春期到成年期,亦是性成熟期,其特征是对异性产生爱的倾向占优势。

上述人格发展的每一阶段都有其特点和特殊问题,阶段之间的先后顺序是固定的,这种固定的发展顺序是由个体成熟过程决定的。此外,在这些阶段中,如果性满足过多或过少,都可能产生"固着"现象,即发育停滞在某个阶段,出现延迟甚至倒退,也可能产生病理现象。比如,口欲期的婴幼儿如果得不到口腔满足,他

（她）可能终其一生都在寻求口腔满足，在行为上可能表现出咬指甲、烟瘾、酗酒、贪吃等特征。

（四）人本主义人格理论

人本论是 20 世纪 50 年代以后在人格心理学上正式成为一流理论，其主要代表人物有马斯洛和罗杰斯。

1. 马斯洛的人格自我实现理论

马斯洛在需要和动机理论的基础上，提出需要是人格的核心，人的基本需要应得到满足，故他的人格理论又称为"人格需要层次说"或"人格需要层次理论"。自我潜能实现是马斯洛人格理论的基本点，这一理论强调个人的潜能、创造力、理想和信念的实现。

马斯洛为论证人格自我实现的理论，又详细分析了自我实现者的人格特征。这些特征包括：有良好的自我实现知觉；对己、对人、对大自然表现出最大的认可；自发性、单纯性、自然性较强；工作、事业以问题为中心，而不是以自我为中心；有独处和自立的需要；有较强的自主性并不受环境和文化的支配；有兴趣盎然的欣赏力；有周期性的神秘的或"高峰的"体验；关心社会，喜欢和所有人打成一片，但仅和为数不多的人产生深厚的友谊；有鲜明的民主性格；有强烈的审美感；有富有哲理的、非敌意的幽默感；有创造性，不受社会现存文化规范的束缚，独立地思考和行动。

2. 罗杰斯的健康人格理论

罗杰斯的健康人格理论是探讨人格本质、结构、形成和发展的理论。它是以自我为中心，以自我实现倾向为动力，以成为充分发挥机能的人为目的的人本主义人格理论。

自我实现倾向是健康人格理论的基本假设，即有机体具有一种天生的自我实现的动机，它表现为一个人力图最大限度地实现自己各种潜能的趋向。罗杰斯的自我实现是人类有机体的一种核心动机，其他动机如求食或艺术创造，都是自我实现需要的不同表现形式。罗杰斯把自我实现看作人类有机体的"中心能源"、自我理论的基本前提，并为自我实现注入了"自由选择"的思想。

人格自我发展是罗杰斯人格自我心理学的重要内容之一，指个体自婴儿到成年甚至一生的人格成长机制和过程。在罗杰斯看来，"个体自我概念的发展有三方面的内容：自我认定，即能认定自我的存在；自我评价，即个人对自己价值的判断；自我理想，即个人对未来自我的期望"。由此可见，自我发展是一个使有机体趋于更分化或者更复杂的实现倾向的重要形式。实现倾向在自我形成前，它表现出有机体的总体特征；在自我形成之后，它也表现出自我的特征。

同时，罗杰斯也指出了心理顺应不良的起因和健康人格的特点。罗杰斯说："心理顺应不良的全部原因在于自我和经验之间的不协调，即一个人现实感知到的自己与他既有的自我经验有了差距。不协调的根源在于价值判断的作用。"他认为，健康人格的特点是机能完善，要具有对于自我经验的开放态度、自我协调、机体评估过程、无条件的积极关注等。

总之，不同的理论流派对人格的看法存在差异性，像人格特质理论侧重把人格分成独特的不同部分，人本主义的人格理论侧重自我实现的人格培养等。这些理论流派对人格的侧重点不同，但也存在一个共同点，即把人格视为影响个体思维和行为模式的重要因素，可以说如果一个人完全没有人格，就很难成为严格意义上的"人"。这也提示我们，对戒毒人员人格特质的研究可为深入探索这一特殊群体提供良好的视角。

四、戒毒人员的人格特质

国内外研究发现，某些人格特质与吸毒行为及毒品滥用程度相关，多见于具有喜新奇、爱冒险、缺乏控制力、低自尊、孤独、焦虑、情绪障碍等特点的人群。长期慢性滥用毒品对吸毒者的大脑造成严重损害，导致其认知、情绪和行为发生改变，并导致戒毒人员的人格发生变化。戒毒人员在人格上有哪些不同于正常人群的表现？他们的人格特质包含哪些内容？这些特质又在他们的吸毒、复吸行为中发生了什么样的作用？这些问题的答案，对于戒毒人员这一群体的轮廓描绘是有重要参考价值的。

戒毒人员的人格特质明显区别于常人，表现为自我评价低、自我认识缺损，易紧张兴奋、情绪不稳定，依赖、执拗、世故，自律性差、意志耐受力差，不负责任、孤僻、情感冷漠、爱冒险、具有敌意攻击性等人格特点。这些人格特征的持续存在容易造成戒毒人员的人格障碍。比如，国内多项研究均采用人格诊断问卷（Personality Diagnostic Questionnaire，PDQ）调查发现，强戒人员存在各种类型的人格障碍，其中以反社会型和边缘型人格障碍为主，表现为易和他人发生冲突、不忠于职守、人际关系不协调、行为冲动、暴力攻击性显著等特点。

戒毒人员的人格特征存在性别差异性。既往研究表明，男性戒毒人员的个性特征相对于女性戒毒人员更为突出，表现为冲动、性急易怒，敌对性强、服从性差，不愿受约束等,常出现肢体攻击行为。女性戒毒人员的人格特点可概括为:情绪知觉敏感、稳定性差,思维的深刻性不够,感情用事、缺乏责任心与务实精神,坚持性差、缺乏独立性和自控性,不能较快地适应新环境等,常表现出言语攻击行为。有研究表明,女性戒毒人员的人格障碍主要体现为偏执型人格缺陷,这一障碍的形成与她的生活成长经历、以自我为中心的性格特点、绝对化要求、以偏概全等错误认知观念、不能正确地对待戒毒及处理她与父母之间的感情等有关。总之,这些个性特征表现及典型人格障碍的存在,在一定程度上是戒毒人员出现焦虑、抑郁、自卑、依赖、懒惰等心理行为问题的原因之一。

吸食毒品的类型也会影响戒毒人员的人格特征表现。国内有研究人员对海洛因戒毒人员采用 NEO 人格问卷修订本(Revised Neuroticism Extraversion Openness – Personality Inventory,NEO – PI – R)开展调查研究,发现海洛因戒毒人员在顺从性和严谨性人格维度的得分显著低于正常对照组;在特质层面具有愤怒敌意得高分,脆弱性、低价值、信任,责任心、自律性和审慎性在均分水平的特点。对苯丙胺类成瘾人员的人格调查发现,该人群有说谎、装病、装好等问题,表现出偏执型人格特征,具有攻击倾向,出现反社会行为的可能性较大。还有研究对海洛因成瘾者和冰毒成瘾者的人格特征进行对比分析,发现二者在多个维度存在显著差异。比如,海洛因成瘾者在独立性和紧张性方面显著强于冰毒成瘾者,但其乐群性、稳定性、恃强性、兴奋性、有恒性和敢为性则显著弱于冰毒成瘾者。这说明海洛因成瘾者相对于冰毒成瘾者表现出更强的独来独往、敏感紧张、情绪相对稳定,不喜欢社交活动、不喜欢争强好胜、做事坚持性差等特点。

戒毒人员的人格特点随着吸毒时间的变化而变化。研究表明,吸毒 3 年及以上的戒毒人员相比吸毒 3 年以下的戒毒人员在艾森克人格量表(Eysenck Personality Questionnaire,EPQ)中的 P(精神质)、E(内外倾)维度的得分显著升高,表现为不遵守戒毒机构的管理规范,情绪不稳定,对周围人与事物产生敌对情绪,招惹是非等。这可能与长期吸毒导致身心机制被破坏;处在戒毒环境里感到束缚,缺乏家庭支持及心理扭曲有关。随着吸毒时间的延长,戒毒人员对惩罚也失去了敏感性,逐渐成为戒毒所等机构的“熟脸”,但其社会危害性却在逐渐增加。

总之,人格具有“千人千面”的特点,但不同人格之间又具有某些共同特质,这为了解戒毒人员这一特殊群体的人格特质奠定了基础。戒毒人员的人格特点更偏于负面,稳定性的特点又增加了对其矫治的难度。所以,要改变戒毒人员的人格特质,需要长期、持久、更有针对性的干预日程和方法。

第二节　戒毒人员人格特征与戒毒心理矫治

　　戒毒人员在长期滥用毒品后，人格特征会有异于常人的变化，这不仅使其发生复吸的风险提升，也容易对自己和他人、社会产生危害性。因此，有必要对戒毒人员的人格缺陷等进行干预。不过，人格特质一旦形成，就有较强的稳定性，这给干预过程和效果造成了一定的困难，需要在干预方法和日程选择上不同于其他心理行为问题。

一、成瘾人格

　　戒毒实践中，我们发现一个现象：有的戒毒人员使用毒品一两次，就出现了成瘾行为；有的戒毒人员使用毒品很多年的时间，却并没发展到成瘾的程度。针对这一现象，笔者提出以下问题：到底存在不存在成瘾人格？ 是不是有些人更容易成瘾，而有些人一直都发展不到成瘾的地步？

　　对于上述问题，我们要进行成瘾人格的界定。克尔（Kerr）认为成瘾人格这个概念必须从两个方面去界定：第一个是存在某种特定的人格类型、结构或特质导致人更加容易成瘾，即"成瘾人格"必须是有预测性的；第二个是某种特定的人格类型或特征是只出现在成瘾者身上的，即"成瘾人格"必须具有区分性或独特性。对于某些人格特质必然与成瘾相关的观点，研究者没有争议，并认为成瘾和一些人格特质存在高关联性；但对于预测性人格特质，研究者存在不同的意见。

　　虽然早期研究涉及许多对成瘾人格的探索，研究者们对成瘾者进行人格测试，并得出许多与成瘾有关的人格特质，似乎证明成瘾人格确实是存在的。比如，国外有研究对 17 岁与 24 岁的两组人进行追踪研究，发现成年之前的人格差异对成年之后的饮酒成瘾表现是有预测作用的；还有研究通过对 1000 多名学生进行 1 年的追踪，发现感觉寻求特质和个体的药物滥用情况紧密相关，且处于不同的药物使用状态的个体（有节制的使用者、初试者和成瘾者）的感觉寻求得分也有明显的不同，成瘾者的感觉寻求得分最高。

　　但随着研究的深入，越来越多研究者并不认同简单地将某些人格特质当作"成瘾人格"存在的证据。的确有一些特定的人格特质与成瘾相关，但并不能确定是成瘾行为导致形成特定的人格特质，还是特定人格特质导致形成成瘾行为，两者谁是因,谁是果,并无定论。此外,"成瘾人格"这种"贴标签"式的说法太过消极,容易因为"贴标签"造成先天"成瘾论",给成瘾者的治疗带来负面的影响,且人格的可变性本身就存在争议,因而对于成瘾人格的存在,更多研究者持怀疑态度。

总之,在过往关于成瘾人格的一系列探索中,多是把成瘾人格当成独立的一种人格类型去进行研究,但得到的多是某些跟成瘾相关的人格特征,如冒险性、高感觉寻求,高冲动、强迫、风险决策行为,反社会行为等。虽然对成瘾人格的探索并没有得到研究者们最想要的结果,但是人格与成瘾的相关关系是确实存在的。因而即使没能找到某种独一无二的只存在于成瘾者身上的特质,但把这些"成瘾者共性特质"组合起来之后,这样的组合也可以看成成瘾者独特的人格特征群组。这就促使研究者们更专注于某一特定成瘾类型的特点及机制的研究,以得到更全面的关于某种特定成瘾人格的特点,探索人格作用于成瘾的机制,为从人格因素的角度预防和干预吸毒、复吸行为提供科学的证据。"成瘾人格"这一极具标签性的术语也可能会被其他描述得更恰当的术语取代。

二、与成瘾行为紧密相关的人格特质

虽然对不同成瘾类型所具有的共同人格因素的探索很多,但并没为成瘾人格的独立存在提供直接的证据,可这一系列研究的确发现了几种比较有共性的与成瘾密切相关的人格因素。第一个因素是感觉寻求;第二个因素是强迫;第三个因素是反社会人格,尤其是早年的反社会行为表现;第四个因素是冲动性。对于不同成瘾类型所具有的共同人格因素的探讨,为人格与成瘾关系的研究和相关干预开拓了更广阔的研究思路。

(一)感觉寻求特质

感觉寻求(Sensation Seeking)是一种寻求变化、奇异和复杂的感觉或体验的人格特质。感觉寻求倾向较显著的人,希望自己时刻保持较高水平的唤醒状态,并为此寻求不断变换的新异体验。当类似或相同的刺激重复出现时,这种人立刻会感到厌烦,反应速度大为减慢。为了保持一定程度的唤醒状态,他们会不惜采取冒险行为来达到目的,吸毒行为就是选择之一。

事实上,在所有影响吸毒人员使用毒品的人格特质中,感觉寻求处于首要地位。高感觉寻求者借助药物对神经的刺激来改变唤醒状态(无论这种刺激对身体是否有害），而毒品的使用可以满足吸毒人员高水平的唤醒状态。与低感觉寻求者相比，高感觉寻求者具有低估行为冒险性和忽略行为后果性的特征，这也促使他们愿意去尝试非法药物。另外，感觉寻求倾向可能作用于药物成瘾的不同发展阶段。首先，感觉寻求特质中的抑制能力下降、寻求刺激和冒险性增强是促使青少年尝试使用药物的主要因素。其次，感觉寻求特质也与治疗保持率有关：由于高感觉寻求者对这种特殊的治疗经历很好奇，在治疗早期他们的治疗保持率更高，而治疗后期的高中断率则是由于他们对这种治疗过程逐渐厌倦，这也提示我们对高感觉寻求特质者的治疗方案不能趋于单一化，而应用丰富的治疗方式可以提升他们的治疗保持率。最后，由于毒品本身的刺激性质和作用促使吸毒人员持续不断地依靠毒品来维持唤醒状态，故感觉寻求特质能够较好地预测复吸行为。

高感觉寻求者不断地寻求新体验和刺激，但长时间使用一种毒品会使他们出现耐受性，所以他们往往是多毒品滥用者，通过变换使用不同种类的毒品来获取不同的感受体验。而且感觉寻求与使用"烈性"毒品的相关性较其他人格特质更为显著，是体验和使用毒品的可靠预测工具，可用来搜寻、确认具有成瘾倾向的人员。

（二）强迫特质

强迫特质是以反复侵入性的强迫思维和重复性的强迫行为为主要症状表现的一种人格障碍。强迫特质的强迫思维往往是某种内在焦虑的外在表现，强迫行为的实施只为能够缓解内心的焦虑。强迫特质的典型表现是刻板固执、墨守成规、缺乏应变能力等特点。同时，个体由于内心深处的不安全感而导致产生怀疑和过分谨慎。此外，因为强迫特质者要求十全十美，但又因缺乏信心导致反复核对，过分焦虑，具有注意行为细节的表现。

强迫特质与成瘾行为紧密相关。有研究表明，高强迫特质的个体的抑制行为能力显著差于正常人，会表现出运动亢进、过度兴奋不安、无法抑制反应的特点，这使他们在面对毒品及相关线索时，无法控制自己的行为反应，从而比较快地采取使用毒品的行为；高强迫特质的个体还存在计划、决策能力较低，注意力分散，较为冲动等方面的问题，可能会影响戒毒目标的设定和目标导向的实施行为，使他们难以围绕戒毒目标而去实施戒毒行为；高强迫特质个体缺乏洞察力和社会认知，情感淡漠，与人交往的技能欠缺，社会支持资源匮乏，这也影响了其戒毒行为的维持。

药物成瘾行为发展到后期,个体会出现强迫性觅药和用药行为,这一结果的发生除了由于前额叶和纹状体的结构和功能发生改变之外,成瘾者的强迫特质也起到了重要的作用。

(三)反社会人格特质

反社会人格(antisocial personality)亦称"悖德型人格""社会病态人格",即反社会型人格障碍。它是人格障碍的一种,除了具有人格障碍的特征外,其最明显的特质是个体时常做出违反社会规范的行为。关于反社会人格特质的表现有很多研究,像克列莱(Cleckley)在他的著作中将反社会人格者的特征归纳为16条"克列莱标准"。

但是,对反社会人格特质比较清晰而简洁的归纳结果当属科斯塔(Costa)和麦克雷(McRae)的研究。他们认为,反社会人格特质具有以下维度的表现:(1)高神经质:缺乏对健康或社会适应方面潜在问题的适度关心;情绪稳定性差,情感空虚。(2)低外倾性:社交孤立、抑制且人际疏离,缺乏支持系统;情感单调;对生活缺乏热情和乐趣;即使有资格也不愿坚持自己的观点或担任领导角色,害羞胆怯。(3)低开放性:难以适应社会或个人的改变;对不同观点和生活方式的容忍度或理解力较低;情感空白,不能理解与口头表达自己的感觉;具有述情障碍;兴趣范围狭窄;对艺术和美缺乏敏感性;过分服从权威。(4)低宜人性:愤世嫉俗、思想偏执;不信任他人,即便是朋友或家人;喜争吵,易打架;具有掠夺性和控制性的人际关系;善于撒谎;粗鲁、不关心从而疏远朋友,缺乏社会支持;忽视社会规则导致违法问题;具有夸张、不切实际的自我感觉,骄傲自大。(5)低尽责性:成绩落后,不能发挥智慧潜能和艺术天赋;学业成绩低于其能力水平;对规则和责任的漠视导致触犯法律;即使具有治疗的需要也不能管束自己(如坚持节食或锻炼计划);对于个人生活和职业生涯无目标。

戒毒人员的成瘾行为与反社会人格特质有共同的契合点。(1)高神经质与成瘾行为。高神经质表现为情绪不稳定,情感空虚,这既是成瘾行为的诱因,也是成瘾行为的后果。不少戒毒人员停止吸毒后,均表示出现过情感空虚的感受,为了避免这种感受,又不得不再次使用毒品。(2)低外倾性、低开放性、低宜人性与成瘾行为。低外倾性、低开放性、低宜人性三者有一种共同的破坏性表现,即让戒毒人员与外界的正常交往和联系减少,社会支持系统薄弱,朋友圈单一。这使他们只是结交一些吸毒的朋友,从而在毒品获取和吸食上具有便捷性和易得性,比较容易发生复吸行为。此外,他们缺失正常的社会支持系统,即使他们有戒毒想法和动力,但获取外部支持的资源有限,获得社会和他人的理解和支持有限,也使他们比较容易重回到吸毒的老路上去。(3)低尽责性与成瘾行为。他们对规则和责任的漠视会导致其为了吸一口毒而置法律于不顾,屡屡触犯法律;同时由于个人缺少生活和职业生涯目标使其生活和精神空虚,为了填补空虚,他们一次次使用毒品而难以停下来。

(四)冲动人格特质

吸毒者最显著、最直观的行为表现是持续地使用毒品,这不仅具有强烈的毒品渴求特征,而且具有缺乏对毒品摄入、毒品寻求及毒品获取等冲动性行为的有效控制的特征。冲动性特质在毒品使用相关的冲动性行为中起到了关键性作用。冲动性特质,目前普遍被认为是一种复杂多维的心理结构,总体表现为对环境做出欠考虑的、过快的、过分冒险的或不适应的行为。

冲动性特质可能涉及对行为反应的抑制不足、奖励预期敏感和计划不足等问题,其表现形式为:(1)明知道会产生消极的后果,但还是无法停止已有行为或念头;(2)往往选择即时且较小的奖励,忽视长期且较大的回报;(3)缺乏深思熟虑,或不等到所有信息呈现就快速做出反应;(4)寻求新奇感,倾向于从事冒险性的行为。

冲动性特质是毒品成瘾的显著特征,不但是个体使用毒品的风险因素,而且随着毒品的使用导致其控制功能进一步恶化。高冲动性个体有放纵欲望、即刻满足自身心理需要的倾向,故而在面对可能存在的毒品诱惑时不能抵制这种欲望。同时,高冲动性个体寻求新奇感,可以从吸毒过程中得到更大的满足。有研究利用延迟折扣实验发现相对于延迟奖赏,戒毒人员更倾向选择即时奖赏,说明戒毒人员在心里对于延迟奖赏的价值打更多的折扣。他们宁愿选择能够立即得到满足的较少奖赏,也不愿去等待长远的更大奖励,表现出其决策行为的高冲动性特征,这也说明了他们对毒品类奖赏刺激行为的控制能力下降。

三、戒毒人员人格特质缺陷与心理矫治

戒毒人员的人格特质缺陷及与成瘾行为紧密相关的人格特质,在吸毒行为中起到了促进作用,而在戒毒行为中却起到了破坏作用,这是导致戒毒人员复吸行为的基础性因素。所以,对戒毒人员的人格缺陷进行干预是有必要的。但是由于

人格具有相对稳定性、固化性等特点,对其进行干预转化存在较大的难度,更需要干预方法具有精准性和有效性。

笔者经过梳理相关文献,发现下面几种方法对干预戒毒人员的人格特质缺陷及与成瘾行为紧密相关的人格特质具有较好的作用,且可操作性较强,可以在戒毒人员中探索应用。

（一）认知疗法

吸毒造成人格的改变,人格改变伴随着吸毒人员的偏差认知和不良认知,如自我评价低、自我认识欠缺等。认知疗法是根据人们的认知过程影响其情绪和行为的理论假设,通过认知和行为重塑来改变求治者的不良认知,从而矫正其不良行为的心理治疗技术。对于吸毒者而言,关键不在于"毒品"客观上是什么,而是被他们"认为"或"看作"什么。认知疗法的重心在于更改或修正他们对毒品的扭曲的认知,帮助他们找出导致复吸的不良原因,引导其正确归因。

从吸毒引起人格变异这一角度而言,认知疗法比其他心理疗法更容易让吸毒者理解、接受并获得协作。因为认知疗法通过改变吸毒者因吸毒给他人带来的影响,通过改变对吸毒行为的违法性和危害性的看法和态度,通过改变吸毒者自我认知的偏差,通过改变复吸原因的归因方式,从而来改善吸毒者呈现的人格异常或其他心理问题及复吸的行为表现。

认知疗法用于戒毒人员人格矫正的总要求是:治疗者要向戒毒人员说明一个人的看法与态度是如何影响其情绪和行为的。在临床操作上,认知疗法常采用认知重建、心理应付、问题解决等技术,帮助戒毒人员去检讨他对毒品、对吸毒行为的看法,从中发现其不正确的认知;帮助戒毒人员去检索有关自我认知偏差的中间信念和核心信念;帮助戒毒人员采取内归因的方式去探索复吸的原因;在此基础上,督促戒毒人员去替换这些看法或态度,重建功能性健康的看法与态度,产生健康的心理适应性行为,增强戒毒效能感,强化戒毒操守,从而达到戒毒目的。

（二）意象治疗技术

心理意象是一种带有象征性的心理形象。心理意象理论认为意象是有象征性的,即它可以表达意义,而且这个意义不是这个心理形象的直接意义,也就是说,意象是一种符号。在意识活动或潜意识活动中,人也常使用意象做符号,并建构起心理现实。精神分析学派最早发现了这个现象,比如,弗洛伊德从梦这种特殊的意象开始研究,发现梦可以用象征性的方式来表达欲望:一个人梦见蛇,很有可能和蛇这种动物没有关系,而是梦者性欲望的表达。以后的心理学家发现不仅是梦,其他意象也可以有象征意义。心理意象可以通过一种带有治疗意义的直观的形象去改变人的认知状态和行为。戒毒工作可以运用意象治疗技术,帮助戒毒人员抵制毒品的诱惑,降低人格缺陷对复吸行为的影响。

利用"意象对抗"技术主动抗拒毒品就是对心理意象理论的具体应用。这一方法主要运用放松训练和意象练习技术,引导戒毒人员在平静放松的身体状态下,重复地拒绝毒品、最终克服毒品的意象,以逐步巩固戒毒人员对于毒品的防御性和主动抗拒性,减少冲动性和强迫性的特质缺陷对复吸行为的影响。

在具体实施中,作者先用呼吸调整法和全身放松技术帮助戒毒人员进行放松,排除戒毒人员的思想杂念。在放松的状态下,笔者引领他们在头脑里想象来到海边享受阳光和沙滩的美丽意象,然后这种意象中突然出现毒品幻化成的恶魔形象,张牙舞爪扑了过来……接着,笔者引导戒毒人员把戒毒信念和动力转化成对付毒魔的武器意象,让戒毒人员想象手拿武器击退毒魔,并最终把毒魔打倒在地,最后毒魔逐渐消失直至完全看不见的意象,最后戒毒人员在心里坚定地对自己说"我是完全可以战胜毒品的"。

戒毒人员每天至少进行2~3次这种意象抵制毒品的练习,在练习中增强自己对于毒品的掌控和信心。

(三)支持疗法

支持疗法,又称支持性心理疗法、一般性心理治疗法。治疗者不用去分析患者的潜意识和过往生活事件,主要是通过支持与鼓励、解释与指导,帮助患者有效地适应环境、应付困境,安全地渡过心理危机。这种疗法主要针对明显出现心理混乱、悲观绝望、极度焦虑、不负责任、孤僻、情感冷漠、自律性差等问题的戒毒人员,治疗者通过支持与鼓励、解释与指导等核心技术,引导戒毒人员更好地处理情绪情感问题,调整行为偏差,提升应对心理危机的能力,增强自我认知和控制能力。

戒毒人员支持疗法的治疗操作:(1)提供适当的支持。这包括共情理解、鼓励安慰、提供处理问题的方向等,以协助戒毒人员度过困境,应付心理上的挫折。(2)调整戒毒人员对"偶吸"的看法。治疗者引导戒毒人员认识到"偶吸"类似于学习过程中的失误,将"偶吸"重构成"一次错误",戒毒人员还有机会重新进行正确的学习,以此替代"完全失败"的归因。同时,治疗者鼓励戒毒者将偶吸等同为"失误",并将"失误"和"失败"的体验区别开来,让他们意识到偶吸可以转化为不吸而不是复吸;只要戒毒者偶吸后不复吸,就能保持戒断状态。(3)善于利用各种"资源"。如家人与亲友的理解、关心与支持、家庭的资源与背景、生活环境及社会的支持条件等,借助这些资源和条件去正常地生活和工作,减少接触毒品的机会。(4)进行"适应"方法指导。其重点就是治疗者跟戒毒人员一起分析戒毒过程中可能遇到的困难或问题,寻求应付困难或处理问题的恰当的方式、方法,并指导戒毒人员正确选用方式和方法。

支持疗法对戒毒人员施加与其在吸毒人群中所受毒品强化的相反的压力,加强戒毒的自我和社会性强化,使戒毒人员在支持疗法一系列的活动中,从与治疗者及他人的交流中获得情绪上的纾解,或心理上的鼓励、赞许、支持,从而增强其稳定积极的情绪体验和自我认知,获取丰富的戒毒资源和技能,最终获得人格的改变。

认知疗法、意象治疗技术、支持疗法对戒毒人员人格异常及影响成瘾行为的人格特质具有较好的转化效果,但是取得效果离不开长期的干预治疗工作,这就需要戒毒工作人员的专业坚持和耐心付出。

总之,戒毒人员是否存在"成瘾人格"并无最终定论,但在实际工作中,我们发现有些人格特质的存在对成瘾行为的发生发展有着紧密的联系。针对这些特殊的人格特质及戒毒人员的人格变异,认知疗法、意象治疗技术、支持疗法等技术方法可以应用到戒毒矫治工作中,通过专业干预和长时间的矫治治疗,对戒毒人员的人格缺陷发挥比较好的转化和矫正作用,且这些技术方法原理清楚,具有可操作性,值得戒毒场所或机构探索应用。

■ 主要参考文献

1. 温娟、訾非:《成瘾人格研究的回顾及展望》,载《心理研究》2014 年第 6 期。

2. 高晓华、杨伊生:《感觉寻求与几种行为关系的述评》,载《内蒙古师范大学学报(哲学社会科学版)》2007 年第 S1 期。

3. 刘邦惠、黄希庭:《国外反社会人格研究述评》,载《心理科学进展》2007 年第 2 期。

4. 刘畅:《戒毒人员的人格特点及其心理矫治》,载《中国临床康复》2006 年第 10 期。

5. 景晓娟、张雨青:《药物成瘾者的感觉寻求人格特征》,载《心理科学进展》2004 年第 1 期。

6. 李想:《新型毒品滥用与反社会人格——一个犯罪心理学的透视》,载《犯罪研究》2010 年第 5 期。

7. Bari & Robbins, *Inhibition and Impulsivity Behavioral and Neural Basis of Response Control*, Progress in Neurobiology, Vol. 108 :6 , p. 44 – 79(2013).

8. Antonio Verdejo – Garcla& Luke Clark, *Impulsivity As a Vulnerability Marker Forsubstance – use Disorders*: *Review of Findings from High – risk Research*, *Problem Gamblers and Genetic Association Studies*, Neuroscience & Biobehavioral Reviews, Vol. 32 :4 , p. 777 – 810(2008).

9. 董玲萍:《冲动性特质和毒品成瘾的关系:自评问卷及行为学的证据》,上海师范大学 2018 年硕士学位论文。

10. 毕嘉珩:《戒毒人员人格特征、生活事件与成瘾的关系研究》,哈尔滨工程大学 2015 年硕士学位论文。

11. 方群英:《重庆市强制隔离戒毒人员人格特征、心理健康、自我效能感及相关研究》,中国人民解放军陆军军医大学 2020 年硕士学位论文。

12. 郭永玉主编:《人格研究》,华东师范大学出版社 2016 年版。

第十章　戒毒人员心理矫治主要技术

前面几章从静态和动态心理因素的角度刻画了戒毒人员的心理行为特征,为我们全面而深入地认识戒毒人员个体和群体奠定了基础。在此基础上,本章主要聚焦五种主要的戒毒心理矫治技术,对戒毒人员的认知、情绪、行为、动机、防复吸技能、家庭关系修复等"靶点"提供矫治干预参考,也为戒毒一线工作人员梳理和总结主要的矫治干预思路和操作方法。

第一节　认知行为矫治技术

认知行为矫治技术是以美国心理学家贝克于 20 世纪 70 年代建立的认知治疗技术为基础,由认知理论和行为疗法相互吸纳、相互补充形成的系统心理治疗方法。认知理论认为,情绪与行为共同决定了认知过程,人们可以通过改变人的认知过程来改变人的想法与观念,进而矫治其情绪和行为。行为疗法认为行为是通过后天学习而建立形成的联结,因此可以通过一些实际的操作方法来消退、抑制、改变和替代原来的不良行为。认知行为矫治技术是两者的结合,它认为,认知和行为是一体的,认知过程决定行为的产生,同时行为的改变也可以影响认知的改变。认知和行为的相互作用决定了认知行为矫治技术的基础理论和基本操作。

认知和行为相互作用的关系在一些人身上常表现出一种恶性循环,即错误的认知观念会导致不适应的情绪和行为,而这些情绪和行为也反过来影响认知过程,为原来的认知观念提供佐证,使之更加巩固和隐蔽,使问题越来越严重。同样地,戒毒人员的错误认知观念也会对情绪和行为产生不利影响,这些情绪和行为也反过来巩固戒毒人员的认知观念,故此,认知行为矫治技术对戒毒人员的认知和行为改变具有较好的矫治效果。现有研究证据表明,认知行为矫治技术在成瘾戒治领域的应用占据了 60% ~ 70% 的比例,这一技术的广泛应用也体现了其疗效。

一、认知行为矫治技术的原理

传统的行为治疗只着眼于外显的行为,刻意消除那些适应不良的行为,精心塑造那些健康正常的行为,而对促使这些行为变化的个体内在认知加工过程常常不予顾及。但事实上许多适应不良行为都与认知的变化有关,任何行为或情绪归根到底都受认知过程的控制。现代的行为治疗学者开始了解认知在治疗中的重要性,促成了认知与行为的结合研究,心理治疗也进入了认知行为矫治技术的年代。

认知行为矫治技术的原理是通过改变人的认知过程、转变人的观念和想法来矫治患者的情绪和行为,同时通过不良情绪和行为的改善来强化正确的观念和想法。开展治疗时,咨询师会着眼于患者的错误认知,而不单单针对其异常的情绪和行为,因为一个人的认知决定了他的情绪是快乐或是愤怒,他的行为是趋近或是远离。由于吸毒人员经常处于应激状态,个体容易出现极端的、绝对的、单向的判断,产生错误的认知,继而出现负性的情绪和行为。

认知行为矫治技术往往要透过患者的不良情绪和不良行为,去寻找产生它们的不良认知,然后将这些不良认知在实际生活中加以检验,证实其是错误的,再以正确的认知替代,从而消除患者的不良情绪与不良行为,使情绪和行为更好地适应环境。个体的情绪和行为更好地适应环境后,又会反过来印证认知的正确性,强化正确的认知观念。

认知行为矫治技术以更进一步地改变认知为目标,学者们认为适应不良性认知(maladaptive cognition)是造成不良性情绪和行为的根源,只有矫正了不正确的思想,其派生的不良性情绪和行为才能随之矫正。适应不良性认知既可能来源于现实,也可能来源于以往经历,还有可能源自当前的病态。戒毒人员长期遭受毒品的损害,认知加工相关脑区有较为明显的结构和功能性损害,导致戒毒人员的适应不良性认知相对普通人更多也更稳固,这也增加了矫治的难度。

除了通过改变认知来改变情绪和行为之外,还可以通过认知重建模式来改变情绪和行为。认知重建模式通过认知指导、处理内在对话,从而改变人的思考、认知结构和行为方式的程序。它采用渐进方式,要求人们首先要自我觉察消极信念,说出或写出与情境有关的负向、内在对话;然后去寻找与原有的非理性观念不相容的思考方式,并用新的积极的内在对话来表达;最后学会独自完成此任务,熟悉、巩固合理认知的步骤,在现实情境中练习新的内在对话,并掌握一些有效的应对技巧,以便更好地适应环境。

二、认知行为矫治技术的治疗模式与基本技术

(一)治疗模式

目前,认知行为疗法已经发展形成了自己的治疗模式,该模式可大致分为三类:一是认知重组治疗;二是应对技巧治疗;三是问题化解治疗。认知重组治疗模式认为,不良情绪和行为来自不恰当的思维,心理治疗旨在重建一个更具适应性的认知方式,通过认知方式的重构,转变不良情绪和行为;应对技巧治疗模式则侧重于提供系统应对各种应激情境的方法和技能,通过提升应对技能来改善不良情绪和行为;问题化解治疗模式则把认知重组治疗与应对技巧治疗综合在一起,既从认知改变着手,又注重提升个体的具体应对技能,试图寻求能够处理较广泛问题的一般治疗策略或方法。

(二)基本技术

认知行为矫治的基本技术如下:

1. 心理教育技术

心理教育技术即戒毒工作人员与来访者建立良好的咨询关系,了解他(她)的心理问题及相关原因,通过解释和提问等方式,使来访者了解有关认知理论,明白认知行为心理治疗的机理,增加来访者治疗的希望和信心。

2. 认知重建技术

认知重建技术包括识别来访者的自动化想法、中间信念,核心信念;识别认知性错误并使其体验自己的真实性情绪。

3. 布置家庭作业

布置家庭作业即让来访者在咨询结束后及时完成和咨询内容相关的作业,通过作业练习,复习和巩固咨询中形成的良性认知与行为模式。

4. 技能迁移应用

技能迁移应用是让来访者在被矫治的过程中成为一个学习者,掌握必要的知识和技能,并将知识和技能迁移应用到实际生活中,以有效地应对现实中可能出

现的各种问题。

（三）操作步骤

在具体操作方面，认知行为治疗包括三个部分的内容。第一部分是认识上的改变或重组。戒毒工作人员可利用心理教育技术系统地讲授矫治理论，以及通过解释和提问的方式，帮助来访者认识到他原先的信念是与客观现实不相符合的，是受感性支配的而非理性的，然后帮助他进行认识上的重建。

第二部分是情绪上的改善。由于错误的认知往往伴随着负性情绪、情感，这些负性情绪和情感可能会让来访者陷入某种不良的行为模式，故可通过说服、正确反应示范、系统脱敏、放松训练等方式来帮助来访者摆脱抑郁、焦虑、愤怒、悲伤、沮丧、失望等负性情绪和情感。

第三部分是行为训练。典型的做法是布置作业，让来访者去完成。作业分为课堂作业和家庭作业两种。课堂作业是指通过设计一些带有挑战性的作业，让来访者去完成，如让他在某次作业中故意完不成任务；家庭作业是指让他在日常生活中将引起不良情绪的事件和当时的认知写下来，并分析理性和非理性信念。这些实践让来访者把学习到的应对技能迁移应用到日常生活中，让来访者感受到有些问题并不像他（她）原来想象的那样困难，那样无可解决，让来访者静下心来，用专业知识和技能解决看似不能解决的问题，从而使来访者在日常生活中逐步建立起合理化信念。

三、认知行为矫治技术在戒毒人员中的应用

认知行为矫治技术对矫正戒毒人员的错误认知观念、不良情绪与行为问题有较好的效果，在戒毒场所的应用也较广泛。主要原因是这一技术的可操作性强，一线工作人员经过学习、培训之后容易上手练习，在熟练操作之后可以按照操作要求和步骤解决戒毒人员的实际问题，令戒毒工作人员有价值感体验，所以这一技术在戒毒机构被应用较多。

如何较为完整地将认知行为矫治技术应用于戒毒人员心理矫治中？下面，笔者将以示例的方式进行应用展示，以期让大家对这一技术的应用有所了解和把握。

来访者基本情况：李某，男性，21 岁，吸食冰毒 2 年，首次接受强制隔离戒毒。

主要问题：人际交往困难，与同班学员关系紧张，情绪波动较大，易冲动，焦虑

抑郁状态持续近 3 个月；由大队推荐进行心理矫治。

问题分析：经过综合分析，戒毒工作人员确定了李某无论是情绪的变化，还是行为的异常，都与个体社会认知的偏差和不合理等因素直接有关。李某早年形成了自卑、怕人批评、怕遭拒绝和不敢讲话等不良习惯，以及个体过于追求完美、内向的性格，善于逃避的应对方式，加之教养方式和戒毒场所环境等不利因素的催化，不断强化和巩固了其问题。

矫治过程：整体分为五个步骤。

第一，建立良好的咨询关系，帮助李某意识到自己的认知偏差。

首先咨询师通过共情、尊重、积极关注、保密等方法，与李某建立起彼此信任的良好咨访关系，打消其顾虑。在此过程中，咨询师同时让李某自我检测认知、情感和行为，并运用指导、说明和认知示范等方法，让李某意识到适应不良的认知—情感—行为类型；双方先对其问题达成认知解释上的统一，然后咨询师再对不良表现给予解释并且估计矫治所能达到的预期效果。

咨询师通过"苏格拉底式提问法"帮助李某识别、检测"我不行""父亲讨厌我"等负性自动化思维，促进李某自我探索自己的情感、行为和认知的关联，帮助李某认识自己以下几方面的认知偏差：（1）任意推断，即在证据缺乏或不充分时便草率地作出结论，如"周围的学员总是在背后一起议论我"；（2）选择性概括，即仅依据个别细节而不考虑其他情况便对整个事件做出结论，这是一种瞎子摸象式的、以偏概全的认知方式，如"有一次一言不合和人发生冲突，那是因为此人对自己有偏见，所以才有意针对自己"；（3）过度引申，又称过度泛化，是指在单一事件的基础上作出关于能力、操作或价值的普遍性结论，也就是说，从一个琐细事件出发作出结论，如"有一次代表大队去参加全所的禁戒毒知识比赛，结果别的学员都获了奖，就自己什么奖都没有拿到，从此就觉得自己低人一等、毫无价值"；（4）走极端的思维，即认为要么全对，要么全错，李某往往把生活看成非黑即白的单色世界，没有中间色，如"我必须得到其他学员的尊重"等。

通过"苏格拉底式"提问，咨询师将李某引导到某个特定的问题内，要求他集中注意具体的问题和可以观察到的事实，而且这些问题和事实通常是求助者所忽略的，引导他对它们进行体验和反省。

第二，布置认知作业，矫治李某的适应不良性认知。

在咨询过程中咨询师通过布置一系列认知作业，使李某发展新的认知和行为来替代适应不良的认知和行为。比如，咨询师指导李某多角度地应用新的认知和行为:让李某回忆父亲对其责备训斥的事件和其在班里与他人发生冲突、参加比赛没有获奖等情形时的表现,要求他着重记下"当时怎么想的,怎么做的,感受如何",目的在于启发李某探索自己当时和事后的认知及信念是否合理,以利于在下次咨询中进一步寻找自卑的根源;还让李某找出自己班中最受欢迎的学员,并注意观察他的言行举止,分析别人为什么能受到别人的欢迎和尊重;让李某列出自己的优点和长处,坚持每天回忆并反复鼓励自己"我什么都可以去尝试",用合理的信念替代不合理的信念;让李某逐步与父亲、学员等主动交流,记住别人对他的"微笑"与"好话",从而发现自己并非一无是处;让李某在班会或课堂上发言,记下自己的体验,体会在发言中接纳自己的感受;让李某尝试以接纳自己的方式去应对一些生活中的问题,学习一些更有效的应对技能等,以更好地应对日常生活中的问题。

总之,咨询师布置作业和要求完成作业的目的是帮助李某改变潜在的功能失调性信念,重建合理的信念,并且对其在行为上进行一些训练与指导,协助李某运用合理信念来改善不良情绪,从而改变自己的不良行为。

第三,建立新的认知模式。

在处理日常生活问题的过程中培养观念的对抗,用新的认知对抗原有的认知。在此过程中,咨询师让李某练习将新的认知模式用到社会情境之中,取代原有的认知模式。比如,咨询师引领李某先用想象方式来练习处理问题,或模拟一定的情境,或在一定条件下让他以实际经历进行训练;让李某在某些敏感的场合进行自我对话,目的在于查找引起人际敏感化的内部消极的自我语言和自我表象,进一步探索认知模式中的不合理信念;让他通过自我对话试用与原来不同的眼光看待自己的问题和症状等,如运用"我没有那么差""别人对我并非都是敌意的"等新观念来看待周围的人和事。

第四,矫正求助者错误的自我概念,改变对自我的认知。

此过程作为新认知和训练的结果,咨询师利用语义分析技术,矫正李某的核心错误信念,要求他重新评价自我效能,以及自我在处理认识和情境中的作用,逐步消除其核心错误信念对情绪和行为的影响。

语义分析技术旨在改变个体错误的自我概念,如李某自我概念中的"我是个毫无价值的人"。咨询师通过引导分析,让他发现作为主语的"我"应包括与"我"有关的各种客体(如我的身体、我的头发、我的肤色等)及与"我"有关的各种行为(如我说话、我走路、我吃饭等);而动词"是"后面的表语则描述的是主语的整体性质。因此,从语义学的理论来看,"我是毫无价值的人"应是指与"我"有关的各种客体和行为都是无价值的,而这样的句子显然没有什么逻辑意义。因为你可以说"我上次做的那件事是没有价值的",但不能说"我的呼吸""我吃饭"等都是没有价值的。这些表达显然与客观现实不符,也就没有任何实际意义。

通过语义分析和转换,咨询师引导李某把代表他深层错误观念的无意义句子转换成具体的、有特定意义的句子,使他学会把"我"分解为一些特定的事件和行为,并在一定的社会参照下来评价它们。通过这一客观化的过程,李某逐步学会了依据较为客观的标准来看待自己的问题,从而使他能够用对具体事件的评价来代替对自我的整体性评价,对自己的不适应行为其他行为有更客观的认识,认识到他只是在某些特定行为上确实有一些问题,但除此之外的其他方面则可能是与常人一样的。

第五,咨询效果的评估。

本案例的咨询师通过临床观察、回访和跟踪,发现咨询已基本达到预期目标:改善了李某的不良情绪及冲动攻击行为;增强了李某的自信心,提高了其人际交往水平;提升了李某的自我觉察和自我反思能力,促进了他的人格完善和心理健康的发展。李某在咨询结束时说道:"我觉得我改变的不仅是情绪和行为,更重要的是我对很多问题的看法有了根本的改变,变得积极和乐观了。"李某自己的反馈也说明了认知行为治疗对于改变看法和观念的重要性,这也是这一矫治技术的核心所在。

总之,认知行为矫治技术着眼于探究、考察和改变个体的内在认知过程,兼用行为疗法的合理技术,重视个体外在行为的矫正和训练,这种有机的结合使认知行为矫正技术充满了活力和效力,这也是它在戒治领域被广泛应用的重要原因之一。但是认知行为矫治技术也受到了一些批评,比如,对于认知与情绪、行为的关系到底如何,认知行为矫治理论并没有给出答案;认知行为矫治技术没有对来访者的心理结构进行分析,这样一旦遇到较为复杂的心理问题,认知行为矫治技术的效果就会受到影响。就像本案例中矫治过程主要聚焦于李某的现状及问题表现,而对其过往经历及人格特质却较少关注。此外,认知行为矫治技术的咨询目标一般是具体的、短期的,而要促成戒毒人员保持戒毒和防复吸这一长远目标,还要结合其他的矫治技术一起应用,才能获得较好的戒治效果。

第二节　情绪调节与释放技术

情绪受认知、行为等因素的影响，也会影响个体的认知、行为等表现。对情绪进行调节和释放就是一个重要的过程，有效地调节情绪是解决各种心理问题与提升生活质量的关键。不同个体的情绪调节能力是有差异的，门宁（Mennin）等人的研究表明，有情绪调节障碍的个体在理解、反映与管理自己的情绪体验方面存在更大的困难。情绪调节功能低下可能是多种临床症状如物质依赖、自我伤害、攻击行为、创伤后应激障碍等问题的根源。目前，增强个体情绪调节和情绪管理能力已成为解决心理健康问题过程中的重要目标。

药物成瘾者长期滥用成瘾物质，会对情绪调节、情绪体验等相关脑区造成较显著的功能性损害，导致戒毒人员对负性情绪变得更加敏感，体验更多的负性情绪和感受。这些负性结果又引发了戒毒人员的认知和行为问题，如非理性信念、冲动攻击行为等，给戒毒人员的戒治工作设置了较大的障碍。因此，在开展专业戒治工作之前，戒毒工作人员要先处理戒毒人员的情绪问题；处理完情绪问题，然后在开展动机提升、防复吸训练等专业戒治工作；否则戒毒人员的情绪问题得不到解决，会对专业戒治工作产生较大的干扰，严重影响戒治工作的效果。

本节主要从情绪调节和情绪释放两部分来介绍戒毒人员的情绪处理技术。情绪调节主要针对情绪唤醒水平的调节，情绪释放主要针对情绪的宣泄和消除。两种技术的情绪处理结果，基本可以帮助戒毒人员应对常见的情绪问题，减少情绪问题对戒治工作的影响及复吸风险。

一、基于副交感神经系统激活的情绪调节技术

（一）理论基础

情绪和外周神经系统的活动性直接关联。外周神经系统包括交感和副交感神经系统两大部分，支配着个体的呼吸、心率、血压、脉搏、皮电、皮温等生理反应。当出现情绪波动时，交感神经系统会被激活，呼吸、心率、血压等生理反应伴随着相应的变化，这些变化进一步增强了情绪的唤醒度和主观体验。当副交感神经系统被激活，处于支配地位时，个体的呼吸、心率、血压等生理反应趋于平缓，个体的

情绪处于稳定和谐的状态。所以,当个体出现情绪唤醒、情绪反应较大的情况时,就需要切换到激活副交感系统的模式,从而对情绪起到调节、调控的作用。

研究表明,呼吸、肌肉放松等练习方式可以较快地帮助个体切换到副交感系统支配的状态。呼吸、肌肉放松等方法既可以抑制杏仁核的活动,杏仁核的激活程度下降,又可以调控交感神经系统的活动,减弱交感神经系统的唤醒度,从而让副交感神经系统处于主体地位。因此,我们可以采用控制呼吸法、肌肉放松法等方式来调节戒毒人员的情绪,尤其是愤怒、焦虑、悲伤等负性情绪,通过练习让戒毒人员平静下来,达到放松和谐的状态。

(二)操作方法

1. 呼吸练习

呼吸伴随着我们一生中的每一分每一秒。可以说,呼吸与我们的生命不可分割。呼吸法的操作简单有效,几乎可以应用到所有让人焦虑紧张的情境,是一种快速的放松法。呼吸其实也有很多种方式,不同的呼吸方式会带给我们不同的感受。

(1)深呼吸

最简单的呼吸方法是进行深呼吸。深呼吸是一种胸式呼吸,与平时的呼吸方式一致,可在应激情景下迅速使用。首先我们要选择一个安静的环境和舒适的姿势,尽量排除外界干扰并使自己处于平静的状态;然后在内心数节拍,吸气用4个节拍,憋气用7个节拍,呼气用8个节拍;在感到情绪涌现时,运用这样的方式,做10~15组深呼吸,直至紧张感逐渐减弱。

有时候,戒毒人员会遇到应激的状态或情景,那么也可以用下面这种方式来控制自己的呼吸:双手手掌合并,在情绪涌现的时候用它裹住自己的鼻子和嘴巴,做深呼吸10次后迅速放开,重复下一组,直至紧张感逐渐消退。

(2)60秒"4-7-8"呼吸法

60秒"4-7-8"呼吸法由美国医生安德鲁·威尔博士发明推广,其原理是让人的肺部吸入更多的氧气。增多的氧气会有助于激活人的副交感神经系统,帮助调节人的紧张状态,缓解焦虑,放松情绪,对个体的睡眠有较好的辅助作用。这个方法的具体步骤是:

第一,用嘴巴呼的一下大呼气。

第二,闭嘴,用鼻子吸气,在心中数4个数(1,2,3,4)。

第三，停止吸气，屏住呼吸，在心中数 7 个数(1,2,3,4,5,6,7)。

第四，用嘴巴呼的一下大呼气，同时心中数 8 个数(1,2,3,4,5,6,7,8)。每四次这样的"一呼一吸"为一遍，需要重复 3 遍。

注意吸气的时候要用鼻子而且不要发出声音，呼气时用嘴巴，要有"呼"声，而且一定要舌抵上颚。笔者建议戒毒人员每天练习两次"4 - 7 - 8"呼吸法，连续练习 6~8 周，就能熟练地掌握这个方法。

(3) 腹式呼吸和慢呼吸

腹式呼吸也被叫作横膈膜式呼吸。操作如下：找一个安静、舒适的地方躺下，一只手放在胸前，另一只手放在腹部，两手均在肋骨与肚脐之间为宜；把肺想象成气球，用鼻子深深地吸一口气，为气球充气，保持 2 秒，会注意到放在胸前的那只手几乎不动，而随着吸气腹部的手会慢慢抬高；绷紧腹部肌肉，同时集中用嘴巴呼气，给气球放气，腹部的手会慢慢回落；自然地停顿一下；接下来继续进行鼻子吸气，嘴巴呼气的过程，直至自己感觉到非常平静，已经慢慢适应了这种呼吸为止；在这个过程中，留意自己的呼吸节奏和连贯性，让它变得越来越自然；当感到越来越自如后，也可以采用坐姿，身体挺直后靠；不过要想熟练自然地进行腹式呼吸，还需要大量的练习。

当学会熟练地进行腹式呼吸后，戒毒工作人员可以开始为这个过程计时，放缓吸气和呼气的过程，尝试用 4 秒来吸气，4 秒来呼气，这就是慢呼吸。虽然戒毒人员一开始会有些不舒服，但一旦适应这种状态，将会感到非常轻松。这种呼吸法也需要戒毒人员每天坚持练习，在熟练掌握后才能在需要时立即派上用场。

2. 简单放松法

简单放松法的特点是它比其他放松法更加程序化，通过练习，可以逐渐达到放松状态，降低情绪唤醒水平，调节情绪。这一方法在 1968 年由哈佛大学教授赫伯特·本森(Herbert Benson)首创，当时被称作放松反应。赫伯特是一位心脏病学家，他创造放松反应的目的是帮助心脏病患者减少情绪应激对心脏的损害。随后这种方法逐渐演变成广泛应用的放松技术和情绪调节技术。

练习这种放松方法时，戒毒人员首先想象出一个用于训练过程的诱导物，即一个让人感到心情平静和放松的目标。诱导物既可以是让人愉悦的声音或语句，如大海缓缓的波浪声、优雅的诗词朗诵声、悠扬的音乐声等；也可以是优美的特殊物品，如最喜欢的画、最喜欢的书、最喜欢的电影、最喜欢去的某个地方等；还可以是让人感到轻松的情景，如故乡幽静的竹林、某海滨的美丽沙滩、独自坐在幽静的咖啡馆等。

接下来,戒毒人员开始进行放松训练:第一步,寻找一个安静舒适的环境,以舒适的坐姿坐着,慢慢闭上眼睛,从脚部开始放松全身的肌肉,并想象自己的身体逐渐下沉和放松;第二步,用鼻子慢慢地吸气,心中从1默数到5,慢慢深吸气直至腹部,将注意力放在吸气过程中,屏住呼吸5秒,心中从1默数到5后,从嘴巴徐徐将气呼出,并注意心理感受;第三步,如此重复以上两步直至进入放松状态,一般持续约20分钟。

在练习的过程中,戒毒工作人员可能需要注意一些细节问题:比如,环境尽量安静,噪声干扰少,当环境中突然出现噪声时,戒毒工作人员引导戒毒人员忽略噪声干扰,按操作步骤继续当前的练习。当放松训练结束时,戒毒人员可以闭眼休息几分钟后再睁眼起身,动作不要太快、太猛烈,尽量柔和。戒毒人员不要担心自己是否达到放松状态,保持顺其自然的态度,让放松感自然产生。在练习过程中,一些分散注意力的念头可能会进入戒毒人员的脑海,应允许它们存在,但不要沉溺于这些念头,使注意力回到呼吸和心理感受上来。

3. 渐进式肌肉放松

渐进式肌肉放松技术由美国生理学家埃德蒙·雅各布森(Edmund Jacobsen)研发,它通过全身主要肌肉群的收缩与松弛的反复交替训练,让个体轮递体验紧张和放松的感觉,最后达到情绪和躯体放松的目的。

首先戒毒人员需要找一个安静的地方,尽量穿着舒适和宽松的衣物,躺着或坐着舒展身体,然后按照下面的步骤进行操作:

第一步,先进行3次腹式呼吸,用鼻子吸气时,腹部慢慢鼓起来;用嘴巴呼气时,腹部慢慢回落。吸气时,默念"坚持",让气体在腹中憋一会儿;吐气时,默念"放松",不急不慢,缓缓吐出;保持这一状态一小段时间,然后进行后续操作。

第二步,握紧拳头,吸气,坚持5秒,然后慢慢地放开,保持8~10秒的放松(在训练其他肌肉群时,也使用同样的时间间隔);绷紧手臂,把前臂举起来,靠近肩膀,双臂同时用力;用力绷紧5秒,放松8~10秒,配合呼吸;绷紧手臂内侧,笔直地伸出双臂,绷紧肘部5秒,放松8~10秒,配合呼吸;绷紧肩膀抬起,似乎要去碰自己的耳朵,绷紧5秒,放松8~10秒,配合呼吸。

第三步,绷紧前额,尽可能地抬高眉毛,绷紧5秒,放松8~10秒,配合呼吸,想象前额在放松时变得光滑柔软。

第四步,绷紧颈部后面的肌肉,头尽可能向后仰,把注意力放在绷紧的肌肉上；绷紧 5 秒，放松 8 ~ 10 秒，配合呼吸。

第五步，绷紧胸部的肌肉，深深地吸一口气，绷紧 5 秒，放松 8 ~ 10 秒，想象胸部的紧张随着呼气全部消逝。

第六步，绷紧腹部的肌肉，紧缩腹部，绷紧 5 秒，放松 8 ~ 10 秒，配合呼吸。

第七步，绷紧腰部，使之呈弓形，绷紧 5 秒，放松 8 ~ 10 秒，配合呼吸。如果腰部有损伤的话，跳过此步骤。

第八步，绷紧臀部，把两边尽量靠拢，绷紧 5 秒，放松 8 ~ 10 秒，配合呼吸，想象臀部肌肉变得放松、柔软。

第九步，绷紧腿部肌肉，把脚趾向内弯曲（把握尺度，防止抽筋）绷紧 5 秒，放松 8 ~ 10 秒，配合呼吸，想象腿部肌肉变得放松、柔软。

第十步，绷紧脚，脚趾向下弯曲，绷紧 5 秒，放松 8 ~ 10 秒，配合呼吸，想象脚部肌肉变得放松、柔软。

自上而下放松后，戒毒工作人员引导戒毒人员用心感受一下是否全身还有残余的紧张，如果某个部位依旧很紧张，那就再重复做一两次绷紧和放松肌肉的动作；在放松的过程中遇到任何侵入的念头，不要刻意关注，顺其自然，让所有紧张的地方完全放松，体验此时此刻的放松感，缓解和消除焦虑和紧张等负性情绪感受。

全身有很多肌肉群也可以按照以上方法进行放松，这里没有一一列举，如下巴、背部等，戒毒人员如果需要的话，也可将它们加入训练计划中。

二、基于神经反馈的情绪调节技术

（一）理论基础

上面介绍的情绪调节方法是相对比较传统，发展历史相对较长的技术。近些年，随着神经科学技术的发展，一种新型的情绪调节技术——神经反馈技术产生。神经反馈技术主要将人脑的神经活动以视觉、听觉或者其他方式实时反馈给个体，通过这种方式让个体自主操控与情绪、行为相关的大脑神经活动过程，恢复和增强个体的情绪调节功能。神经反馈是直接体验并改变大脑神经活动的过程，需要利用脑影像技术实时分析大脑活动。目前，在脑科学领域与神经反馈技术相结合的脑影像技术有：脑电图（Electroencealography，EEG）、功能近红外光谱成像（functional Near Infrared Spectroscopy，fNIRS）、脑磁图（Magneto encephalo graphy，

MEG)和功能磁共振成像(functional Magnetic Resonance Imaging,fMRI)。

最初神经反馈技术与EEG技术相结合,个体通过这种方式,可以对头皮脑电活动进行选择性的强化或抑制,故最初神经反馈技术也被称作脑电生物反馈技术。但是随着研究的深入,人们发现EEG仅仅代表了大脑皮层的电信号,为个体提供的反馈信息有限。与其他几种脑成像技术相比,实时功能磁共振成像反馈(real-time functional Magnetic Resonance Imaging neurofeedback,rtfMRI)技术在空间分辨率和时间分辨率上有着较好的优势,可以对深层次的脑区进行快速成像和分析处理,能为个体反馈更加全面而深入的实时大脑活动性相关信息,增强个体对情绪调节的实时掌控能力,近几年成为神经反馈技术研究中应用最为广泛的脑影像技术。

基于实时fMRI的神经反馈情绪调节技术可以通过训练戒毒人员自我控制与情绪调节功能相关的脑区,改善其情绪调节能力。目前研究人员已经实现了对扣带回、前额叶、前脑岛、颞上回等情绪调节功能相关脑区的控制,并将情绪状态实时反馈给个体,成功地实现了情绪调节能力的增强。比如,2016年李(Li)等人结合递归特征消除法(Recursive Feature Elimination)与支持向量机(Support Vector Machine,SVM),分析个体大脑的情绪状态并生成反馈信号,成功地实现了对大脑活动状态的自主调节,实验结果表明该方法可以增强被试者的情绪调节能力。所以,这一技术在改善戒毒人员的情绪调节能力上有着较好的应用前景,这可能是未来发展的一个重要方向。

(二)操作过程

戒毒人员rtfMRI神经反馈情绪调节技术总共包含三个过程:

第一个过程是"情绪诱发"。在这个过程中戒毒人员会看到正性或者负性的情绪刺激图片,图片可选自国际情绪图片库(International Affective Picture Set,IPAS),或者是经过标准化的毒品及线索图片。这个设计是为了诱发相应的情绪状态,情绪上调组在本过程中使用的图片是正性图片,情绪下调组在本过程中使用的图片是负性图片。毒品及相关线索图片由戒毒人员经过对于效价、唤醒度等内容的标准化评分后确定正负性。每张图片"情绪诱发"持续12秒。

第二个过程是"反馈调节"。在这个过程中戒毒人员需要调节呈现在屏幕中的反馈信息(如脑成像状态等),反馈信息每2秒更新一次。这个设计是为了将杏仁核等情绪加工相关脑区的激活情况实时地反馈给戒毒人员,让戒毒人员借助提供的调节策略(情绪上调组:回忆高兴的情绪;情绪下调组:计数或者认知重评)来调节情绪加工相关脑区的激活情况。每段"反馈调节"持续 8 秒。

第三个过程是"休息"。在这个过程中屏幕上会出现"十"字,戒毒人员仅仅需要盯着屏幕上的"十"字放空大脑即可。每个"十"字的"休息"时间持续 12 秒。

神经反馈训练全过程首先经过 20 秒的预扫描,之后会经过 10 个神经反馈训练呈现。每个神经反馈训练全过程的时间总共为 5 分 40 秒。每个神经反馈训练呈现依照"情绪诱发""反馈调节""休息"的顺序循环 10 次,每个呈现的时间为 32 秒。

在训练中,情绪上调组的要求是在面对正性情绪刺激时上调杏仁核等脑区的激活程度,训练时戒毒工作人员会为戒毒人员呈现正性图片以诱发正性情绪;情绪下调组的要求是在面对负性情绪刺激时下调杏仁核等脑区的激活程度,训练过程中戒毒工作人员会为戒毒人员呈现负性图片以诱发负性情绪。

(三)未来应用展望

实时 fMRI 神经反馈情绪调节技术可以增强戒毒人员的情绪调节能力,同时对神经反馈训练效果进行评估,有着良好的应用前景。未来,科研人员可结合多种脑成像技术来进行神经反馈实验。比如,EEG 和 fNIRS 的时间分辨率为毫秒级,使神经反馈信息计算过程兼具更高的时间分辨率及空间分辨率,未来的研究可以综合它们的优点,结合多种脑成像技术来进行神经反馈情绪调节,以此改善戒毒人员神经反馈情绪调节训练的效果。

三、情绪释放技术

情绪释放技术(Emotional Freedom Techniques,EFT)是一种使用敲击技术调控情绪困扰的方法,因其快速简单、具有成本效益的优点在国外广为流传。EFT源自美国,是结合我国传统中医经络理论和西方应用运动学基础的一种情绪释放调控方法。这一技术最大的优势是操作简单,效果明显,比较容易在戒毒人员中进行推广应用。

(一)理论基础

EFT 的核心思想是所有的负向情绪与生理病痛的产生,皆是因为身体能量循环系统产生阻塞,如果消除了阻塞,自然就解决了情绪问题和生理病痛。敲击身体的能量点可以创造能量,恢复能量的循环或消除负性情绪。在此观念下,EFT提出了一个固定的敲击程序,通过敲击足够多的能量点,彻底修通整个能量系统。这种技术使我们即使不去诊断,也能大大地提高修复能量失衡的成功率。敲击程序是 EFT 的中心成分,被称为"基本技术"。

EFT 技术的应用基于五个认识:第一,对事件的某些认知会造成能量失衡,出现能量阻塞等问题;第二,人体能量循环阻塞或能量失衡会造成情绪和生理问题,像焦虑、悲伤、慢性疼痛等,消除阻塞就可消除情绪和生理问题;第三,消除主要的情绪,次要的情绪也会随之消失,比如,个体的主情绪是焦虑,次情绪是紧张和恐惧等,消除了其焦虑情绪,与之相伴随的紧张、恐惧等次要情绪也会缓解、消失;第四,敲击身体的穴位可以产生动能(能量),恢复机体能力循环系统,具有治疗成分;第五,通过敲击足够多的穴位,能量循环系统可以得到彻底修复,能量失衡或阻塞得以消除,因此对能量系统进行诊断是没必要的。

(二)操作流程

EFT 分为五个基本操作步骤:

1. 问题设定

个体首先陈述自己正在经历的负性生活事件,以及由此产生的情绪问题。产生的情绪问题可能有很多,在处理上遵循情绪森里法则,按个体最想解决的紧迫性进行排序,然后由强至弱进行处理。(情绪森里法则:EFT 将情绪比作森林里的一棵棵树木,砍倒了最大的一棵树后,它会将小的树木压倒,即解决主要的情绪问题后,小的情绪问题也会迎刃而解)

2. 强度等级评估

EFT 通常采用主观困扰指数(Subjective Units of Distress scale,SUDs)进行评估,即要求个体对自己的负向情绪从 0 到 10 进行评估,0 是无,10 是最严重。个体根据自己对于情绪问题的主观感受进行分数设定,首次设定的分数即为干预前的测评分。

3. 按揉特殊部位说出肯定语句

设置的肯定语句主要讲述个体正在经历的困难,它需要被大声地说出来,并跟随一个接受型的语句。如果个体正在经历愤怒,则肯定句可以是:虽然我很愤怒,但是我仍然完全地接受我自己。EFT 需要人们一边按揉锁骨以下胸部的一个特殊部位(EFT 将之命名为酸痛点),或是敲击手刀点(小拇指一侧的手掌边缘)

同时说出这个肯定句。这个肯定句需要被重复 3 次,每次说完之后进行一次深呼吸。

4. 敲击时回忆负性情绪事件

这一技术要求敲击的同时重复上一步所说肯定句的缩小版短语。例如,上面的肯定句缩小版短语可以是"愤怒";在进行敲击的过程中,每敲击一个点都要不断地重复这个短语并不断地回想负性情绪事件。敲击点主要有 7 个,敲击顺序依次是眉头、眼尾、眼下、人中、下巴、锁骨、腋下,一轮敲击结束后需要进行一次深呼吸。

5. 强度等级再评估

当一轮敲击结束后,需要再进行一次评估,还是要求个体从 0 ~ 10 进行情绪问题程度的评分。如果分数有所下降,个体经常会被鼓励再进行一轮敲击,直至分数接近于零。

(三)技术要点

EFT 的关键性技术要点有三个,即说出肯定语句、敲击并回忆负性事件、深呼吸,具体应用中应把握以下要点:

1. 说出肯定语句

研究者发现当消极和积极的陈述联结在一起时,个体的负向体验会减少,每句话的落脚点一定是在肯定句上,比如,虽然我现在很焦虑,但是我相信自己能克服这种焦虑。另外,如果要强化某一正性情绪,也可以用肯定句递进的方式,比如,虽然我现在比较自信,但我相信经过努力,自己会更加自信。因此,肯定句既可用于戒毒人员负性情绪的消除,也可用于其正性情绪和戒毒信心的强化。

2. 敲击行为是 EFT 的核心技术

敲击穴位时要按顺序进行,一般采取自上而下的方式。在敲击时,要注意力度,力度太小,敲击部位没有任何感觉;敲击力度太大,可能会引发疼痛的感觉,干扰敲击时的注意力,所以敲击的力度以使被敲击部位略有感觉为佳。每个部位的敲击次数 10 ~ 15 次为宜。

3. 回忆负性情绪事件

研究发现,当个体回忆某段情绪时会产生画面,记忆就会变得流畅并能回忆出更多的信息。莫隆(Mollon)认为,这样可以防止逃避回忆,避免记忆被隐藏以至于个体无法发现新的信息。这种思想与暴露疗法非常相似。因为记忆重新被打开，所以当人们在回忆时因为发现新的信息，会形成新的认知，因此情绪反应就会发生相应的变化。实际操作中，引导戒毒人员回忆自己的负性情绪事件比较重要，有些戒毒人员不愿回忆既往痛苦的事件，可能会采取回避的方式，对这样的戒毒人员，要向其说明回忆的重要性及意义，鼓励其按照要领去进行回忆。

4.敲击时回忆负性情绪事件

个体在敲击特殊位置时被要求关注负性情绪事件(想象暴露)，这和分散注意力很像。因此，焦虑等级的减弱是因为将暴露与注意力分散结合起来了，用注意力分散来对抗负性情绪，减少个体对负性情绪的能量聚焦。戒毒工作人员在引导戒毒人员时，可让其一边敲击，一边默念负性情绪事件的"简短语"，如"焦虑""愤怒""悲伤"等，如果默念没有感觉，可以小声地发出声音，让自己听到。

5.深呼吸

穴位点是 EFT 效果的基本因素，但是 EFT 也结合了呼吸技术。呼吸技术的效果可以归因为放松的结果，因为个体做了很多的深呼吸练习。虽然呼吸技术并没有利用穴位点，但是在某种意义上，EFT 的治疗效果依赖于呼吸技术的应用。研究结果也证明了单独使用呼吸技术也是有用的。因此，在每一轮敲击结束后，戒毒工作人员可以引导戒毒人员做 3 次深呼吸，吸气和呼气尽量缓慢且有一定的间隔。

依据笔者的个人戒治经验，EFT 技术在戒治工作中对处理戒毒人员的焦虑、恐惧、紧张、压力等负性情绪有着较好的效果，可在戒毒人群中推广应用。如果把这一技术与其他心理矫治技术结合使用，如认知行为心理矫治技术、呼吸和肌肉放松技术等，效果会更好。

总之，本节主要选取了几种原理较为清楚、操作简单、见效快的情绪调节和释放技术，戒毒人员按照操作流程认真练习，基本能收到良好的效果。除了介绍传统的几种情绪调节技术外，本节还阐述了一种较为前沿的情绪调控技术，即基于神经反馈的情绪调节技术。这一技术直接针对情绪加工、情绪体验相关的脑区进行调控，在根源上对戒毒人员的情绪加工功能损害有一定的促进康复作用，应用前景较好，可能是未来情绪调控领域的发展方向之一。

第三节　戒毒动机提升技术

动机是指激发和维持有机体的行动,并促使行动主体朝着某个特定的目标,产生某种行为的心理倾向或内驱力。戒毒动机即对动机概念的延伸,它既遵循动机的一般性定义,又具有"戒掉毒品"这一特殊属性的内容,故此,笔者认为,戒毒动机是指促使戒毒人员激发并维持戒毒行为的心理倾向或内驱力。影响是否戒毒的根本动力在于戒毒动机是否产生以及其强度如何。

良好的戒毒动机是促进戒毒成功的重要因素。高志勤在对戒断期的自愿戒毒人员开展心理疏导及心理咨询时发现,正确的戒毒动机直接影响着戒毒的成功率和复吸率。张建军研究毒品依赖者的操守期后发现,毒品依赖者不正确的戒毒动机是影响戒断保持的关键因素。刘智琼认为可以通过提升自愿戒毒人员领悟社会支持的能力,从而改变毒品依赖者的不良戒毒动机,保障戒毒的成功。马晓冬通过对自我效能感的研究发现,提升毒品依赖者自我效能感有助于减少复吸频率。根据以上研究可以看出,戒毒人员的戒毒动机和戒毒操守之间有着直接的关系。

不过,戒毒动机是一个抽象复杂的因素,它是在其他因素的综合影响下产生的,因此,戒毒动机的激发和维持要考虑综合因素。当前,在戒毒动机的提升和促进中,应用最为普遍及效果较为显著的是动机晤谈技术。

一、理论基础

动机性晤谈的概念最早是米勒(Miller)从处理酗酒问题的经验中提炼出来的,后来米勒和罗尼克(Miller & Rollnick)又更详细地阐述了相关的基本概念和临床步骤。该方法以罗杰斯以人为本的基本准则为基础,通过一个特定的目标帮助服务对象的行为发生积极的改变。它是一种以服务对象为中心的行为改变技术,自 20 世纪 80 年代发展至今,已经是一种成熟的行为治疗手段,在欧美国家被广泛应用于戒毒、戒酒、监狱矫正、社区矫正、青少年及家庭辅导等社会领域。

动机晤谈技术主要以迪克莱门特和普罗查斯卡(DiClemente & Prochaska)提出的行为分阶段改变的跨理论(the transtheoretical model and stages of change)模型为基础。该理论模型强调行为改变是一个连续和渐进的过程,这一过程可以分为前意向阶段(懵懂期)、意向阶段(思考期)、准备阶段(准备期)、行动阶段(行动期)和维持阶段(保持期)等五个阶段,不同阶段的戒毒人员对改变自身行为的心理活动和心理特征亦不相同,为此,咨询应当根据不同阶段的特点采取不同的咨询策略。

戒毒人员在每个阶段的心理活动与特点如下:

(一)懵懂期

在药物依赖早期,吸毒者认识不到吸毒的危害,并不觉得自己的吸毒行为有什么问题,因此不考虑改变自己的药物滥用行为;在药物依赖后期,吸毒者否认吸毒对自己生活的影响或不相信自己能康复,对改变自己的吸毒行为没有兴趣。

(二)思考期

当药物依赖的后果越来越明显时,吸毒者认为自己有问题,开始想在生活的某个方面有所改变,但处于心理矛盾阶段,并反复考虑是否改变。

(三)准备期

吸毒人员经过反复考虑,认为必须改变自己的行为,并开始为改变做准备,制订具体的行动计划,如收集戒毒治疗方法、制订戒毒计划、断绝和吸毒的朋友联系的念头等,为治疗作充分准备,这离戒治目标更近了一步。

(四)行动期

戒毒人员做好戒毒准备后,采取具体的行动来改变自己的吸毒行为,如主动求助于专业机构及专业人员进行戒毒治疗,积极参与戒毒机构开展的戒治相关的活动,或者自己学习与探索可行的戒毒方法,有效应对引起药物渴求与复吸触发的因素。

(五)保持期

此时,戒毒人员经过努力,已经采取行动并取得效果,如经过参与戒治活动习得了戒毒技能,但如何保持已发生的改变,有意识地防止过去的行为习惯影响是治疗成功的关键,也是药物依赖者康复的最大挑战。

每个戒毒人员所经历的康复阶段、处于每一阶段的时间均有差异,这些阶段并可多次循环经历,所处的阶段及时间与戒毒人员的心理、生理、家庭、社会等多种因素及治疗模式有关。比如,有的戒毒人员长期反复思索要不要戒毒;有的戒毒人员下定了决心后就着手准备戒毒,并采取相应的措施;有的戒毒人员经过戒治后能够长时间地保持操守状态;有的戒毒人员经过戒治后保持了较短的时间就复吸,后又重新回到第一个或者第二个康复阶段,循环经历不同的阶段。现实中,大多数吸毒人员可能要经过多次循环才能最终成功保持戒断状态,而药物成瘾康复是一个螺旋式上升的过程,可能会经过多次反复与倒退,戒毒人员要从中不断总结经验、吸取教训,直至最后成功。

总之,戒毒人员动机晤谈技术以强化戒毒动机为目的,从而实现保持戒毒操守的长期目标。众所周知,戒毒人员的内在戒毒动机是发生改变的真正动力与关键因素,但事实上,戒毒人员的戒毒动机不是指其内在拥有的某种特征,不是固定不变的,而是多维度的、动态变化的,表现在戒毒者的态度、认知、情绪及行为的改变过程中,外在因素如环境、家庭、治疗等可以影响戒毒动机而促进其改变。戒毒人员动机晤谈技术的实质是戒毒工作人员应用一定的心理治疗技术来激发和维持戒毒人员自身的改变动机,然后制订计划,采取行动改变的过程;技术强调改变的主体是戒毒人员本人,咨询师主要担任激发者的角色,兼任教育和合作者;只有咨询师与戒毒人员共同努力,相互协作,才能较好地实现既定的戒治目标。

二、动机晤谈技术的核心技能

(一)开放式提问

开放式提问没有单一的答案,而是以中立的态度引出更多的信息,让来访者成为谈话的中心和主导者;把谈话聚焦在某个特定的方向,可促进对话、鼓励来访者多谈,避免咨询师过早作出判断;并通过保持良好的交流,更好地理解、体验来访者的观点和感受。

(二)积极倾听

作为动机晤谈的基本技术,积极倾听不是只有听取,而是在倾听过程中积极反馈是否真正听明白了对方的意思,而非"我知道你的意思",以此表示准确地接收到了对方的问题与感受。咨询师反馈对方的信息越多,就越能从来访者那里获取更多的问题与感受,刺激来访者更多地思考与探索,也可加强咨询关系的信任,鼓励来访者进一步打开心扉。在咨询初期,咨询师更需要主动性倾听,减少阻抗,保持交流,帮助澄清来访者的真实想法、表示尊重和理解对方,这有助于强化治疗性关系。

(三)找到切入点

咨询师应在倾听的过程中发现来访者最关注的问题。如戒毒人员打算出去后好好孝敬父母,咨询师应与其讨论吸毒行为如何影响他实现这一希望,戒毒行为如何促进他实现这一目标。当来访者认识到目前行为后果或潜在后果与其个人价值有冲突时,咨询师应放大并聚焦于此,同时强化他的正向的想法,引起对方的关注并使其承诺改变现状。

(四)支持肯定

支持肯定就是识别并承认来访者良好的品质,并且强调正向的东西。咨询师诚恳地对来访者进行肯定可帮助其建立自信。比如,强化来访者过去成功的经历有助于其建立自信、防止产生挫折感;认可来访者面临的困难,告诉对方"我听到了、我理解了",接纳来访者的经历与感受;帮助来访者发挥主观能动性,支持对方采取行动来改变自己的问题,向对方表示"我会与你在一起、支持你",多对对方讲一些支持肯定性话语。支持肯定可以减少来访者的防御心理,同时可以增加来访者对潜在威胁信息的开放性,使来访者认识到改变后的生活会更好,然后采取行动改变自己。支持肯定不是说服来访者必须改变,而是引导其说出自己关心的问题及想法。成功的动机晤谈是使来访者认识到自己需要改变、希望并相信自己能够改变。

(五)小结

小结本质上是将来访者倾诉的许多事件汇总在一起的一种反映。定期进行小结非常重要,因为小结时咨询师对来访者的问题与感受进行升华并给予反馈确认,强化来访者的改变动机,表示已认真倾听,有利于来访者为行动做准备。具体到戒治工作中,戒毒工作人员可对戒毒人员使用药物的正负两方面作用影响进行小结,有助于其理解戒毒时的矛盾心理并发现差距,从而为戒毒改变做好行动准备。

小结可作为每次治疗开始与结束的方法,起到自然过渡的作用;小结可作为一种治疗策略,对内容有所选择,也可请来访者纠正或补充内容小结可能引起进一步的讨论和评论,帮助来访者反思自己的想法与经历,帮助咨询师发现被忽略的问题或未被准确理解的问题。一个好的小结把看起来可能是割裂的各种片段汇聚,这些片段全部都来自当事人,但是这些片段在一个小结中的同步与组合可能会提供一些新的东西,引发来访者和咨询师的新的思考和变化。

三、动机晤谈技术促进戒毒动机提升的策略

戒毒人员可能处于不同的动机改变阶段,咨询师应根据其所处的不同阶段采取不同的动机提升策略,即在特定的时间提供正确的帮助,才能成功促进戒毒动机的改变。例如,对于一个尚未认识到自己的问题、没有治疗动机的药物成瘾者,咨询师可应用促动性交谈、澄清价值、触发感受等技巧来帮助其发现并认识到自己的问题,进而使其采取行动改变自己的问题;对于一个戒毒动机强、处于行动阶段的药物成瘾者,咨询师应该采用预防复吸、行为强化、家庭治疗、社交技能训练等技巧来帮助其保持戒断状态。

下面,笔者分别就戒毒人员不同动机改变阶段的特点提出相应的干预策略:

(一)懵懂期干预策略

动机表现:"乐于"使用毒品,不关心是否有害,没有意识到问题的存在,没有显现任何想要改变的迹象,不想考虑改变。

干预策略:与之建立良好的咨询或矫治关系;提供相关毒品知识;引导他们清晰地了解吸毒的利弊、进行利弊权衡,考虑毒品对他本人、家人、社会带来的问题;增强戒毒人员对危险的感知力;对其原本的认知进行改变,但切忌强迫。

干预要点:(1)引发思考。引发戒毒人员的思考,要让其从"停止吸食毒品好的方面是什么,使用毒品不好的方面是什么?"进行正反两方面的列举,填写"停止吸毒、继续吸毒的好处与坏处分析表"(见表10-1),要突出继续吸毒不好的方面和感受,对生活的负面影响,以及继续使用的负面后果和感受。

表10-1　停止吸毒、继续吸毒的好处与坏处分析表

列出停止使用毒品的好处			列出继续使用毒品的坏处		
个人	家庭	社会	个人	家庭	社会

（2）损益对比。咨询师可引导戒毒人员填写"吸毒损益对比表"（见表10-2），引导其观察表中内容，再提问和讨论。询问戒毒人员的问题包括：从短期、长期来看吸毒给你带来了什么好处和困扰、损失、麻烦、痛苦等坏处，对你来说生活中最重要的是什么，令你最不能接受的是什么，等等。

表10-2　吸毒损益对比表

吸毒	短期	长期
获益		
损失		

（3）触发感受。咨询师应引导戒毒人员思考：当他人提到"吸毒的"这个词语，你会想到什么？当别人说你是个"吸毒的"，你内心深处有哪些感受？未来3年至5年，你最想达到的生活目标是什么，此时你内心的感受是什么？继续使用毒品将会怎样影响你达到这个生活目标，此时你内心的感受又是什么？思考这些问题重点是让戒毒人员反思吸毒所致的巨大损失，体验不舒服的内心感受，从而促发改变。

（二）思考期干预策略

动机表现：外界因素导致戒毒人员开始认识到自己关注的问题，意识到这些问题带给自己的负面影响；戒毒人员开始考虑改变，但仍然处于矛盾和不确定之中，信心不足，且还没有为改变做好充分的准备。

干预策略：提升戒毒自我效能感（信心），使矛盾心理正常化；检查与改变相关的价值观；讨论戒掉毒品的好处；强调戒毒人员对改变可自由选择并负有责任；提供动机改变信息，引发讨论，避免争论。

干预要点：

（1）提升戒毒效能感。咨询师通过知识讲解，让戒毒人员认识到吸毒是可以通过治疗戒除的；示范学习，提供戒毒榜样，使戒毒人员从戒毒成功的案例中获得力量；使戒毒人员梳理个人戒毒经历，重点突出戒断成功的经历，肯定个人的戒毒成绩；对戒毒后复吸正确归因，淡化复吸信息，灌注希望。

（2）激发倾向改变。指导戒毒人员完成"继续与停止使用毒品利弊对照表"（见表10-3），然后启发其思考：你是否有考虑改变还是就这样保持现状；你怎样看待现在的生活状态；如果你觉得使用毒品的行为需要改变，是什么触动了你，使你觉得该做出人生的改变呢；"过得好与不好，是自己的选择，无论过得怎样，自己负全责"，你怎样看待这个说法。在尝试改变的过程中，若遇到困难你需要哪些帮助。在思考中，咨询师要让戒毒人员意识到存在改变与否的思想斗争是正常的；要想清楚自己到底想要什么；进行停止吸毒的好处与继续吸毒的损失对比，做出正确决策，并负全责。

表 10 - 3　　继续与停止使用毒品利弊对照表

继续使用毒品	停止使用毒品
坏处	好处

（3）动机评估。咨询师让戒毒人员思考毒品对个人的重要程度，评价改变的可能性、有利条件和困难；找出促进改变的有利因素，强化戒毒动机；指导戒毒人员完成"动机自我评估表"（见表 10 - 4）。

表 10 - 4　　动机自我评估表

使用毒品对你来说有多重要	0 = 完全不重要，9 = 非常重要 0　1　2　3　4　5　6　7　8　9
你有多大把握做出改变	0 = 毫无把握，9 = 非常有把握 0　1　2　3　4　5　6　7　8　9

咨询师应引导戒毒人员进一步思考：为什么使用毒品对你如此重要或不重要，你是如何看待吸毒行为的，为什么自己给改变把握度打这么高或低的分数，你认为需多少分才能改变吸毒行为，做什么可以帮你提高改变把握度的分数。在思考中引导戒毒人员归纳对毒品重要性/不重要性的评价、改变把握度、改变的信心及有助于改变的条件。

（4）"锚定"决定。咨询师应引导戒毒人员思考继续吸毒的坏处与停止吸毒的好处，戒毒对个人的重要性；改变吸毒行为的把握度；聚焦决定；并指导戒毒人员完成"动机改变对照表"（见表 10 - 5）。

表 10 - 5 动机改变对照表

想戒断的原因	继续使用毒品的负面结果	停止使用毒品的正性结果

咨询师通过戒毒人员填写此表,重述戒毒人员的困境和犹豫,关注其改变苗头;肯定戒毒人员正在为改变所做的思考。

（三）准备期干预策略

动机表现:戒毒人员为戒毒做了一些准备或采取行动涉及小的行为改变,比如,开始着手准备制定戒毒目标、戒毒计划等。

干预策略:咨询师协助戒毒人员制定目标、应对策略和计划;让戒毒人员知道行为改变的益处和后果;就如何改变提供实用的建议,比如,为如何制定戒毒目标和计划等提供可操作性的方案。

干预要点:

（1）设置戒毒目标。咨询师引导戒毒人员思考:自己希望成为哪一类人,要成为这类人,自己有清晰且可行的目标吗? 怎样看待戒毒,期望达到什么目标,这一目标可行性如何,还可进行哪些修改与完善之处。通过这些问题的思考,咨询师指导戒毒人员自我设置切实可行的戒毒目标,比如,我的目标是 3 年或更长时间不吸毒,让家人不再担忧;我的目标不但是 3 年或更长时间不吸毒,还要有一份相对稳定的工作等。

（2）实现目标策略。咨询师引导戒毒人员讨论如何实现目标,首先需要戒毒人员清楚实现目标的困难、障碍有哪些,像心瘾、他人引诱、吸毒环境、负性情绪、家庭矛盾、孤独、空虚无聊等;然后了解面对这些困难、障碍,自己有哪些能力和资源可以应对,自己还有哪些潜力可以挖掘;最后,通过对这些问题的思考与回答,总结可行的、可操作性的应对策略。

（3）每日如何做。咨询师引导戒毒人员思考:每天的日子该如何度过才能达到自己的目标呢? 指导戒毒人员每天晚上抽出 3 ~ 5 分钟,写下"明天我不吸毒",

并把第二天需要做的事情依重要顺序写下来,一般写 6 项为宜。戒毒人员督促自己执行:每天一开始,读出"今天我不吸毒,完成今天该完成的事情";然后按照记录,从第一项做起,做完一项划掉一项,直到完成;完不成,记入次日;对于没有完成的计划,反思原因。

(4)改变的益处。咨询师引导戒毒人员畅想按照戒毒目标去改变后的变化,指导戒毒人员填写"改变益处表"(见表 10 − 6),鼓励戒毒人员对戒毒目标进行细化,畅想每一步戒毒目标实现后自己会发生的变化及益处,增强其戒毒动力。

表 10 − 6　改变益处表

目标及实现时间	益处
本周,我实现……	
本月,我实现……	
半年后,我实现……	
1 年后,我实现……	
3 年后,我实现……	
5 年后,我实现……	
10 年后,我实现……	
15 年后,我实现……	
20 年后,我实现……	

(四)行动期干预策略

动机表现:戒毒人员在戒毒上采取了具体的行为来改变自己,如积极参加戒治活动等,但其戒毒行动还处于不稳定状态,亦存在向前面阶段反复倒退的可能性。

干预策略:咨询师在改变的早期让戒毒人员充分认识到改变的困难,找出应对策略,细化步骤,提高可操作性;帮助识别高危情形,制定应对策略;协助戒毒人员发现促进正性改变的强化力量;协助戒毒人员评估他是否有很好的家庭和社会支持系统。

干预要点:

(1)高危风险及应对方式。咨询师肯定戒毒人员在戒毒行动上迈出的第一步,引导他们思考:戒毒过程中曾经历哪些高危情境,你是如何应对的,哪些应对方式是有效的,还需要做出哪些努力以利于向正常人的生活靠近;让戒毒人员意识到:改变一个习得性的行为是件不容易的事情,但我们支持肯定大家面对高危风险所做出的努力,相信办法总比问题多。

(2)困难清单。咨询师指导戒毒人员填写"戒毒困难清单"(见表10-7),针对一个困难,至少找出三个解决办法。

表 10-7 戒毒困难清单

困难	解决办法
困难1:	
困难2:	
困难3:	
困难4:	
困难5:	
困难6:	
……	

围绕戒毒困难清单,咨询师引导戒毒人员讨论:在解决问题的清单中,哪些措施能起作用? 能使你做得更好的方法还有哪些? 把清单中的措施变得更细小具体、更容易做到,可以吗? 同时总结有效且可行的解决策略,并在日常生活中实践练习。

(3)评估支持系统。咨询师引导戒毒人员认识支持系统很重要,因为这对于戒毒行动的维持起到支撑作用。咨询师也应引导戒毒人员思考:当你有困难或风险的时候谁能帮到你? 能帮你的程度如何? 获帮助后你的感受如何? 再进一步思考除了这些人,周围还有谁能帮助你? 并指导戒毒人员梳理和总结自己的支持系统,必要时寻求帮助。

(五)保持期干预策略

动机表现:戒毒人员已经具有较强的戒毒动机,付诸了较多的戒毒行动,正在努力防止复吸，维持并巩固戒毒成果。但戒毒人员在这一阶段易出现麻痹思想，认为自己完全抵制住了毒品，从而在"轻敌"思想下发生复吸风险。

干预策略：咨询师应让戒毒人员意识到其仍有复吸的风险，并做好应对复吸风险的准备工作；强化继续改变的益处，深化巩固戒毒动机。

干预要点：

(1)认识动机波动。咨询师应让戒毒人员意识到动机容易受内外部因素影响而变化，动机波动现象一直存在，并进一步看清自己的内在需要和现实间的差距，认识目标价值、难度和距离，增强保持动机的决心和信心。

(2)强化戒毒动机。咨询师应利用矩阵图进行吸毒损益评价，再次权衡利弊，强化及巩固戒毒动机。

①戒毒人员回顾"吸毒损益对比表"（见表 10 - 2），思考吸毒带来了什么困扰、损失、麻烦、痛苦等不好的方面？如果继续吸毒，3 年以后会怎样？5 年以后会怎样？10 年以后会怎样？

②咨询师指导戒毒人员完成"需要选择分析表"（见表 10 - 8），问题包括对你来说生活中最想做的事情是什么？最不想做的事情是什么？如何做才能做到生命中最重要的事情，避开最不能接受的事情？

表 10 - 8　需要选择分析表

需要	原因	得到/改变途径
最想要做的事情：		
最不想要做的事情：		

咨询师应鼓励戒毒人员在遭遇复吸危险的时候，能够主动使用损益评价方法；了解戒毒人员吸毒导致的最困扰、最不能接受的方面，引导他们理性选择和做出改变。

(3)提高戒毒效能感。咨询师应引导戒毒人员再次叙述一件认为自己做过的最自豪的事情，思考以下问题：这件事的难度在哪里？你是怎样克服的？你用了哪些方法和技能？上述能力你平时意识到没有？当你看到自己蕴藏着这么多的能力时,有什么感受和想法? 并引导戒毒人员再次回顾自己印象深刻的一次戒断经历,思考以下问题:这段经历发生的详细过程? 是哪些因素导致这一经历的发生? 自己应用了哪些方法和技能? 自己的感受如何? 这些方法和技能潜藏在何处? 如何再次利用它们帮助自己戒毒成功? 这些问题的思考让戒毒人员意识到自身蕴藏着巨大的能力,这种能力有助于其戒毒操守的长久保持。

总之,动机晤谈技术原理清楚,可操作性强,容易学习和实践,且对戒毒人员戒毒动机的提升有良好的实际效果,所以这一矫治技术能够在戒治工作中应用和推广。动机晤谈技术如果和其他治疗技术相结合,像认知行为矫治技术、正念防复吸技术等,会对戒毒人员的动机改变和防复吸能力的增强有更好的效果。

第四节　正念防复吸技术

正念防复吸治疗是由正念冥想和认知行为的防复吸技术结合形成的一种针对物质使用障碍的特定干预方法,主要强调对高危认知、情绪、想法、感受和躯体状况的接纳,来达到预防复吸的效果。已有研究表明,正念防复吸技术能有效降低物质成瘾者的欲望,同时,在减少复吸倾向方面也效果显著,在戒治工作中的应用越来越广泛。目前,正念防复吸治疗在物质成瘾领域正受到越来越多的关注,已被普遍应用到烟草、酒精、毒品等物质成瘾领域,并取得了较好的干预效果。

本节主要探索正念防复吸技术在戒毒人员中的应用,阐述正念防复吸技术的原理、作用机制及操作方法,从而对戒毒人员防复吸技能的提升提供一种科学的矫治技术,为降低毒品造成的身心损害和减少复吸风险奠定基础。

一、理论基础

正念防复吸矫治技术是维特基维茨(Witkiewitz)等人于 2005 年在正念冥想和认知行为的防复吸技术的理论基础上,结合两者中有效的作用成分形成针对成瘾行为的康复期治疗方法,在物质成瘾领域取得较好的矫治效果。正念防复吸技术之所以对物质成瘾的矫治有效,原理在于这一技术非批判性地接纳负性的想法和情绪(而非通过滥用药物来回避不良的体验),从而减少负性情绪、渴求和复吸之间的自动联系。比如,戒毒人员在出现渴求冲动的时候停下来,不被想法所左右而在第一时间去寻找毒品,而是将注意力聚焦在自己的躯体感受、想法和情绪上,将渴求冲动当作一个客体来看待和应对,打破在一贯的行动模式下按照渴求去吸毒的模式。同时,正念防复吸技术通过呼吸、身体扫描等技术弱化负性情绪、应激事件这些高危因素与渴求之间的联结,从而帮助预防复吸。

正念防复吸技术对复吸行为的矫治主要通过以下三个心理作用机制进行:

(一)觉察能力

戒毒人员觉察此时此刻的想法、情绪和躯体感受等内容,可以全面地了解自己想吸毒时常见的念头、想法和感受,以便更好地识别渴求及高危情境中自身的状态和反应,如心跳加速、呼吸急促、焦虑紧张等情绪状态和生理反应,从而有意识地选择更合理的方式解决自身的问题。觉察能力是控制和接纳的基础,戒毒人员只有觉察到自己的状态和反应,才有控制和接纳的空间。

(二)控制能力

在面对毒品及相关线索,遭遇情绪刺激、压力及应激情景时,成瘾者容易行为失控,在渴求等状态下第一时间去寻求毒品,因此,增强戒毒人员的行为抑制能力,对于防复吸具有重要的作用。正念防复吸技术主要是帮助戒毒人员从行动思维模式转向存在思维模式,将注意力维持在当下的感受和体验上,不随着吸毒的想法去行动,提高戒毒人员的执行控制力,减少自动化和强迫性的觅药行为。

(三)接纳态度

戒毒人员对自己的情绪状态如愤怒、焦虑等,赋予了判断标准,如好、坏等之后,就会急于摆脱坏的体验和感受,滥用毒品就是主要的策略之一。如果戒毒人员采用非批判性地看待现实世界,开放地接纳当下所有体验,对所有体验和感受不予评判,觉察和允许它们的存在,戒毒人员可以减少负性情绪体验,接纳不舒服的状况,更好地管理自我,减少对成瘾线索的行为反应。

从神经科学的角度来说,正念防复吸技术的心理机制能够发挥作用,主要是这一技术改善了吸毒相关大脑区域的结构和功能。吸毒人员长期滥用毒品,这对其皮层、皮层下大脑结构及功能的损害都是显著的。长期练习正念技术可以在一定程度上修复被成瘾物质损害的大脑结构和功能。比如,有研究对接受8周正念练习的吸烟成瘾者进行 fMRI 扫描,结果发现在面对吸烟相关刺激时,被试的脑岛、杏仁核、前扣带回、前额叶皮层和其他许多区域的血氧水平上升;并且前额叶皮层,前扣带回和脑岛之间的功能连接降低。维特基维茨等人综合成瘾行为与正念疗法相关神经生理研究的证据,提出一个正念防复吸的神经机制的假设,即该疗法既可以自下而上地减少脑岛及相关边缘系统脑区的反应性激活,来减少对情绪刺激、压力源和渴求线索的反应(渴求主观体验的变化)来降低复吸风险,也可以自上而下地通过前额叶皮层及相关脑区的执行控制能力的增强,使成瘾者产生抑制控制能力,停止自动化的物质使用行为,从而帮助其应对复吸风险。

他们进一步提出了正念防复吸练习的作用机制和可能的脑机制,比如,提高对此时此刻的觉察力,可能和背侧前额叶、脑岛、杏仁核、前扣带回、腹侧纹状体等脑区有关;改善注意控制,可能和前额叶、前扣带回脑区有关;更好的自我管理,可能和内侧前额叶、眶额叶皮层、前扣带回等脑区有关;改善自我意识,可能和前扣带回、脑岛等脑区有关;发展新的应对方式,可能和腹内侧前额叶、背侧纹状体、脑岛等脑区有关;减少对成瘾线索的反应及决定,可能和前扣带回、腹侧纹状体等脑区有关。这些脑区经过长时间的正念练习会发生结构和功能性的变化,如皮层厚度或灰质密度的变化等,这也是戒毒人员感知和注意、记忆能力及情绪调节功能恢复的神经基础。

正念防复吸技术的心理和生理机制决定了这一技术能够较好地在戒毒人员的防复吸训练中普遍应用,这对于增强戒毒人员的觉察、控制、接纳能力起着重要的作用,也可以在一定程度上促进戒毒人员认知、情绪、行为等相关脑区的功能恢复,增强戒毒人员整体的、综合的抗复吸能力,降低复吸风险性。

二、操作方法

(一)练习形式

正念防复吸训练一般以团体练习的形式为主,包括每周 1 ~ 2 次,每次 90 ~ 120 分钟,总计八周的练习内容。除了由正念训练师带领团体成员进行正式的正念练习、练习感受分享及疑问探讨外,团体成员也会收到课后作业并填写一系列内容。课后作业一般用时 1 小时左右,帮助团体成员探索或激发改变动机与学习防复吸技巧。

(二)操作内容

一套标准的正念防复吸训练课程,主要技术有身体扫描、呼吸冥想、大山冥想、SOBER 呼吸空间法、渴求冲浪、静坐冥想、慈爱冥想、高危情景应对等具体技术。前 3 周课程致力于练习正念觉察及将正念状态融入日常生活，在日常生活中巩固正念状态。接下来的 3 周课程强调接纳当下体验的重要性及运用正念练习预防复吸，最后 2 周课程扩展至包含自我照顾、支持网络及生活平衡。每周设计的课程均建立在前一周课程的基础之上，而且正念训练师就正念练习当下各个时刻可能带来的觉察、接纳及自由，对戒毒人员进行指导。

具体每周课程如下：

1. 第一周：自动导航和复发

该周课程包括介绍与开场，建立团体，概要介绍正念技术，完成保密承诺，初步建立治疗关系。通过写名字练习，训练师引导成员明白什么是自动导航。自动导航是在某个特定情境下产生自动化行为的过程，如走路、吃饭、洗脸、刷牙等。吸毒行为其实也是一种特殊的自动导航，如吸毒人员看到毒友或者心情不好的时候就会想吸毒。此外，训练师通过"九点连线"和"吃葡萄干练习"使戒毒人员了解保持好奇心对于增强觉察能力、改变固有行为习惯的重要性；通过身体扫描练习，增强戒毒人员的正念觉察能力。

2. 第二周：渴求觉察

训练师通过"正念行走"练习使戒毒人员学习体验环境变化对身体、情绪和想法的影响，体验变化带给自己的不同感受；通过"山峰冥想"练习使戒毒人员体验如大山一般的稳固、力量和尊严，增强戒毒人员的自我效能感；通过"渴求冲浪"使戒毒人员体验身心变化的无常，而渴求也像浪潮一样"有涨有退"，增强戒毒人员的渴求觉察能力。

3. 第三周：日常生活中的正念

训练师将正念练习技术引入生活中，通过听力觉察练习使戒毒人员体验以中性的态度面对环境中的声音，对脑中出现的想法不加评判；通过"正念进食"等练习，引导戒毒人员体验食物的味觉感受，加强生活中的正念状态；通过观呼吸练习，进一步训练戒毒人员对于身体、情绪、感受的觉察能力。

4. 第四周：高危情境中的正念

训练师引导戒毒人员了解通过培养好奇心，能够增加自己对自动导航行为的觉察能力后，接下来戒毒人员就可以透过新培养的觉察能力重新检视自己常出现的吸毒行为，并思考在吸毒行为的哪个环节可以中止自动导航行为。第四周的练习中，训练师会指导戒毒人员尽可能地列举出自己的"高危情景"，与戒毒人员共同回想和讨论过去哪些情境下会自动地引起他们想要复吸的念头,对此进行"观想法"练习。

5.第五周:练习接纳和技巧性应对

训练师引入呼吸空间练习,探索诱发使用物质(毒品)的情境与情绪,引导戒毒人员讨论当真的遇到这些情境时,该如何有效地避免陷入再度使用毒品的境地。同时戒毒人员进行 SOBER 正念练习:停(Stop),先停下来手边的动作;看(Observation),观察自己目前在何种情况下;呼(Breath),找个地方,让自己先练习3分钟呼吸;观(Examination),检查自己在练习后身体和心理的变化;应(Reaction),解决问题或寻求协助。

6.第六周:想法只是想法而已

该周练习进一步增强自我效能感—自我优势的发现体验,训练师通过使戒毒人员列举自身优势来提高戒毒人员低弱的自我效能感,引导戒毒人员明白其他事物可以比物质(毒品)给予他们更多的东西。训练师与戒毒人员一同讨论复吸链条,引导戒毒人员了解"偶吸≠复吸",让他们观察到自己的这种想法的时候,就可以通过呼吸空间的练习,认识到"想法只是想法"而已。

7.第七周:自我照顾和平衡生活

训练师指导戒毒人员制作戒毒"锦囊"。当想吸毒的冲动慢慢地舒缓后,戒毒人员可以通过已经制作好的"锦囊妙计",帮助解决当前所遇到的问题,通过成功克服问题,戒毒人员可以提高自信心,减少再次吸毒的机会。同时,训练师开展每日活动记录练习和身体扫描练习,引导戒毒人员做到自我关爱、自我照顾,寻找一种平衡、健康的生活方式,再次为应对将来可能存在的高危情境做准备。

8.第八周:社会支持系统重建

最后一周的练习中,训练师和戒毒人员一起对以往的练习技术进行回顾,引导戒毒人员寻找社会支持,重建和完善自己的社会支持系统,并且对于未来的生活进行展望。最后,训练师和戒毒人员讨论大家发生的变化,鼓励戒毒人员继续练习在正念治疗过程中学到的技巧、策略,运用发现的资源,并鼓励戒毒人员继续进行正念的练习及在日常生活中应用正念技术,以帮助处理情绪及渴求等问题。

在八周的正念防复吸练习中,还要注意以下问题:第一,注意参与动机的调动。特别是注意强戒人员与社会自愿戒毒机构的戒毒人员有一定的区别,他们的戒毒动机往往弱于自愿戒毒人员,故参与正念练习的主动意愿和持续性可能较差,训练师要通过多种方式调动他们的参与动机。第二,注意训练时间的把控。

戒毒人员长期受毒品损害，相对于正常人来说，他们难以集中注意力，在正念训练初期往往练习稍长时间就难以坚持，因此，在训练初期训练师要注意练习时间的灵活把握，尽量避免激发戒毒人员的厌倦感受。第三，注意戒毒人员的自我效能感培养。大多数戒毒人员因为吸毒遭遇社会歧视、家人冷眼等情形，导致他们的自我效能感不高，这会影响他们正念练习的坚持性，因此，训练师可通过成功经历的回顾等方式提升戒毒人员的自我效能感，增强其参与活动的信心和持久性。第四，注意正念练习中的一些概念解释。戒毒人员以初中学历为主，普遍学历不高，这会导致该群体对课程当中的一些概念难以理解，如自动导航、呼吸空间等，故带领者需要用通俗易懂的语言对相对复杂的概念进行解释，让戒毒人员在真正理解的前提下开展练习活动。

三、正念防复吸技术的效果评估

当前，正念防复吸矫治的效果评估主要是采用量表评估的方式，通过量表评估评价戒毒人员的正念水平，从而为练习提供参考。常用的量表评估工具有《正念注意觉知量表》和《正念五因素量表》，分别从不同的层面和角度来测量戒毒人员的正念练习效果。

(一)《正念注意觉知量表》

布朗(Brown)和里安(Ryan)研发了正念注意觉知量表(Mindful Attention Awareness Scale，MAAS)，对基于"当前的注意和觉知"概念的正念水平进行测量。MAAS是单维度结构，包括15个题目，内容涉及日常生活中个体的认知、情绪、生理等方面。布朗和里安采用的非临床样本和临床样本均证明MAAS是一个可靠，有效的测量工具，可以测量个体在当下日常生活中的注意觉知水平。MAAS分数与大脑前额叶皮层和边缘系统的情绪活动相关，内部一致性系数为0.80。较高的平均分数反映较高水平的正念效果。

前人的研究表明，正念注意觉知状态和负性情绪指标呈现负相关，和幸福感指标呈现正相关。自尊作为一种基本的心理需要和心理资源，与生活满意度和主观幸福感具有密切关系，而压抑、焦虑、抑郁等负性情绪与低自尊的相关度高。对个体的自尊、焦虑、抑郁等方面与注意觉知水平之间的关系进行考察，可以为正念水平对身心健康的作用提供进一步的证据支持。

正念注意觉知状态也与心理健康(psychological well being)存在正相关关系。

其中"大五人格"特质中的神经质总是与低心理幸福感受联系在一起。正念注意觉知状态与抑郁、敌意及冲动性呈现显著负相关。那些在多维自尊量表(Multidimensional Self – Esteem Inventory)和罗森伯格量表(the Rosenberg Scale)中得分高的人在 MAAS 中得分也高。所以,正念觉知可以作为心理健康水平的重要衡量指标之一。

(二)《正念五因素量表》

贝尔(Baer)等人在 2006 年共同编制了正念五因素量表(FFMQ)。该表一共有 39 个项目,由五个维度组成,分别是观察、描述、正念行动、非评判性和非反应性;采用五级评分量表的方式,从"1 分:完全不符合"到"5 分:完全符合",既可以直接计算总得分,也可以分别求得五个维度的得分,最后得出的分数越高则表示该个体有着越高的正念能力或水平。2009 年邓玉琴对该量表进行了中文修订,量表的信效度等指标均达到或接近理想水平,该量表的克隆巴赫 α 系数为 0.6,符合心理测量学的要求。

研究者发现,经验丰富的正念冥想者在 FFMQ 所有维度的得分均显著高于非正念冥想者,说明这一工具能较好地区分正念练习者与非正念练习者。

四、总结与展望

在过去 10 余年,以正念冥想为基础的干预方法正在物质成瘾领域被广泛应用,得到戒毒实务部门越来越多的探索和认可。已有研究表明,正念防复吸组相比对照组(健康教育组)具有显著的干预效果:一方面,它可以聚焦当下,转变物质成瘾者的思维模式和行为模式,降低其渴求,提高其接纳度和觉察能力,提升其抗复吸能力;另一方面,相对其他治疗来说,正念防复吸原理清楚,可操作性强,简便易学,接受度更高。因此,我们有理由相信正念防复吸矫治技术可以为戒毒人员预防复吸提供强有力且稳定的干预效果,能够较好地在戒毒人员中推广应用。

但是,现在的探索也有一定的局限性,未来还需要从以下几方面开展正念防复吸矫治工作:第一,需要扩大戒毒人员样本量,采用更科学和严谨的干预过程,通过更多的实证研究证明正念防复吸技术在毒品成瘾戒治中的广泛有效性;第二,要对正念防复吸治疗的作用机制及神经影像学基础开展更多的理论和实证研究,为正念防复吸训练提供更坚实的原理基础;第三,需要开展更多的随机对照组实验,比较正念防复吸练习、单独的正念冥想和认知行为的防复吸技术三者之间的差异,不断完善正念防复吸训练的内容和形式,使治疗效果最优化;第四,正念防复吸治疗所使用的评估工具主要以自我报告(问卷、量表等评估工具)为主,因此,发展和完善评估工具,研发更客观和标准的评估方式(如生理评估、脑成像评估等评估手段)对将来的实际应用也至关重要。

第五节　家庭治疗技术

个体的成长环境对其心理行为影响深刻,其又分为自然环境和社会环境。在纷繁的社会环境中,对人的心理发展影响最直接、最深刻、最持久的是家庭环境。这不仅因为家庭是人们出生以后接触得最早的环境,而且也由于家庭是人们连续生活时间最长久的生活环境。家庭给人的身心发展所打上的烙印终生都难以磨灭,在人一生的成长发展中都起着重要作用。

戒毒人员的家庭环境或多或少地存在问题。由于吸毒、复吸等行为的存在,戒毒人员的家庭也受到了不同程度的影响,如经济受损、情感隔离、行为疏远等,亲情被毒品一点点销蚀,这对戒毒人员的操守保持起到了较大的破坏作用。因此,对戒毒人员开展家庭治疗,帮助他们学会和家人有效地沟通,帮助他们修复有裂隙的家庭关系,帮助他们获取家人在戒毒上的理解和支持,帮助他们寻找和挖掘有利于操守保持的家庭资源,都将会促进戒毒人员成功戒毒,降低其复吸风险。

当前,应用于戒毒矫治的家庭治疗方法主要有系统式家庭治疗技术、结构式家庭治疗技术和萨提亚家庭治疗技术。这三种技术的侧重点各不相同,在戒治实践中效果不一。本节分别介绍这三种家庭治疗技术的理论与方法,为家庭治疗的戒毒实务工作提供不同的视角。

一、系统式家庭治疗技术

(一)理论基础

系统式家庭治疗技术以系统论、控制论为理论基础,认为家庭是一个整体性的系统,在这个系统内部的各个元素即家庭成员之间,每个家庭成员都会对其他成员产生影响,各个家庭成员的内在解释和外在行为之间都是一种相互影响、相互作用的反馈式的循环关系。家庭中出现问题行为,往往是这种反馈式的循环关系层层作用的结果,问题行为者只是一个"索引",其家庭本身才是真正的"问题"。把家庭之中的"问题"当成一个整体去看待,而不是某个家庭成员独自的问题,这是系统式家庭治疗技术的基本观点。

系统式家庭治疗技术是一种资源取向的治疗方法,它强调症状的功能意义和来访者的健康资源,着重促进来访者自主发现其主动影响症状的责任能力,将个人和家庭导向积极健康的新生活模式。系统式家庭治疗法认为,家庭治疗的要义在于以整个家庭系统为对象,围绕症状找出家庭规则中的系统性问题;通过引入新的观念和做法,以谈话和行为作业传递信息,对家庭中原有的规则加以"扰动"(治疗师通过种种技术手段干扰、搅动、调整家庭中原有的规则,使既有家庭规则逐渐产生松动和变化,并重建新的家庭规则,最终促使来访者康复),来改变其与病态行为间的反馈链条,从而促成症状的改善。

系统式家庭治疗在戒治领域最大的优势是不孤立地看待戒毒人员的成瘾与复吸问题,而是把戒毒人员的行为问题当成家庭系统性问题的一部分,从整个家庭发展的视角和病态的系统观角度去解决戒毒人员的成瘾与复吸问题,并为寻求新的家庭规则和应对模式,促成戒毒人员操守保持的持久性。所以,系统式家庭治疗技术把戒毒人员融入家庭整体系统中,给戒毒人员树立戒毒信心与信念提供强大的动力。

(二)核心技术

扰动性的提问技术和行为作业技术是系统式家庭治疗法的核心矫治技术。

扰动性的提问技术是治疗师收集信息、传达信息、扰动家庭规则的主要方法,常用的提问方式包括以下几种:

1. 循环式提问

循环式提问,即治疗师在参与治疗的所有家庭成员的面前,对每个家庭成员分别进行提问,收集他们对家庭成员间关系及对家庭存在问题的看法,通过这种方式将信息当面传递给其他家庭成员并观察他们的反应,以此来了解家庭中的互动规则和互动关系。此外,在提问的过程中,治疗师可以通过被提问者对问题、语气及用词等的反馈,来让被提问者重新审视自己的问题,以及家庭中的关系和规则。

2. 差异式提问

差异式提问是指治疗师设定两种对比性的差异情景对来访者及其家人提问。例如治疗师通过对中止吸毒行为发生时的时间、场合,以及复吸发生时的时间、场合的提问,使戒毒人员认识到复吸问题的出现是有条件的。这种差异性情景可使来访者认识到自己对于复吸行为的出现是有控制力的,并且应承担相应责任,同时可督促其家人反省自己在来访者问题上的责任。

3. 假设式提问

假设式提问是提出以对未来或过去的假设作为出发点的问题,包括对过去的反馈提问以及对未来取向的展望提问两种方式。反馈式提问是一种与现实假设相反的提问,其目的是让来访者及其家庭认识到问题的实质,从而做出和现实情况相符的决定,督促来访者对自己及未来负责。展望式提问则是一种对未来远景的假设性提问,促使来访者及家庭了解症状消除后的种种益处,从而激发他们改变的动机和斗志。

家庭作业是系统式家庭治疗的另一核心矫治技术。家庭作业的内容中有的直接指向症状,针对症状进行认知和行为的干预;有的似乎与症状无直接联系,而是通过影响家庭的认识和行为来间接作用于症状;有些甚至会显得出其不意,有悖常理,但目标还是指向症状。常用的家庭作业技术包括反常干预与症状处方(要求来访者刻意保持或"加重"症状,夸大症状行为,使来访者意识到症状的荒谬性而主动停止该行为)、单双日作业、记秘密红账、角色互换练习、水枪射击、定期写信或打电话等。

总之,系统式家庭治疗既注重从整体的角度看待家庭成员的问题,减少问题成员的压力,又通过扰动式提问和家庭作业等形式来实现矫治目标,可操作性较强。毒品成瘾者一步步地按照治疗师的指引去行动,对于促进其家庭对戒毒的理解和支持是大有益处的。但是,系统式家庭治疗也有一些局限之处,如过于注重整体与系统,而对家庭成员尤其是问题成员的个别关注不够,对问题成员的自我价值感等有所忽略,这些问题都可能会对治疗效果有所影响,需要治疗师在治疗过程中多加注意。

二、结构式家庭治疗技术

(一)理论基础

家庭是一个系统。与系统式家庭治疗理论的观点相似,结构式家庭治疗理论也认为,当家庭中的某一成员出现问题,就应该从整个系统中去寻找原因。这一理论强调不要孤立地看待一个人的问题,而应将人放在他所处的社会环境,尤其是家庭环境中进行评估;认为个体的行为会受到家庭系统的影响,而家庭系统也会受到不同成员的影响,即某些个体表现出来的症状恰恰是其对其他成员遭受压力的一种反应,对症状的消除也要整合系统的力量。

家庭结构与个体的问题有着密切的关系。家庭结构主要是指家庭成员间的互动关系。结构式家庭治疗理论秉持个人问题与家庭的动力和组织结构有着密切关系的观点。改变家庭动力和家人之间的互动交往模式,可以改善问题成员的症状。这一理论认为,正常的家庭结构应该具有如下特征:清楚而称职的角色分工、围绕核心系统而组织起来的权利结构、清楚而有弹性的界限。

"角色分工"、"权力结构"和"界限"是结构式家庭技术中最为核心的概念。其一,"角色分工"是指在一个家庭内部,父母亲有没有明确的分工。比如,母亲更多地发挥照料者、家庭管理者的职责,父亲更多是决策者的角色,不过也有可能恰恰相反。角色分工在每一个家庭之间可能存在差异性,这和每个家庭的实际情况是分不开的,适合自己家庭情况的角色分工就是合理的。其二,"权力结构"简单而言就是家庭中谁最有话语权,谁做决定,怎样做决定,谁是支配者,谁是受支配者。值得注意的是,家庭中的权力分配一定要得到家人的一致认可和配合,否则容易形成双权力或多权力中心,出现权力争夺的现象。比如,父亲教训儿子时,母亲在一旁帮儿子说话,这便削弱了父亲在儿子心中的权威,很容易导致权力最终转移到儿子手里。这在一些吸毒成瘾者的家庭中非常常见。其三,"界限"是家庭与家庭外部、家庭各次系统及个别成员之间存在的边界。它能避免系统的分化,使每个次系统有其特定的边界和功能,且不相干涉。正常家庭中的界限应该是清晰的、半渗透式的、弹性灵活的,并随外部环境的变化而相应地做出调整。一些吸毒人员沾染上毒品,常常是由于家庭中的界限过于僵硬呆板,父母与孩子之间的情感交流受阻或匮乏。如一些家庭中的父母与孩子缺少情感沟通,使孩子对家庭没有情感上的依恋,所以很容易在毒品或网络上寻求满足。当然,家庭的界限不明如溺爱等,也会导致孩子的不良行为。此外,若父母亲在夫妻次系统和亲子次系统中没有明确的界限,亲子次系统很容易对夫妻次系统形成干扰,影响夫妻之间的关系。

总之,结构式家庭治疗理论认为良性的家庭结构有助于家庭成员的成长,而不良的家庭结构会阻碍家庭成员的分化与成长。若能改变家庭动力和家人之间的交往结构,可以使问题成员的症状好转或消失。所以,家庭治疗的目标就是帮助家庭认清并改善家庭功能发挥不良的结构,代之以较健全的结构。

（二）结构式家庭治疗"四步模式"

1. 拓展家庭问题范围

在这一阶段，治疗师的主要任务是进一步了解家庭成员存在的问题和需求，如家庭成员的互动模式，家庭内部的角色分工、权力结构与家庭界限是否混乱，家庭成员对治疗的预期等，与来访者家庭建立专业的信任关系。

以毒品成瘾者为例，拓展家庭问题具体做法包括：（1）关注毒品成瘾者的能力范围，如经济能力、心理行为、人格表现等；（2）对毒品成瘾问题赋予不同的意义；（3）从不同的视角审视毒品成瘾问题；（4）探索吸毒成瘾出现的背景；（5）探索家庭其他成员的困难，与毒品成瘾者的问题类似还是不同；（6）鼓励毒品成瘾者在家庭成员面前描述自己的症状、自己眼中的家庭及其他方面。

2. 改变家庭成员对问题的认知框架

在这一阶段的主要目的是探究深层的家庭问题，并让来访者的其他家庭成员正确认识目前的家庭问题。在治疗中，治疗师由倾听者转为引导者的角色，从顺应家庭结构的技术转为挑战家庭结构，整合家庭成员的看法，希望家庭成员看待问题时从个人原因转移到家庭关系上来，并协助家庭成员发现和厘清深层的家庭问题。比如，部分吸毒人员的父母会认为孩子之所以走上吸毒之路，主要是因为其结交了社会不良人员，这时治疗师就要引导父母反思其子女为什么会将信任和依赖的来源从家庭成员转向社会不良人员，发现、梳理和思考家庭中的深层次问题。随着对家庭问题的重新认知，家庭成员也积极认识和改善自身问题，家庭结构的改善动力逐渐增强。

3. 重构家庭结构与互动模式

家庭成员对家庭问题有了全新的认识之后，下一步的工作就是要针对家庭结构与互动模式进行重建。治疗师可通过调整座位，建立家庭界限等方式来进行家庭重构。家庭成员选择座位的规律一般体现了家庭成员之间的亲疏程度，可通过改换空间的方法，调整来访者与家庭成员的座次顺序与距离，加强来访者与家庭成员的亲密关系，比如，让与父母分开坐的孩子坐在父母中间。问题成员的家庭一般也存在家庭次系统混乱的情况，这就会破坏家庭的正常界限，比如，夫妻次系统关系混乱，在子女教育方面夫妻之间各自有不同的想法，双方不沟通不合作。家庭治疗师可要求来访者的父母建立一致的教育原则，时刻保持良好的沟通，在来访者家庭生活、学习、工作及发展社会关系等方面达成一致的意见。

重构家庭结构与互动模式常用的技术还有以下三个方面:(1)重新界定问题。比如,治疗师可以对毒品成瘾问题重新贴标签,以便提供一个更具建设性的观点。治疗师往往把问题重新贴上一种代表家庭结构功能的标签,使家人明白问题源自家庭环境而不只是出于某人。一个家庭前来接受治疗的初衷往往是帮助家庭中的成瘾患者,如果治疗师先入为主地把这个患者标签为"有病"或"有问题",则逃避了家庭应承担的责任。治疗师应通过重新界定问题,促使家庭的看法发生改变,例如,把"孩子想吸毒"标签为"孩子想得到家人更多的关爱"。(2)隐喻。隐喻是通过另一件事来理解和体验某事,它既是一种修辞,也是促进认知的一种方式。一个合适恰当的隐喻既可以使治疗师启发家庭成员,又不会让他们觉得需要自我防卫,可以令家庭产生强烈的触动和深深的思考。比如,"你们的家是一座监牢,而网络是孩子的另一座监牢"。(3)去平衡。去平衡是指治疗师加入并支持某个成员或某个子系统,以重新组合系统。治疗师可以轮流站在家庭成员中的某一方来挑战另一方,打破原有的结构模式。通过去平衡,治疗师改变了原有的家庭结构,使家庭能够尝试不同的互动模式。

4.巩固新的家庭结构

随着治疗的进行,治疗师对来访者以及家庭的服务目标逐渐实现,新的家庭结构逐渐形成。家庭治疗师帮助家庭成员建立界限,巩固新的家庭结构,让家庭成员将来面临困难时不会再次回到过去的互动模式,在未来的生活中保持新的健康家庭结构。治疗师可通过家庭回访的方式,巩固治疗效果。

总之,结构式家庭治疗有助于重构家庭结构、优化家庭互动方式、完善家庭功能,为戒毒人员恢复正常的家庭角色奠定了基础。不过,结构式家庭疗法是西方主流文化下的产物,将其应用于戒毒人员家庭治疗时还应注意文化差异性,因为结构式家庭疗法强调个体的独立性,强调家庭系统中夫妻次系统要优于亲子次系统;这些和东方的集体文化有一定的差异,尤其是中国的家庭更注重亲子次系统。因此,在运用该技术时,治疗师一方面需要保持开放的心态,另一方面应该立足于本土的文化,听取不同家庭成员对吸毒成瘾原因的理解,最终给出合理的干预家庭系统的方案。

三、萨提亚家庭治疗技术

(一)理论基础

萨提亚家庭治疗技术是萨提亚(Virginia Satir)在20世纪60年代创立的。它以人本主义理论为基础,其治疗理论和方法基于人性本善的基本信念以及对于家庭沟通的重视,对家庭成员给予鼓励和肯定;将治疗重点放在新的互动模式的建立上,注重提高人的自尊,最终达到心身整合,内外一致。萨提亚家庭治疗模型不像结构家庭治疗模型那样一味地破坏原有的互动模式,因此,更容易让一些家庭接受。

萨提亚家庭治疗技术认为,家庭是一个不可分割的系统,家庭成员之间的互动构成了家庭关系,家庭关系对家庭成员的心理行为有着关键的影响。家庭成员在互动中力图满足自己的需要和其他成员的需要,并且这种互动会很自然地倾向于保持一种平衡的状态。但是,当系统出现了毛病,如部分成员的需要被忽略或偏重对待时,这些成员就会在情绪和行为上出现一些"病症",这些"病症"所反映的并不是个人的问题,而是由于整个家庭系统出现了"病症"。此时家庭成员间的"均衡"往往要靠不和谐的手段去维护,然而,这种状况通常以牺牲某些家庭成员的需要为代价,从而造成更严重的不均衡。在这种情况下,萨提亚家庭治疗理论认为,只要有合适的机会和适当的鼓励和引导,每一个家庭成员都可以通过学习新的互动方式,来重新建立和谐的均衡状态。此时家庭治疗师的工作就是为他们营造合适的互动机会,并给予适当的指导和鼓励,充分挖掘问题家庭的资源和潜能,让家庭成员可以接受新的学习机会,让求助者可以清除其成长中的障碍,继续发挥其潜能,让家庭和个人共同成长。

萨提亚家庭治疗技术侧重家庭在人的自我观念与行为模式形成中的重要性;并且希望通过对家庭历史的追溯、对家庭沟通方式的觉知,找出家庭成员问题的成因;在此基础上通过家庭互动方式的改变,达成个人的成长。所以,萨提亚家庭治疗技术是一种成长取向的治疗模式,其相信个体拥有解决问题的内部资源,并可以挖掘和调用内部资源用以应对家庭和个人成长中的挑战。成长治疗的前提是:人可以被引导,能够表里一致,清楚、直接、正确地表达自己的感受、想法和愿望。萨提亚认为人类本身具有潜在的智慧,每个人可利用他们成长发展所必需的资源;治疗的过程便在于帮助个体认识并发掘这些资源,学习如何使用它们,最终获得新的应对技术。

萨提亚家庭治疗技术还是一种具有健康取向的治疗模式,其治疗目标是促进和实现健康,而不是消除症状,是使个人或家庭表现出来的"病态"的能量转化为正向的用途。症状被认为是表达健康需求的符号,是那些任由自己处于隔离、敌意、傲慢、轻视、恶劣的家庭系统中的个体努力适应和生存的方式。

萨提亚家庭治疗技术的中心概念是"沟通过程"。在萨提亚看来,当一个家庭寻求治疗的时候,治疗师应关心的不是究竟发生了什么问题,而是这个家庭处理问题的方式,其中尤为重要的是这个家庭经过怎样的互动过程形成了现在的处理模式。因此,治疗师要了解和评估的是这个家庭的原动力以及影响家庭成员互动的因素。这些因素包括家庭成员的自尊、家庭沟通模式以及家庭规则等。

（二）操作方法

萨提亚家庭治疗模型的操作方法涉及接触期、蜕变期和巩固期,每个阶段治疗师关注的重点和内容有所区别。以毒品成瘾者的家庭治疗为例,萨提亚矫治技术操作如下:

1. 接触期

这一阶段治疗师的任务是加入家庭,与家庭成员一起工作,建立家庭对治疗师的信任,并观察当事人家庭的互动方式,重点对以下方面进行评估:(1)这个家庭系统是封闭系统还是开放系统;(2)家庭的沟通互动模式;(3)家庭规则;(4)家庭成员尤其是毒品成瘾者的自尊和自我价值感。在这一阶段,治疗师要注意以下技巧的运用:要求每个人用第一单人称的方式说话,例如,要用"我觉得"而不是"我们觉得"来描述感受;引导每个人分享自己的体验,而不是分析自己的经验,例如,询问"当你感到生气时,你看到什么? 听到什么? 想到什么? 身体感受到什么",而不是询问"你为什么要生气";鼓励家庭成员不同观点的表达。

2. 蜕变期

蜕变期对求助家庭来说是最重要的阶段,重点是运用各种技巧去帮助家庭觉察和改变原来的沟通模式,增强应对和解决问题的能力。在这一阶段,可以运用多种技巧,包括:(1)联系:如治疗师问父母:"当你明白了孩子在吸毒时内心有这样的内疚,在这一刻你心里有什么感受?"(2)澄清:如治疗师问成瘾者:"你说在毒品上找到了存在感和价值感,而在父母面前很不自由,那你心目中的自由是什么意思呢? 可否举一些例子帮助你父母明白你所指的自由是什么?"(3)学习正面经验:如治疗师问父母:"刚才你的孩子说,有一次他(她)感受到你对他(她)的理解和关爱,也许我们可以从这个经验中学到一些有用的东西。请你回想一下,那一次你的做法有什么不同之处,使孩子有如此特别的感受呢?"(4)角色扮演:如治疗师要求成瘾者:"现在请你扮演父(母)亲的角色,体验一下你一直要用指责的方式,希望制止你的孩子吸毒。当你这样做时,留意你的身体有什么反应和感受?

你的情绪变化又是如何发生发展的？头脑里的想法又是什么样的？"其他技巧还有引导成瘾者说出正面动机、视框转移等。

3. 巩固期

巩固期的工作重点是强化当事人家庭在蜕变期已获得的改变；帮助当事人家庭整合治疗的经验和方法，应对在返回日常生活环境后可能遇到的新挑战。对于成瘾者在治疗中的积极改变，治疗师要及时进行强化和巩固，在实际生活中继续维持和提升成瘾者的自尊。

总之，萨提亚家庭治疗模式秉持以人为本的理念，把提升个体自我价值感作为主要的治疗任务，强调在家庭互动中完成治疗目标，使个体达到内外的一致性。这一理念和操作方法比较容易被问题家庭接受，特别是对成瘾者家庭来说，萨提亚家庭治疗模式能够较好地促进家庭关系的修复，使成瘾者个人及家庭得以健康地发展。不过，应用这一技术还应注意本土化的问题，比如，中国家庭可能不太擅长表达感受之类的情感，治疗师就需要结合本土文化，在引导过程中更加注重技巧，让每个家庭成员都能打开心扉，真正在治疗过程中获益和成长。

四、总结与展望

本节梳理和回顾了系统式家庭治疗技术、结构式家庭治疗技术、萨提亚家庭治疗技术。三种治疗技术具有相同之处。比如，三种治疗技术都会把家庭成员的个别性问题融入整个家庭中看待，并在整个家庭的参与和互动中解决问题；对于问题成员不孤立、不歧视、不忽视，在良好的家庭氛围中去共同面对问题；这对于促进问题成员及每个家庭成员的发展都是有积极作用的。但是，三种治疗技术的侧重点也各有差异，比如，系统式家庭治疗技术侧重于资源取向，通过挖掘家庭资源来实现家庭的良性发展；结构式家庭治疗技术侧重于家庭角色与界限等重建，通过角色分工、权力分配、界限设定等方式，实现家庭关系与互动模式的重构；萨提亚家庭治疗技术侧重于健康和发展取向，以问题成员及家庭的健康发展为目标，提升家庭成员的个人价值感和自尊，强调在良好的沟通过程中达成治疗目标。正是由于三种矫治技术各有特色，各有优劣，在戒毒实务工作中，一线工作人员可以根据自己的理论背景、专业特长选择一种或一种以上的技术应用，但不管应用哪一种技术，结合戒毒人员的现实问题和特点，和戒毒人员一起评估选择都是基础性工作。

可是，由于戒毒场所的特殊性和封闭性，戒毒人员的家属一般不能共同开展家庭治疗活动,这较大程度地限制了三种技术在戒毒场所的应用。对此,戒毒工作人员一般针对戒毒人员个人开展家庭治疗技术,如如何与家人有效沟通,如何挖掘家庭资源,如何获取家人的原谅和支持等。这虽然不如整个家庭参与的效果好,但对改善戒毒人员的家庭关系,促进他们和家庭的融合、回归家庭都是有用的方式。所以,戒毒工作人员有必要在戒毒人员中运用家庭治疗技术,这对戒毒人员个人及其家庭来说都是有益的事情。

未来,家庭治疗技术在戒治领域的应用可能有以下几个方向:

一是不同家庭治疗模式的整合应用。现在有很多家庭治疗的模式,每种模式都有一套自己的理论构想和治疗技术。这些家庭治疗模式也许在理论层面彼此难以完全融合,但在技术层面可以有多样化的整合,比如,扰动式提问技术可以与家庭雕塑等技术整合。实际上,在临床心理治疗领域,整合已经成为西方家庭治疗领域的主要发展方向。戒毒实务工作中,我们可以针对毒品成瘾者专门设计一套家庭治疗的整合方案和程序,融合各种家庭治疗模式中好的技术和方法,以期发挥更好的疗效。

二是家庭治疗技术与其他心理干预方法的整合。目前成瘾的心理干预方法主要包括认知治疗、行为治疗、认知行为治疗、动机治疗和家庭治疗。家庭治疗如果能和其他心理干预方法相结合,将会收到更好的疗效。比如,家庭治疗和动机治疗相结合,在家庭治疗中强化戒毒动机,戒毒动机的提升反过来也会促进家庭治疗的效果,两种技术结合应用,相得益彰,对促进戒毒人员的戒治效果有积极的意义。

三是家庭治疗技术与非心理干预方式的整合。除了心理干预方法外,矫治成瘾还可以运用班会、传统文化教育、体育运动等非心理干预方式。家庭治疗模式也可以和这些非心理干预方式整合起来,例如,汲取传统文化中和孝道有关的理论,通过读经典、知礼节等形式,把家庭治疗与传统文化教育结合起来,让戒毒人员在感受传统文化的过程中增强家庭观念和家庭责任的担当等。

综上所述,家庭治疗技术在戒治领域能够发挥修复家庭关系、促进家庭理解和支持戒毒等方面的功能,并且其原理清楚,操作方法简单可行,可以在戒毒人员中应用。未来,我们还可以从三种治疗技术整合的角度更好地把家庭治疗技术应用到戒治工作中,为提升戒毒人员戒毒动机,增强其戒毒信心,降低复吸风险搭建坚实的家庭"大后方"。

■ 主要参考文献

1. 王增珍等:《以结构化提问为导向的戒毒患者认知行为团体心理治疗策略初探》,载《中国药物依赖性杂志》2010 年第 5 期。

2. 邵晓顺:《对一例"三高"罪犯的认知行为治疗》,载《犯罪与改造研究》2021 年第 5 期。

3. 张忠宇:《认知行为疗法本土化应用新进展》,载《黑河学院学报》2020 年第 4 期。

4. 竺洁:《认知行为疗法在实践中的应用》,载《科教文汇》2009 年第 3 期。

5. 刘哲宁、姚树桥:《认知行为治疗》,载《中国临床康复》2002 年第 21 期。

6. Kimberly A, et al. , *Training Addiction Counselors to Implement CBT for Depression*, Administration and Policy in Mental Health and Mental Health Services Research, Vol. 38:4, p. 313 – 318(2011).

7. 郭召良:《认知行为疗法入门》,人民邮电出版社 2020 年版。

8. 宋木子:《心理咨询中情绪释放技术(EFT)的原理与技术述评》,载《佳木斯职业学院学报》2018 年第 2 期。

9. 陈方超、孙玉文、王米渠:《以叩击穴位心理治疗为基础的情绪释放技术》,载《中医药临床杂志》2012 年第 12 期。

10. 林祯秀、林贤浩:《情绪自主神经反应模式的特异性研究现状与展望》,载《精神医学杂志》2014 年第 4 期。

11. Mennin, et al. , *Preliminary Evidence for an Emotion Dysregulation Model of Generalized Anxiety Disorder*, Behaviour Research and Therapy, Vol. 43:10, p. 1281 – 1310(2005).

12. 李中林:《基于实时 fMRI 神经反馈的情绪调节技术研究》,中国人民解放军战略支援部队信息工程大学 2016 年硕士学位论文。

13. 秦玉龙:《针对杏仁核的 rtfMRI 神经反馈情绪调节技术研究》,中国人民解放军战略支援部队信息工程大学 2018 年硕士学位论文。

14. 刘平亮、阳鑫:《强戒人员戒毒动机分析及对策研究》,载《犯罪与改造研究》2017 年第 7 期。

15. 赵敏:《药物依赖心理治疗的基本技术——动机强化治疗的理论与技术》,载《中国药物滥用防治杂志》2006 年第 6 期。

16. 王冬明等:《动机—技能—心理能量模式对强制戒毒人员情绪和动机转变倾向的影响》,载《中国社会医学杂志》2012 年第 3 期。

17. Miller, *Motivational Interviewing with Problem Drinkers*, Behavioural Psychotherapy, Vol. 11:2, p. 147 – 172(1983).

18. Miller & Rollnick, *What is Motivational Interviewing*, Behavioural and Cognitive Psychotherapy,

Vol. 23:4,p. 325 – 334(1995).

19. 陈智勇:《动机晤谈在预防解戒人员复吸个案中的应用研究》,广州大学 2017 年硕士学位论文。

20. 曹梦玉:《激发改变动机:社会工作介入非自愿女性戒毒个案》,中国政法大学 2019 年硕士学位论文。

21. 尹露等:《基于正念的戒毒人员防复发训练本土化方案研究》,载《中国监狱学刊》2020 年第 3 期。

22. 王姗姗、赵敏:《正念防复吸治疗在物质成瘾中的应用》,载《中国临床心理学杂志》2016 年第 1 期。

23. 刘特夫、伍露阳:《正念训练对男性强戒人员情绪稳定性的干预初探》,载《犯罪与改造研究》2020 年第 8 期。

24. 汪玥等:《正念注意觉知量表儿童版(MAAS – C)在中国城市及农村儿童中使用的信效度检验》,载《心理学探新》2021 年第 1 期。

25. Creswell et al,*Neural Correlates of Dispositional Mindfulness During Affect Labeling*,Psychosomatic Medicine,Vol. 69:6,p. 560 – 565(2007).

26. Way, et al., *Dispositional Mindfulness and Depressive Symptomatology*:*Correlations with Limbic and Self – referential Neural Activity During Rest*, Emotion, Vol. 10:1, p. 12 – 24 (2010).

27. Witkiewitz, et al., *Retraining the Addicted Brain*:*A Review of Hypothesized Neurobiological Mechanisms of Mindfulness – based Relapse Prevention*,Psychology of Addictive Behaviors, Vol. 27:2,p. 351 – 365(2013).

28. 姜慧丽:《正念训练对女性戒毒人员复吸倾向的干预研究》,南京师范大学 2019 年硕士学位论文。

29. 施菁青:《正念防复吸联合动机访谈对苯丙胺类物质使用障碍患者的干预疗效研究》,上海交通大学 2019 年硕士学位论文。

30. 张靓颖:《正念防复吸干预对男性苯丙胺类物质使用障碍者静息态脑电功能连接的影响研究》,上海交通大学 2018 年硕士学位论文。

31. 冯立伟、钱明赞:《多维家庭治疗在青少年戒毒矫正中的运用》,载《犯罪与改造研究》2020 年第 11 期。

32. 余咪、董红:《国内家庭治疗研究综述》,载《新西部》2013 年第 6 期。

33. 王志纲等:《海洛因成瘾者家庭环境、亲密度和适应性的研究》,载《中国临床心理学杂志》1998 年第 1 期。

34. 邹海欧等:《认知行为治疗及家庭治疗对甲基苯丙胺滥用者对待新型毒品的认知、态度以及应对毒品技能等的影响》，载《中国药物依赖性杂志》2013 年第 3 期。

35. A. Elaine Crnkovic & Robert L. DelCampo, *A Systems Approach to the Treatment of Chemi-cal Addiction*, Contemporary Family Therapy, Vol. 20：1, p. 25 – 36(1998).

36. Howard A. Liddle, et al. , *Treating Adolescent Drug Abuse：A Randomized Trial Comparing Multidimensional Family Therapy and Cognitive Behavior Therapy*, Addiction, Vol. 103：10, p. 1660 – 1670(2008).

37. Sobia Masood & Najam Us Sahar, *An Exploratory Research on the Role of Family in Youth's Drug Addiction*, Health Psychology and Behavioral Medicine, Vol. 2：1, p. 820 – 832(2014).

38. 伍菲：《家庭环境对戒毒康复人员戒毒动机的影响研究》，华中师范大学 2019 年硕士学位论文。

39. 戴坤：《结构式家庭治疗介入青年冰毒滥用应用探究——以 Z 市为例》，江西师范大学 2020 年硕士学位论文。

40. 胡婷：《青少年吸毒及其家庭治疗》，中南民族大学 2011 年硕士学位论文。

第十一章　戒毒人员心理行为评估技术

　　人的心理是对客观世界的认识和反映,是物质的派生物,这决定了人的心理是可以观察、测量和评估的。戒毒人员的心理行为也是其对客观世界的认识和反映,只不过沾染了毒品的因素,这种认识和反映可能出现了失准或偏差的问题。但是,对戒毒人员心理行为的评估,可以较好地量化其心理行为问题的程度,从而为开展心理矫治工作提供科学依据。

第一节　心理评估的基本概念与方法

　　古时医生问诊采用"望、闻、问、切"等手段,这一过程实际是在对症状进行评估和诊断。心理评估在一定程度上借鉴了医生问诊的方式,只不过随着技术的发展,一些测量评估的技术被应用到这一领域,大大推进了心理评估工作的专业化和科学化,使心理测量评估结果更具有精准性和预测性,为深入、全面、量化地了解个体或群体的心理行为提供了科学依据。

一、心理评估的定义

　　心理评估包括评估者采用心理学的理论与方法,对人的心理、行为及精神价值观等心理现象进行全面、系统和深入的客观描述,用于进行客观鉴定;单独或协同对心理障碍或心身疾病做出心理诊断;帮助被评估者及时发现心理问题,以便及时地调整和矫正等。心理评估要综合运用多种手段从各方面获得信息,以此对个体的心理现象、心理障碍或心身疾病等做出全面、客观、精准的评估诊断。

　　根据医学实践需要,为了解决临床实践中的心理行为问题而开展的评估被称为临床心理评估。临床心理评估是应用有关心理科学知识和技术,认识、掌握、运用心理活动对疾病的预防、发生、发展、转归的作用规律；了解并掌握各种疾病的心理行为变化；评估病人在疾病发生发展过程中的心理行为特点；包括认知过程、情感与应激、健康行为，以及个体的自我概念和精神价值观；获取个性化心理资料；发现现存或潜在的心理或精神健康问题；研究解决有关疾病涉及的心理行为问题；为临床提供更符合现代医学模式的诊疗、护理思路和方法，帮助病人战胜疾病、保持健康，为人类心理和精神健康的护理提供科学依据。由于受毒品毒性的影响，戒毒人员本身就具有病人的属性，所以对戒毒人员开展的心理评估应属于临床心理评估的范畴。

二、心理评估的信效度

为了使个体心理评估测量的结果准确和可靠，评估者在编制和使用评估工具时，必须检验其信度和效度。因为信度和效度从不同的侧面反映了评估工具的质量，是衡量测量准确性和可靠性的两个非常重要的指标。

（一）信度

信度（reliability），又称可靠性，通常是指同一群受测者在同一个测试中多次测量结果的一致性。一个性能优良的测量工具必须是稳定、可靠的。也就是说，运用同一个测量工具开展测量，多次测量的结果要保持一致性，否则不知该相信哪一次测量的结果。大多数信度检验用一组特定的受测者在某个特定测试上所取得的一组分数，与该组受测者在一个相等的测试上所得的另一组分数之间的相关系数来表示。这个相关系数被称为信度系数。

一个测试的信度系数应该达到多高的水平，这个测试才可以称为优良的评估工具呢？最理想的情况当然是信度系数等于 1.00，即测量中没有任何随机误差，实得分数就等于真分数。然而，这种情况出现的概率是极小的，在绝大多数情况下，信度系数会小于 1.00。一般来说，标准化智力测试和学业成就测试的信度系数应该达到 0.90 以上；性能比较优良的能力倾向测试和人格测试的信度系数也应该在 0.80 以上；信度系数 0.60 则是测试工具所能接受的信度系数下限，信度系数低于 0.60 的测量工具的稳定性和可靠性就比较差。

由于测量误差的来源不同，估计信度的方法也有多种。估计信度要根据具体情况选择恰当的方法及公式。概括来说，信度可用稳定性系数、等值性系数、稳定与等值性系数、分半信度系数、内部一致性系数、评分者信度系数等六种方式来计算,实际应用中具体选择哪种方式,还要结合测试方式、样本量等因素来综合考虑。

(二)效度

在一个良好的测试工具中,效度是一个重要的指标。如果测试工具信度高,表明测试人员控制好随机误差,该测验反复测量的结果是稳定、一致的。然而,光有信度指标是不够的,有大量的实例证明,信度高的测验的结果不一定准确。例如,用制作不标准的尺子量身高等,虽然每次测得的结果都是一样的,但由于存在系统误差,测量结果并不代表受测者的真正身高水平或真实情况。测试人员要使测量结果反映受测者的真实情况就要控制系统误差,而系统误差控制的效果如何,需要从另一个方面来保证。由此可见,判断是否为一个优良的测试工具除了信度外,还有一个很重要的指标——效度。

效度(validity),又称准确性或有效性,是指一个测试能够测量到所计划测量的心理现象的程度。这个定义包括两层含义:一是效度是与一定的测量目的有关的,离开测量目的,效度无从谈起。例如,一个用于测量戒毒效能感的有效测试,用于测量成瘾性记忆就变得无效。反过来,一个测量成瘾性记忆的测试用于测量戒毒效能感也会变得无效。因此,评价一个测试的质量不能泛泛地说它有效还是无效,要看它的适用对象是否具有针对性。二是效度指的是测试有效性的程度,其取值范围在0~1。效度系数越接近于1,表明测试对心理现象的测量结果越准确;效度系数越接近于0,表明测验对心理现象的测量结果越不准确。

因效度的涉及面非常广,对测试效度的检验一般需要收集多方面的资料,从多个不同的角度来进行。概括来说,效度计算可采用内容效度、效标关联效度、构想效度等方式。效度系数达到多高就可以认为它是一个有效的测试呢?目前还没有一个统一的标准。一般来说,所求得的相关系数至少要达到统计上的显著性水平。如果相关系数达到统计上的显著性水平,就表明该测验被用来预测是准确的;如果相关系数未达到显著性水平,那么这个测验就不能被用来预测。

总之,信度和效度是评估工具选取可靠性和有效性的科学依据。我们在对戒毒人员开展测试前,有必要参考一下评估工具的信效度参数,尽量选取那些信效度表现良好的工具,以减少和避免测量误差。

三、常模与分数的解释

以全体受测者或者某个具有代表性的受测者群体在测试上的分数分布为依据建立起来的,有一定参照点和单位的数量连续体叫作常模(norm),有时也称常模量表。测试人员通过将每个原始分数与常模作对照,转换为量表分数,就可以判断受测者在总体中达到的水平。常模总体指的是具有某些重要特征的受测者全体,或者是该群体的一个样本。当受测者人数较少时,常模总体一般由全体受测者组成;当受测者人数比较多时,测试人员从受测者总体中抽取一个具有代表性的样本也可以建立一个常模总体。

一般来说,抽样误差与样本大小成反比,即在其他条件相同的情况下,样本越大,抽样误差越小;反之,样本越小,抽样误差越大。所以,为了控制抽样误差,使常模具有代表性和稳定性,所抽取的样本量应该尽可能大一些。然而,由于人力、物力及时间等限制,样本量又不可能太大,因此,要在二者之间找到一个平衡点。常模总体规模多大是合适的并没有一个严格的标准。在确定常模总体规模时,测试人员最好先根据期望达到的可信度和允许的误差大小推算一下,再参考自己及他人的经验,最后做出决定。

测试实施以后,测试人员一般可以将受测者组合成多种不同的常模总体。例如,测试人员将传统型吸毒人员组合起来,构成传统型毒品组;将合成型吸毒人员组合起来,构成合成型毒品组;将男性吸毒人员组合成男性组;将女性吸毒人员组合成女性组;将吸毒 10 年以上人员组合成 10 年以上组,吸毒 10 年以下人员组成 10 年以下组,等等。由于不同的常模总体在同一个测试上的分数分布是不同的,会获得不同的常模;测试人员依照不同的常模来解释分数,往往得出不同的结论,因此,在解释分数时,一定要考虑常模总体的代表性,即常模总体的标准化问题。例如,一位吸毒 10 年以上的戒毒人员参加了某项认知测试得出一个分数;测试人员要分析他的认知水平如何,应该将他的分数和 10 年以上组的得分情况做比较;拿他的分数与 10 年以下组的得分情况做比较是不恰当的,因为两组的认知能力基线可能就不在一个水平上。不过,将这名吸毒人员的分数和本组其他人做比较也不一定能得出正确的结论:当受测者人数很多时,如果将他和同组中认知能力损害不明显的吸毒人员做比较,他的认知水平会显得很普通;和一群认知水平明显损害的吸毒人员做比较,他的认知水平则显得很突出。因此,常模总体还应该是一个具有某些共同特征的受测者群体的代表性样本。

为了能把不同类型、组别的分数进行比较,避免常模总体不同质所带来的影响,一般会将测试的原始分数转化成百分等级、商数、标准分数等标准化的得分。转化后,不同类型、组别的分数就可以在同一水平、同一尺度上进行横向比较。

四、测试的选择与使用

测试的前提是选择合适的测试工具。这不仅可以节省人力、物力,还能大大提升测试结果的精准性和诊断性。如何选择、使用和管理已有的标准化测试,是一个值得思考探索的问题。

（一）测试的选择

自 20 世纪初以来,大量的标准化测试工具被研发出来。如今可供选择的测试工具无论在数量上还是在种类上都非常多。为了避免测试的误用和滥用,测试的组织者和使用者在选择测试时应该注意以下三点：

第一,所选的测试必须符合测量目的。每一个测试都有特殊的用途和适用范围,因此,测试人员在选择测试时,首先要考虑所选测试的适用范围是什么,它能够达到什么测量目的。测试的用途和适用范围不同,对于特定的测量目的来说,它所产生的作用就不同,比如,如果要了解戒毒人员的人格特质,就要选取人格相关的测试工具。为此,测试的组织者和使用者在选用测试工具之前一定要仔细地阅读每份测试工具的使用手册,以便了解这方面的情况。在此基础上,测试人员进一步分析和判断哪个测试最符合自己的测量目的,围绕测量目的,选择合适而科学的测试工具。

第二,所选的测试应适用于特殊群体。目前,大多数测试是针对普通人群的,而针对特殊群体的测试却比较少。特别是对戒毒人员这一群体来说,他们受毒品毒性作用的影响,在人格特征、认知、情绪、行为、意志力等心理品质上与常人有较大的差异,因此,针对他们心理行为的评估应更适应他们的特点。对特殊群体开展心理评估,除了测试的选择有要求外,还有一个比较重要的因素需要考虑,就是特殊群体测试常模建立的问题。如果普通人的常模被当作特殊人群的参照标尺,会导致评估测试结果偏向于某一极端,不符合正态分布的要求。在这种情况下,心理评估就可能失去其固有的意义了。

第三,所选的测试必须具有良好的心理测量学性能。首先,测试的难度和区分度要适当。如果测试太容易了,几乎所有的受测者都能获得很高的分数；如果测试太难了,几乎所有的受测者都不通过,这两种情况都不利于对受测者做区分。如果测验的目的就是要对特殊群体做鉴别和分类矫治,这样的测试就不太适宜,应该找到难度适中、区分度很高的测试。其次,测试具有良好的信效度。测试的可靠性和有效性可以从测试手册提供的各种信度和效度资料中了解到,测试人员在选择测试时要仔细查看这些资料,并根据心理测量学的标准来判断测试的质量。最后,施测、记分规则及分数的解释方法应简便易行。在测试质量相同的情况下,施测、记分规则及分数的解释方法越简便,就越能节省时间、精力和资源。在选择测试时,测试人员除了要考虑测试的质量外,有时也需要考虑测试的成本以及测试是否易于操作等。

(二)测试的使用

测试的使用涉及组织、施测、伦理道德等方面的内容,要注意以下几方面的问题:

第一,测试人员应具备以下条件。测试人员应具备教育学、心理学、心理测量学的基础知识和技术;善于观察受测者的情绪变化,迅速调整好受测者的情绪;熟练地操作各种测验用具,快速而准确地记录受测者的各种反应;有较强的语言表达能力,妥当地回答受测者提出的各种疑问;掌握好测验时间,处理好各种突发或偶发事件;正确记录和解释测验分数,恰当地报告测验结果等。

第二,测试要遵守伦理道德的要求。一方面,测试人员不能滥用测试,给受测者造成不必要的伤害。另一方面,测试结束后,测试人员会收集到大量有关受测者个人及其家庭的资料,有些资料涉及个人及家庭的隐私,如某方面的缺陷、内心冲突、家庭关系和矛盾等。在一般情况下,受测者不会把这些情况透露给外人,只有在寻求帮助或为了配合测试时才可能把它们说出来。这就要求测试人员尊重受测者的人格,严格为他们保密,以保护受测者的利益。同时,在未经允许的情况下,受测者的个人资料不能随便让外人查阅,不得在报刊和书籍上发表,也不能拿到非正式的场合中讨论。

第三,测试结果的报告和解释要有分寸。测试分数计算出来之后,测试人员视情况和要求向受测者本人或其他有关人员报告和解释。测验结果的报告方式有两种:一种是把分数直接告诉受测者或有关人员。例如,在对戒毒人员实施了记忆测试以后,测试人员可以报告受测者的原始分数或标准分数及等级水平等。另一种是不报告具体的分数,而只用受测者或有关人员容易理解的话语对测验结果进行描述和解释。例如,测试人员根据在记忆测试上的得分,只说明受测者的记忆水平处于高、中或低水平,记忆受损程度是较小、一般或明显等。目前许多心理测量和评估专家提倡第二种做法。

五、心理评估常用方法和技术

心理评估方法和技术较多,有医学、心理测量学、社会学、神经科学及其他学科检测手段,综合使用多种方法,在不同层面上收集资料。收集的资料更全面,评估可能更精准、更有价值。其方法主要有:

(一)自我报告法

自我报告法通常采用一些有关既往健康问题的定式报告清单,由受测者自己填写,报告内容主要涉及心身问题、早年心理发展及社会功能情况等。这种方式在人群中大面积调查时较为适用。自我报告法要注意社会赞许性和极端性回答的问题。受社会赞许性的影响,受测者回答的目的是建立他的正面形象或是得到更多的正面评价,因此所作出的回答均为积极或正面答案,对于这一问题可以采取社会赞许性控制并在数据处理时将其剔除。另一种回答问题是极端性回答,比如,戒毒人员可能会用量表中的两端词汇或极端数字来形容自己的情绪。研究者认为即使存在少量的极端性回答也会导致系统误差,这些误差都是随机的,但是极端性回答会削弱问卷中极值的负相关性。

(二)观察法

首先,观察可在自然情况下和有控制的环境下进行。其次,观察可以通过直接观察和根据有关文字材料(日记、病史、传记等)或知情人提供的信息间接观察,或者综合上述方式进行;临床心理评估常从分析申请评估理由,受测者的知情者提供信息、测试人员与受测者的交谈和心理测验来进行。最后,观察内容有:仪表(穿戴、举止、表情);身体(肥瘦、高矮、畸形及其他特殊体型);人际沟通风格(大方或尴尬、主动或被动,是否可接触);言语和动作(言语方面:表达能力、流畅性、中肯、简洁、赘述;动作方面:过少、适度、过度、怪异、刻板);在沟通中表现出的信息(兴趣、爱好、对人和对己的态度);在困难情境的应付方式(主动或被动、冲动或冷静)等。

(三)访谈法

访谈的方式分为非结构性访谈和结构性访谈。不同的访谈方式所强调的内容是不同的。非结构性访谈是在入所戒毒人员的心理评估过程中,是很常用的访谈方式。一般而言,非结构性的访谈允许评估者自由地重复问题、引入新问题、修改问题顺序等,并且随被评估者自发的思维而变化。非结构性访谈的这种灵活性便于评估者采用适合特定被评估对象的特定情形的技术。在一些个案中,评估者可以忽略看起来没有用处的主题,也可以引入起初没有被列入计划的相关主题。评估者可以通过被评估者的冲突、焦虑情绪和防御状况,认识所隐瞒的事实或症状的起因。

为了减少由于不同访谈风格和范围所导致的不可靠变化,结构性访谈便出现了。结构性访谈确保问题的内容和顺序都是固定的,问什么答什么,对如何问和如何记录都有一致的要求;使用具有可操作性的诊断标准和定义精确的分类学方法,获得被评估者的相关资料。

(四)问卷(量表)法

在许多情况下,测试人员为了更好地调查或量化所要评估的心理内容,往往事先选择问卷或量表,列好选项等级,供被调查者填写,然后收集问卷或量表并对其内容逐条进行分析、记录和研究。问卷或量表调查评估的质量取决于研究者事先对问题的性质、内容、目的和要求的明确程度,问卷、量表内容设计的技巧性(如是否反映了研究问题的实质、提问的策略是否恰当、对回答的要求是否一致、结果是否便于统计处理、内容是否会引起被受测者的顾虑等),以及受测者的合作程度等。问卷或量表法的最大优势是经济、效率高、确定问题迅速等,但也被受测者的主观因素影响比较大。

(五)计算机行为任务测试法

计算机行为任务测试多采用反应时、正确率等较为客观的指标来反映受测者的心理现象与问题。这一方式可对心理行为变量进行比较精准的测量,获取绝对的量化记录,能较好地避免受测者主观认知因素(如说谎、装好、诈病、社会赞许性等)的影响。但计算机行为任务测试一般需要根据测试目的开展编程任务,需要跨学科的协作,这就对施测者有比较高的要求。他们既要掌握心理测量学等技能,也要对计算机代码有所了解,才能比较好地获取一个符合测试要求的计算机行为任务结果。

(六)神经心理评估技术

生物反馈技术、脑电、fMRI、PET、脑红外成像等神经科技技术的发展,大大促进了神经心理评估技术的提升。电生理技术、脑成像技术能够更精准地记录心理行为所引起的生理和神经系统的变化,揭示心理行为背后的神经机制,也能更客观地评估心理行为的状态和程度,从而为心理行为的发生和记录提供不同层面、不同角度的数据。神经心理评估技术的优势是对心理行为的评估具有较高的时间和空间分辨率,但是这一评估技术的操作相对复杂,对仪器设备的要求相对较高,数据分析处理相对烦琐,在一定程度上限制了其应用。

(七)大数据和人工智能技术

随着大数据的应用和人工智能技术的发展,未来的测试将采用全新的技术,并集合计算机、人工智能和生物遗传的最新技术。关键的元件之一是信息的聚合,它能将各种不同来源的信息以最优的方式来提升它们的有效性。同时,人工智能和逐步增加的互联网常模资料库将有助于这一过程的实现,即在信息聚合的基础上,测试人员结合大数据技术,提取心理行为发生的规律和特征,建立常模数据库,从而对关注的心理行为变量进行综合性的评估诊断。

总之,心理评估的组织实施要考虑测试工具的信效度、常模,以及选择合适的测试工具等问题,准备工作的妥善与否会直接影响评估结果的准确性。多种方法和技术均可以用于心理行为的评估,每种方法、技术各有利弊,我们要根据测试目的和条件等,选择最合适的评估方法和工具。

第二节　戒毒人员心理行为评估操作

"无评估,不干预",戒毒人员的心理行为干预的前提是评估工作。在戒毒人群中开展评估工作,找准、找实戒毒人员的问题靶点,可以避免漫无目的的干预、"一锅烩"式的干预、"运动式"的干预,这对于提高戒治质量有重要意义。

戒毒人员作为特殊群体之一,他们的心理行为有许多异于常人的表现,对这一群体的评估要求更高。但如何客观准确地测量和评估这一群体的心理行为表现,特别是对于戒毒人员较为"内隐"的心理结构和功能变化和发展;如何确定戒毒人员心理行为矫治的靶点;如何对矫治过程进行评估控制;如何对矫治效果进行追踪和监督等,都是值得探索的现实问题。

一、戒毒人员心理评估定义

戒毒人员心理评估是指在心理测量学、统计学等理论的指导下,戒毒工作人员运用相应的方法和工具,通过对戒毒人员心理行为状况和戒毒心理表现进行综合分析和评定,从而准确客观地评价和预测戒毒人员心理矫治的靶点与效果。从这一定义来看,心理评估是确定戒毒人员心理矫治靶点与评价矫治效果的科学依据。

对戒毒人员开展心理评估,具有重要的价值和意义。一是通过评估,鼓励戒毒人员积极探索自我,调动他们认识心理问题和解决心理问题的积极性,减少由于心理行为问题而导致的安全风险性因素;二是通过评估,准确、客观地认识戒毒人员,对他们存在的心理行为问题及戒毒心理缺陷程度提供量化数据指标,为有针对性地制定戒毒人员心理矫治措施提供依据;三是通过评估,检验戒毒机构及工作人员矫治工作的针对性和有效性,进行过程性和质量性评估,为调整和完善矫治方案提供参考;四是通过评估,评价和预测戒毒人员复吸的可能性,为做好戒治、管控、监督等衔接工作提供执法参考。

二、戒毒人员心理评估方法和技术

可用于戒毒人员心理评估的方法有很多,如访谈法、问卷法、计算机行为任务测试等,但由于戒毒人员这一群体的特殊性,他们存在比较严重的说谎、装好、诈病等社会掩饰性和赞许性问题等,使评估的难度增加。一般来说,在戒毒人员中常用的心理评估方法有以下几种。

(一)口头报告法

口头报告法指采用口头问答的形式,戒毒人员对提问者的问题或情景设计进行主观的自我评估。口头报告多发生在矫治活动时,戒毒工作人员针对某一问题对戒毒人员开展现场评估,像"你现在的愤怒情绪,如果用一个数字来评价,你觉得会是几",一般采用10点标尺的方式,比如,0(1)代表"没有",9(10)代表"极大"等。戒毒人员根据自身的实际情况,主观地选择一个数字来评估当前情绪状态或问题严重程度等。

口头报告法操作简便,不受场地及测试工具的限制,戒毒工作人员可根据实际情况灵活地开展,数据采集迅速快捷。但是,这一方法也存在较大的局限性,如问题的随机性、戒毒人员回答的主观性、数据分析的简单性等,这些局限性造成了这一方法评估有失精准和客观,在一定程度上限制了这一方法的实际应用范围。

(二)问卷(量表)法

利用问卷或量表评估,可能是当前戒毒机构和场所最普遍的评估方式。问卷或量表法多是采用自评或自评与他评结合的形式,对戒毒人员的心理行为状况及戒毒心理状态进行数据采集;在数据分析的基础上,出具其心理健康状况或戒毒心理缺陷的结果;一方面达到让戒毒人员自我探索、自我了解、自我剖析的目的;另一方面,通过问卷或量表的分析得出量化指标,也可让戒毒工作人员及时掌握戒毒人员当下的心理健康水平,以及与戒治相关的心理行为问题的严重程度,为进一步的干预提供针对性、科学性的依据。

问卷或量表评估的形式之所以在戒毒机构或场所被广泛应用,是因为这一方式可以集体施测,操作简单,效率高。特别是随着信息化建设的发展,大多数问卷或量表都可以在电脑上操作完成;前台测试,后台自动采集数据和分析结果,更是大大提升了这一评估方法的效率。不过,问卷(量表)评估的形式虽然优势很大,但仍存在不少不足。比如,戒毒人员认知水平相对低下,影响他们对测试题目的理解和作答;另外,如果问卷(量表)的信效度不高,如果不设置确保客观真实作答的"门槛",很可能会因为戒毒人员出现说谎、装好、社会赞许性作答等问题,导致问卷(量表)测试结果"失真"的情况。

(三)计算机行为任务测试法

为了有效避免问卷(量表)作答结果不真实的问题,近年来,戒毒机构(场所)引入了部分计算机行为任务测试,如 stroop 任务、内隐联想测试、趋避行为任务、风险行为任务测试等。计算机行为任务测试多是记录受测者的反应时、正确率、分数等客观指标,受测者在这些指标上难以作伪,也难以掩饰或夸大。因此,这一方法能够比较好地反映戒毒人员某一心理行为指标的水平或问题程度,成为问卷(量表)测试法的替代或辅助工具。

计算机行为任务测试法弥补了问卷（量表）法主观性强、测试不准的缺陷，再加上其具有记录精准、操作简便、后台化处理等优势，是当下比较适合在戒毒机构或场所推广应用的评估方式之一。但是，这一方法也存在一些缺陷，比如，计算机行为任务测试能够探测的心理行为变量有限，主要集中于注意、记忆、决策、情绪等领域，并不能涵盖戒毒人员心理行为问题的全部内容。并且有些心理行为问题是难以通过行为任务测试的方式来进行评估的，如戒毒效能感、信念、家庭关系等心理结构和内容，难以直接通过行为任务测试的方式来量化评估。这就要求计算机行为任务测试法与问卷（量表）法相结合，相互弥补不足之处，比较好地评估戒毒人员绝大多数的心理健康及戒治相关的问题。

（四）电生理评估技术

在测试的客观性和真实性上，电生理评估技术比上述三种方法都要好。由于电生理技术主要评估戒毒人员在特定情景或任务下的生物电或脑电等反应情况，而这些电生理反应主要受中枢神经系统或植物神经系统支配，戒毒人员难以通过意识来改变电生理指标。所以，这些电生理指标的数值变化能够比较真实、客观地反映戒毒人员的心理行为变化或受损程度，电生理评估技术能够成为戒毒人员较客观的评估方式之一。

目前，电生理评估技术在一些戒毒机构或场所探索尝试，但还没有达到被大范围应用的程度，主要原因在于该方法缺少戒毒人员的常模参照。由于电生理技术虽然被广泛应用于动物实验、普通人的心理行为评估，但是当前还缺少对戒毒人群大范围、大样本的评估数据，难以建立这一群体的常模数据，这就限制了这一技术的推广应用。此外，这一评估技术比较适合一对一地测试和数据采集，难以集体施测，施测效率相对低下，也在一定程度上影响这一技术的大范围应用。不过，随着科技的发展，特别是可穿戴技术的发展，集体施测、大范围采集数据的问题将来是可以解决的，所以，这一技术的应用前景还是比较乐观的。

总之，戒毒人员常用的心理评估方法各有优劣，戒毒机构和场所还应结合实际工作和客观条件选择合适的评估工具，对戒毒人员的心理行为开展评估工作。

三、戒毒人员心理评估类型

根据戒治需要或者戒治阶段性要求，戒毒人员的心理评估可以划分成不同的类型，每种类型反映了不同心理评估的内容和侧重点。

（一）按戒治阶段划分

根据戒毒人员所处的不同戒治阶段,心理评估可分为筛查评估、安全性评估、分类矫治评估、综合性评估、回归社会评估等类型。

1.筛查评估

筛查评估是指针对初入戒毒机构或场所的戒毒人员所做的一系列筛查和评估,包括心理健康状况的评价、风险性的评定、人格障碍和精神病的鉴别,从而激活主动的预防和矫治措施,做到预测风险、预防事故。筛查评估可采用问卷、量表调查结合计算机行为任务、投射心理测试等方式进行,提前筛查出可能有精神心理问题或行为风险的人员。

2.安全性评估

安全性评估是指在筛查评估的基础上,戒毒工作人员对可能有心理问题或行为风险的人员进行二次评估,重点围绕安全性展开,通过确定个体的危险程度,做到预判准确、有效预警并及时实施心理危机干预。安全性评估主要围绕着暴力、自杀、自伤、自残等高危行为展开,综合利用会谈、观察和计算机行为任务测试进行,从而作出完整的安全性评估和安全性预警。

3.分类矫治评估

分类矫治评估是指对戒毒人员进行全员、全程的心理健康测评和戒毒心理状况测评,为分类矫治提供准确的判断,做到因类施教、因类施治,提高矫治成效。分类矫治评估主要聚焦戒毒人员的心理需求和戒治需求,根据需求导向分类,可采用访谈、问卷调查结合查阅戒毒人员个人心理档案的方式进行。

4.综合性评估

在对戒毒人员开展一段时间的戒治治疗后,戒毒工作人员要从行为管理、身心康复、戒毒技能、社会适应性等方面开展综合性的评估,检验戒治成效和预测复吸风险。综合性评估的方式比较丰富,戒毒工作人员可综合利用多种主客观评估方法,来对戒毒人员作出客观准确地评估,从而为下一步戒治工作的开展提供依据。

5.回归社会评估

在完成所有的戒治阶段后,戒毒人员还是要回归社会,回到自己所在的社区。在戒毒人员回归之前还要进行的回归社会评估,可围绕其个人、朋友圈、工作、家庭、社会支持系统等方面展开。戒毒工作人员通过评估,查找可能影响其保持戒毒行为的风险性因素，提前准备和干预，从而降低复吸风险。回归社会评估可通过会谈、观察、问卷（量表）调查结合计算机行为任务测试的方式开展，为做好社会衔接工作提供科学依据。

（二）按戒治需要划分

从戒治工作实际需要的角度，戒毒人员心理评估又可分为诊断评估、质量评估、过程评估等类型。

1. 诊断评估

诊断评估是指通过对戒毒人员心理健康水平和戒毒心理缺陷等进行量化评估，为心理矫治开具诊断"处方"，明确戒毒人员当前的心理行为问题和戒毒心理状态，为制订有针对性的矫治方案提供依据。由于诊断评估承担开具矫治"处方"的功能，所以，诊断评估的工具应选那些具有信效度良好、有常模参照、结果可量化等特性的测试。

2. 质量评估

矫治实施后，矫治效果和质量的体现需要矫治质量评估。矫治质量评估一般是在诊断评估的基础上采用相同或同一范畴下的评估工具，在实施矫治方案后对矫治过程和结果的评估，从而在矫治方案的有效性和完善性等方面提出建议。在矫治后除了开展质量评估外，还可进行质量追踪评估，比如，在矫治项目完成后的三个月、半年、一年等不同的时间点进行追踪评估，目的是检查矫治效果维持的时间和程度如何，也从更长远的角度对矫治方案和过程提出建设性意见。

3. 过程评估

过程评估是在矫治实施过程中，为了确保矫治不偏离目标，不偏离戒毒人员的现实问题表现而开展的监测性的评估。过程评估一般是在矫治实施过半的阶段进行，围绕戒毒人员心理矫治的目标及已实施的矫治内容开展。评估结果如果与矫治目标相一致，说明矫治方案内容的适配度较高；否则，就要考虑矫治方案的适配度、戒毒人员的参与度、矫治训练师的匹配度等因素，从而进行调整，确保矫治方向、过程与矫治目标的一致性。

四、戒毒人员心理评估维度

戒毒人员的身份特殊，加之其受毒品毒性作用的影响，其心理结构具有内隐性和"心瘾"顽固性的特点。这些特点决定心理治疗的重要意义和心理矫治手段的复杂性,也决定戒毒人员心理评估的复杂性。评估只有采取多形式、多内容、多方面、多维度、多方法和多技术,综合分析戒毒人员的心理状况和戒毒心理状态,才能做到准确和客观的评价。虽然戒毒人员的心理评估内容涉及多层次、多维度,但对在戒毒机构或场所戒毒的人员来说,应主要关注其人身危险性、心理健康水平、戒毒心理状态、复吸风险性等四个维度的心理评估内容和结果。

人身危险性评估。没有安全基础的矫治是极度脆弱的,所以在开展戒毒矫治之前,首先要解决戒毒人员人身危险性的问题,确保戒毒人员在没有人身安全风险的前提下参加矫治治疗。人身危险性评估至关重要,通过人身危险性评估,提前把具有情绪不稳定、冲动、攻击、自伤自残等风险因素的戒毒人员筛查出来,进行有针对性的干预,降低和消除他们的风险,后续的戒毒矫治工作才有安全保障。人身危险性评估可通过人格筛查、精神症状筛查、高冲动性筛查等测试任务来开展,根据筛查评估结果,确定重点关注人员,制订干预方案。

心理健康水平评估。这一评估维度主要围绕戒毒人员环境适应、自我认识、人际关系、情绪状态、自我效能感、应对方式等方面开展,目的是评估戒毒人员当下的心理健康状况,排除戒毒人员"带病"参加戒毒矫治的情形,尽量让戒毒人员在心理稳定、健康的状态下参加戒毒矫治。心理健康水平评估多是采用问卷(量表)调查测试的形式,通过出具量化指标,量化评价戒毒人员的心理健康水平,为心理咨询和心理辅导工作提供参考和依据。

戒毒心理状态评估。开展戒毒矫治工作,首先是要明确戒毒人员当前的戒毒状态和不足,戒毒心理状态评估为戒毒矫治工作提供矫治靶点,是戒毒人员心理评估的核心部分之一,具有重要的现实意义。戒毒心理状态评估主要围绕戒毒人员的感知觉加工、注意力、记忆力、动机、决策、情绪、渴求、趋避行为反应等开展,重点关注戒毒人员有缺陷或待提升的内容结构,制订针对性的矫治方案,提升戒毒人员的戒毒知识和技能,增强戒毒信心和信念。

复吸风险性评估。对戒毒人员开展矫治工作,核心目的是防止其复吸,降低其复吸风险,围绕戒毒人员复吸风险的相关因素开展评估工作,意义重大。概括来说,影响戒毒人员复吸风险的主要因素有生理、认知、情绪、行为、家庭及社会支持系统等六大方面,戒毒人员复吸风险性评估也主要是从这六大方面去开展,评估戒毒人员在这六大方面的欠缺和不足之处,从而综合评定风险等级,为开展防复吸训练提供靶点和依据。戒毒人员复吸风险性评估可综合利用问卷(量表)调查、计算机行为任务测试、电生理测试技术等手段开展,确保评估的精准性和客观性。

总之,戒毒人员人身危险性、心理健康水平、戒毒心理状态、复吸风险性等四个维度的评估基本构成了戒治期内的主体评估内容,也符合戒毒人员的戒治需要,戒毒机构或场所可以进行探索尝试。

五、戒毒人员心理评估操作

戒毒人员心理评估工作,具有一定的操作程序,按照程序进行评估,可以确保评估过程和结果的严谨性与科学性。戒毒人员心理评估的开展,一般要遵循如下程序和步骤:收集个人资料,选择评估方法和工具,组织实施评估,处理数据,结果反馈,制订矫治方案,效果评估与总结等。

收集个人资料。开展戒毒人员心理评估要做一项基础性工作——收集戒毒人员的一般情况与个人信息,基本内容包括:(1)人口学的基础信息,如性别、年龄、出生地、居住地、文化程度、婚姻状况、职业、民族、经济状况等;(2)外观形象和行为,如表情、有无残疾等;(3)与现在问题有关的往事;(4)以往的心理、精神与成长经历或心理咨询和治疗史;(5)教育和工作背景;(6)健康和医疗史;(7)社会或成长史,包括宗教和文化背景、主要的价值观、主要的成长事件、社会和休闲活动、目前的社会状况;(8)家庭情况、吸毒史、戒毒史;(9)精神和神经系统的状况等。收集个人资料的目的是提取戒毒人员的个人和群体特征,为后续选择评估方法和工具提供基础性资料。

选择评估方法和工具。这是在收集分析个体和群体基本资料的基础上,结合戒毒人员个体或群体的文化程度、年龄、吸毒史等基本情况,选择合适的评估方法,如访谈法、问卷(量表)法、计算机行为任务测试等一种或多种方法的综合应用。戒毒工作人员确定评估方法后,再进行具体测试工具的选择,即围绕评估目的,以信效度良好为原则,兼顾可操作性,选择针对性和科学性俱佳的测试工具。

组织实施评估。确定测试方法和测试工具后,专业人员组织实施心理评估的过程,根据矫治需要评估形式可分为个体和集体评估两种形式。无论是哪种形式,实施评估的组织者都应向戒毒人员讲明测试的目的和注意事项等,并强调保密原则,指导戒毒人员实事求是地进行测试,对测试过程中可能出现的各种问题提前制订应对方案。

数据处理。采集测试数据后,接下来的工作则是对数据进行分析处理。有些测试结果可以在软件上实现自动化处理,有些可能还得需要专业人员进行人工计算和处理,后一种情况下,对一些极端数据的处理可能要格外注意,要结合戒毒人员个人基本情况去分析,排除文化程度、认知水平等因素影响而出现的极端性作答,从而能更真实地反映戒毒人员的心理行为表现情况。

结果反馈。数据处理结束后,会有每名戒毒人员的测试结果。测试结果要向不同层级的人员进行反馈,主要分为向上、向下和同级反馈三个层面。向上的反馈主要涉及戒毒人员可能出现危及个人及他人人身安全的情形;对这种可能出现影响安全的风险因素,要及时反馈到戒毒机构或场所的医疗、管理、教育等相关部门,及时做好应急预案。向下反馈是指对戒毒人员的个别反馈,如在开展戒毒矫治小组训练时,对本小组的共性问题和个性问题进行反馈,从而明确矫治目标,可以让戒毒人员积极参与到相关的戒治训练活动中;但一些敏感性的测试结果,如冲动性、攻击性等,不建议直接向戒毒人员反馈,避免"贴标签"效应。同级反馈是指将测试结果向同一层级的戒毒工作人员进行反馈,让他们掌握戒毒人员的心理行为及戒毒心理状态等信息,从而为制订有针对性的矫治方案提供依据。

制订矫治方案。制订矫治方案是对评估结果的具体应用,戒毒工作人员根据评估结果表现出的共性与个性特征,制订团体化与个别化的矫治方案,从而对戒毒人员开展团体(小组)和个别矫治工作,能够大大提升矫治效率和矫治质量。

效果评估与总结。矫治方案实施后,戒毒工作人员还要在实施过程的中后期与结束时分别开展效果评估,一是检验矫治方案的干预成效,为后续矫治总结提供量化结果;二是检测戒毒人员矫治后的变化情况,对于仍然存在不足或待提升的部分,要继续实施干预、深化落实和完善干预方案。对于初见成效的部分,戒毒工作人员还要做好经验和技术应用的总结,以便把成功的经验和做法推广应用到更大范围的戒毒人群中。

总之,戒毒人员心理评估工作的开展,对于维护戒毒人员心理健康、提升其戒毒技能、降低其复吸风险、促进戒毒康复工作开展等具有重要的作用和价值,应该成为贯穿戒毒机构或场所整个戒毒过程的中心工作之一。戒毒人员心理评估可采用的方法很多,我们要结合工作实际和客观条件选择合适的测试方法和工具,严格遵循心理评估的程序和步骤,在心理健康水平、戒毒心理状态等维度上对戒毒人员开展有针对性的评估工作;根据评估结果,制订矫治方案,对于共性的问题用共性的方案去解决,对于个性的问题则要制定个性化的矫治方案和策略。这些做法能较好地提升戒治质量,促进戒治工作的科学化和专业化。

第三节　戒毒人员心理行为评估应用示例

戒毒人员心理评估在戒治过程的多个环节、多个领域都有实际的应用价值,能较好地促进安全管理、教育矫治、心理矫治等工作的发展。在戒毒实务领域,如访谈法、问卷(量表)法、计算机行为任务、电生理技术等评估手段都被不同程度、不同范围地应用,本节主要介绍三种相对前沿或成熟的评估方法和工具,以期对戒毒人员的心理评估工作有所启发。

一、基于内隐测试技术的戒毒人员自杀、攻击等高冲动行为筛查评估系统的构建

(一)背景介绍

戒毒人员冲动攻击和自杀风险是威胁戒毒机构和场所安全稳定的首要因素,也给戒毒工作人员的矫治工作设置了较大的障碍。对具有冲动攻击和自杀倾向的戒毒人员提前进行筛查和预判,是一项重要又具有现实意义的工作。

可是,对冲动攻击和自杀风险的戒毒人员的评估,目前常常依赖戒毒工作人员的经验和观察,这不仅具有较大的主观性,在准确性上也达不到预期的效果。即使借助一些问卷、量表等较为客观的工具,由于戒毒人员对冲动攻击和自杀倾向测试内容的敏感性,使此类的作答具有较大的掩饰性和说谎可能,不能很好地评估出戒毒人员对冲动攻击和自杀的真实想法和态度;此外,处于意识之外的内隐心理也无法被直接报告。这就要求戒毒工作人员用一种较为隐蔽的方式,既能避免戒毒人员作答的不真实性,又能比较好地测试戒毒人员攻击和自杀行为的态度与倾向性。我们经过查阅文献和专家论证,发现内隐测试技术能够满足这两方面的需求。

(二)理论基础

格林沃尔德(Greenwald)等人在 1998 年提出了内隐联想测验法。这个方法基于现有的反应时范式,把实验设计的思想运用到测量中,是在改进和发展传统反应时法的基础上形成的一种新型的间接测量方法,反应时的长短则代表了内隐的行为和态度的倾向性。国外在内隐测量上已有了比较成熟的研究，比如，斯特芬斯（Steffens）还专门对具有相同成分的内隐测量和外显测量的信度进行了研究，结果显示内隐测量比问卷测量具有更高的可信度；兰伯特（Lambert）认为，"如果内隐测量比外显测量更好地探测了自变量的自动组成部分，那就更有理由相信，内隐测量能够对大量自动化过程引导下的反应具有更好的预测性"。目前国内外针对攻击、自杀倾向等内容的内隐测量技术在社会上已有广泛的应用，对个体的内隐攻击性和自杀态度具有较好的预测功能。

研究表明，内隐测试相对外显测试具有以下优势：一是隐藏测试的目的，易操作，敏感，精确。内隐测试仅需操作电脑键盘上的两个按键，对戒毒人员的测试指导语是进行词语分类任务，较好地隐藏了测试的真实目的，且评估指标以反应时和正确率来综合评价，记录客观准确。二是有较好的预测效度。国内外大量的实验室实验和临床实践均证明内隐测试技术能比较好地探测个体真实的态度和行为倾向，且信效度良好，预测力较高且具有稳定性。三是受被测试者认知加工等因素的影响较小。内隐测试不需要过多认知加工资源的投入，这在一定程度上避免了主观因素的影响，保证评估结果的相对真实性和客观性。四是有神经生理的基础作为科学依据。内隐测试技术以神经网络加工模型为理论基础，该模型认为属性或概念储存于"神经节"构成的"集合"，语义联系紧密程度对应属性交叉程度，概念间的语义联系越紧密，后续概念的识别速度就越快，产生"启动"效应。内隐测试就是探测目标刺激与中性刺激所产生的"启动"效应的快慢。

（三）筛查指标

实验组与对照组的追踪研究确定内隐测试的筛查指标由内隐标准分数、反应时、正确率三部分组成；外显测试（问卷和量表）作为内隐测试系统的辅助，以阳性症状数为筛查指标之一。戒毒人员自杀、攻击等高冲动行为的筛查评估系统以内隐测试为主，外显测试为辅；内隐与外显相结合对戒毒人员的自杀、攻击等高危行为有较好的筛查预测作用，具有较好的内部一致性与外部预测性，可在戒毒人员中推广应用。

（四）评估实效

攻击行为筛查评估实效。攻击行为内隐筛查系统按内隐攻击性测试分数、正确率、阳性症状数的高、中、低组合而构建。戒毒工作人员用这一系统对随机抽取的 100 名戒毒人员进行筛查评估,发现高危攻击性的戒毒人员占 10% ,低中攻击性的戒毒人员占 13% ,潜在攻击性的戒毒人员占 17% ;用这一系统对 100 名有行为问题的戒毒人员进行筛查评估,发现高危攻击性的戒毒人员占 20% ,低中攻击性的戒毒人员占 29% ,潜在攻击性的戒毒人员占 32% ,也就是说,这一系统能够把占比 81% 的有明显行为问题和潜在行为问题的戒毒人员筛查出来。

为了更好地保证攻击行为内隐筛查系统的预测效度,我们又进一步选取 56名由一线戒毒工作人员长期观察到情绪不稳定、发生攻击行为可能性较大的戒毒人员（名单由各戒毒大队推荐）。这 56 名戒毒人员同时参加攻击行为的内隐筛查评估与经典泰勒攻击范式测试任务,测试人员通过数据分析,比较戒毒人员在两个测试任务上的一致性程度。结果发现,内隐攻击测试筛查评估的结果与泰勒攻击范式测试的结果有较高的一致性。在高攻击性的表现性上,两者的一致性达到了 67% ;在中低攻击性的表现上,两者的一致性达到了 77% 。这一结果说明了内隐攻击筛查系统能够比较好地筛查出有攻击性的戒毒人员,并能较好地区分不同攻击程度的戒毒人员。

自杀行为筛查评估实效。内隐自杀测试分数、正确率,阳性症状数高、中、低组合,构建自杀行为内隐筛查评估系统。这一系统 2018 年 8 月至 2021 年 3 月被用于筛查评估 8421 人次的戒毒人员,发现高危自杀 122 人次,占比 1.45% ;潜在自杀 2018 人次,占比 23.96% 。这说明该系统能够比较好地筛查出有自杀风险的戒毒人员,能够有效区分具有高度自杀风险和潜在自杀风险的戒毒人员。

二、基于虚拟现实技术的戒毒人员愤怒攻击性评估系统的构建

内隐测试技术可以把具有自杀、攻击等高冲动性行为风险的人员筛查出来,但对于这些人是否在实际中具有现实危险性,可以利用虚拟现实技术进一步地筛查评估;通过二次评估,确定重点关注和干预的戒毒人员。

(一)背景介绍

激发愤怒攻击性是愤怒攻击性测量、评估的前提。以往对愤怒攻击性的激发常采用看视频或回忆愤怒事件的形式,但存在以下问题:比如,看视频的方式中被试者的卷入度不够,回忆愤怒事件的方式又不能充分地激发出被试者的愤怒攻击性,所以,需要开发一种让受测者既有足够的卷入度又有较强的愤怒情绪体验的测试任务。

实验室研究常用经典的泰勒攻击范式（Taylor Aggression Paradigm，TAP）来激发受测者的愤怒攻击性。TAP通过设置低挑衅、高挑衅的实验条件，并在竞争性的游戏中设置虚拟玩家，被试者在输掉游戏后要接受虚拟坑家的惩罚（电击），被试者在赢局为虚拟玩家设置惩罚等级（"1～4"代表低惩罚、低攻击性，"5～8"代表高惩罚、高攻击性）的数字作为愤怒攻击性的行为指标。后来的研究从不同的角度对TAP进行了修订，比如只设置高挑衅的实验条件，或为了伦理方面的考虑将电击惩罚替换为噪声惩罚等，利用修订后的TAP激发被试的愤怒攻击性等。虽然有这些改进，但实验室的操作程序还是欠缺生态效度，被试者觉得是在玩游戏，并不能激发出其愤怒的情绪体验。

随着科技的发展，只要虚拟现实技术（Virtual Reality，VR）结合TAP范式，就能创设一个与现实生活较为接近的情景，从而能较好地激发出被试者的愤怒情绪体验，从而在其攻击行为上有所体现。

（二）理论基础

虚拟现实技术通过特定的计算方法，可以将视觉、听觉、嗅觉、味觉、触觉、本体感觉等基本感观进行整合，并能实现人与物体、环境的互动，所以虚拟现实技术在跨感觉通道情绪信息的整合上有其独特的优势。比如，虚拟现实技术通过创建虚拟现实的视听环境，可以诱发出愉悦、厌倦、焦虑、悲伤、愤怒等情绪。正是由于虚拟现实技术在跨感觉通道情绪信息整合上的独特性，所以科研人员可以利用这一技术创建一种和自然环境接近的，并且被试能够操控刺激的感觉特征，从而在虚拟的情景中操控相关刺激变量来实现情绪诱发的目的。

虚拟现实技术与泰勒攻击范式（TAP）相结合可较好地激发戒毒人员的愤怒攻击性。虚拟现实是以计算机技术为核心，生成在视、听、触、感等方面与真实环境高度近似的数字化环境（虚拟环境，Virtual Environment，VE）。用户借助必要的装备与虚拟环境中的对象交互作用，相互影响，可以产生亲临真实环境的感受和体验，因此虚拟现实技术具有沉浸感、可互动性等优势。近年来，VR在物质成瘾治疗领域的研究取得了重要进展，显示了这一新型治疗技术的潜在优势。我们把TAP范式进行修订（只设置高挑衅的实验条件，将刺耳噪声作为惩罚刺激），利用虚拟现实技术的互动性来激发戒毒人员的愤怒攻击性，进而采集相关评估数据，为戒毒人员愤怒攻击性的识别、干预和预防奠定基础。

（三）操作过程

戒毒人员进入 VR 环境前，戒毒工作人员首先告诉他们这是一个测试反应速度且具有竞争性的"射击"比赛。整个比赛由 3 轮组成，比赛中输家会受到赢家的惩罚（刺耳的白噪声），判断输赢是以谁先打中前面的矿泉水瓶子为准。除第一轮外，在每局比赛开始前，双方都要预先通过选择一个数字作为对方的惩罚强度，数字越大，代表对方接受的惩罚越重。

进入 VR 环境后，戒毒人员先进行练习，目的是帮助被试者熟悉如何射击和瞄准。戒毒人员在练习环节后进入愤怒激发阶段，共进行 20 局（20 trials）比赛，此阶段通过设置"挑衅"与"惩罚"两个环节，以激怒戒毒人员；然后进入评估阶段，仍然进行 20 局的比赛，主要通过戒毒人员为"对手"设置的惩罚等级数字来评估其攻击性程度的高低。

（四）评估实效

基于虚拟现实技术的戒毒人员愤怒攻击性评估系统具有良好的评估效果。行为实验数据表明，参与该评估系统的戒毒人员在评估阶段均表现出较高的愤怒攻击行为（均分在 6 分左右，8 分是最高的攻击等级），其他脑电、皮电等生理指标也佐证了戒毒人员确实有愤怒情绪的事实。

这些结果综合说明了该系统具有两方面的临床心理评估价值：一是该系统和现实生活的接近度高，生态效度好，能较好地激发戒毒人员的愤怒攻击性，这为攻击行为的评估奠定了基础；二是该系统能较好地记录和反馈戒毒人员的攻击行为，并用数值来量化其攻击性的程度，因此可以作为愤怒攻击行为量化的评估系统。

三、戒毒人员复吸风险评估系统的构建

戒毒人员复吸风险评估是戒毒人员心理评估工作的基础部分，也是关键的环节。通过评估，戒毒工作人员掌握戒毒人员当前复吸风险的影响因素，从而有针对性地开展矫治工作，复吸风险评估的重要性就由此凸显出来。但是，受戒毒人员说谎、社会掩饰性作答等因素的影响，戒毒人员复吸风险评估的要求就会更高，既要方便操作，又要有真实性和科学性。这些高要求具体落实到评估系统的构建上则要充分考虑多种因素来研发这一系统。

（一）背景介绍

戒毒人员复吸风险的评估难点在于如何确保评估的真实性和科学性。现有的戒毒人员复吸风险评估的方法有很多，如访谈法、主观报告法、问卷（量表）法、虚拟现实模拟法等，每种方法各有其优劣，但从经济效率、便于操作、便于分析的角度，问卷（量表）法是较佳的方式。

不过，由于复吸风险评估设计的内容比较敏感，戒毒人员出于多方面的顾虑，往往会出现说谎、装好等不真实作答的问题，严重影响了复吸风险评估的精准性，甚至使评估流于形式，无法得到预期的结果。所以，对戒毒人员开展复吸风险评估的前提条件是解决不真实作答和掩饰性的问题，只有这一问题能够得到比较好的解决，才能确保评估结果的准确性。

（二）理论基础

根据成瘾的生物—心理—行为—家庭—社会模型，影响成瘾和复吸的因素主要涉及生理、认知、动机、情绪、行为、家庭关系、社会支持系统等方面。生理因素如戒毒人员出现渴求时的生理唤醒反应、戒断反应等，都对戒毒人员的复吸行为产生着影响；认知因素如戒毒人员对吸毒、戒毒行为的看法是否端正，自我认识是否客观、全面，自信心是否充足等，也对戒毒行为的保持产生着影响；动机与情绪因素既能推动戒毒人员保持戒毒行为，也能成为复吸的推动性因素，比如，戒毒动机缺失、负性情绪困扰，都能成为戒毒人员复吸的内驱力；行为因素主要涉及戒毒人员在戒毒上付出的努力，戒毒目标和规划是否清晰等，如果不具备这些条件，戒毒人员发生复吸的风险性就会提升；家庭和社会支持系统是支撑戒毒人员保持戒毒行为的重要辅助性因素，良好的家庭关系和外部社会支持系统有助于戒毒人员得到情感和物质等方面的支持，成为其戒毒的重要动力来源之一。

既然影响戒毒人员的复吸风险因素是多方面的、综合性的，对其开展评估工作就要综合考虑多方面、多维度的因素。如果选择能把多方面、多维度的内容都囊括进来的评估手段，问卷（量表）是最佳的方式。

（三）评估维度

本研究采用量表评估的方式，通过大样本（1000人以上）数据采集和因子分析等技术处理，确定戒毒人员复吸风险评估的五维度因素。根据各维度因素所含题项的内容,进行因素命名:第一个因素包括 18 个题项,反映戒毒人员想吸毒时的生理反应、有可能导致复吸的危险情景等,可命名为"生理唤醒";第二个因素包括 18 个题项,主要反映戒毒人员为戒毒付出的行动、对于戒毒的方向是否明确等,因此,可命名为"戒毒行动";第三个因素的 14 个题项描述的是戒毒人员和家人的亲密关系、与家人的沟通方式、家庭信任与支持、家庭氛围等,可命名为"家庭关系";第四个因素有 9 个题项,主要涉及与吸毒有关的正负性情绪及情绪的管理等,可命名为"情绪管理";第五个因素的 17 个题项反映的是吸毒人员对于毒品和戒毒的认识、戒毒的动力与信心、能够戒毒的预期程度、自我评价等,此维度可命名为"戒毒效能感"。五个维度的因素共含有 76 个题项,加上测谎的 4 个题项,正式量表共由 80 个题项组成。

（四）评估实效

1. 信效度良好

按照信效度检验标准,戒毒人员复吸风险评估系统具有较好的信效度。首先,经筛选后由 76 个题项构成的最终量表的同质性信度和分半信度系数均在 0.80 以上;除了"家庭关系"和"情绪管理"的分半信度系数低于 0.85 外,其余分问卷的信度系数均在 0.85 以上;全问卷及各分问卷的信度系数均较好地满足心理测量学的要求。其次,各分问卷与全量表的得分之间呈现中等偏高的相关性,而各分问卷的得分之间则呈中等偏低的相关性,说明各分问卷既反映共同特性,又具有一定的独立性。探索性因素分析的研究结果表明,各题项的因子负荷值较高(0.396 ~ 0.753),五因子结构也符合最初对量表结构的理论构想。由此可见,作为该系统主体部分的《戒毒人员复吸倾向性量表》具有较好的信效度,符合心理测量学的要求。

除了信效度符合心理测量学的要求之外,为了确保测试系统的真实性和准确性,该系统又设置了测谎、装好、社会掩饰性、废卷等四道检测"门槛"。戒毒人员的测试数据只有在通过这四道门槛的前提下,才被系统识别为"有效"测试,否则,则是"无效"测试。此外,戒毒人员在前台测试系统中的测试题目全是随机呈现的,避免了戒毒人员多次作答可能产生的练习效应。这些精准化的设计较好地确保了戒毒人员测试结果的客观性和准确性,也确保了该系统能够顺利在戒毒人员中大范围地推广应用。

2. 应用价值

该评估系统主要使用于对戒毒人员个体进行复吸风险的评估分析,也可以扩展到对戒毒人员群体戒治质量进行数据分析。

第一，鉴别戒毒人员当前戒毒心理状况。

建立常模是评估体系中最关键的环节。由于常模数据确定了数据标准，它也是系统研发过程中最重要的部分。根据戒毒人员在男性、女性之间平均分各不相同的情况，笔者分别建立了男性、女性常模。根据得分与常模之间的距离，戒毒人员可被划分为三个风险等级：良好、一般、较差。戒毒人员的得分通过与常模进行比较就能够很容易得到戒毒人员个体的评估等级；处于一般和较差等级上的因子，则是我们戒毒矫治工作的主要对象。

第二，提供反馈结果，增强戒毒矫治的针对性。

为了更好地运用评估结果，我们制定了反馈模板。模板分四部分：（1）有效性反馈。这是对测试数据是否有效的评估，由系统根据算法自动完成。（2）分数和等级。测试人员在测量问卷录入以后，根据设定的数理模型校正和演算（目前由系统自动完成）得出一个总分和各维度的分值，并确定评价等级，作为直观的定量反馈数据。（3）结果分析。这主要是进行维度说明，分别说明评估对象出现问题的维度及出现问题的内容。（4）矫治建议。矫治建议主要根据评估结果给予矫治方向的指导，从而更加明确戒毒人员的矫治靶点并制订有针对性的矫治方案。

例如，戒毒人员×××的评估结果显示"戒毒行动"维度的等级是"较差"，这就提醒戒毒工作人员在戒毒行动上对该名人员需重点引导，帮助其树立适当的戒毒目标，可综合运用认知治疗、情感矫治、角色扮演、心理剧等方式激发其戒毒动机和行动。因此，该人的评估结果能够反映出当前戒毒矫治工作的薄弱环节，为修正戒毒矫治工作方案与调整戒毒矫治方向提供参考。

第三，检验戒毒矫治效果。

戒毒工作人员通过对比不同阶段复吸风险评估的结果，来检验戒毒人员开展个别戒毒矫治的效果；比如，通过对戒毒人员开展矫治项目训练前与训练后的情况进行分析，可以反映出戒毒工作人员对其戒毒矫治的效果；再如，通过对初期、中期、后期等阶段评估结果的描述性统计分析，可以得到戒毒人员评估结果中影响普遍比较高和比较低的因子分布情况，进而得到戒毒人员的变化规律和趋势。

第四，评估戒毒人员群体的教育矫治质量。

在个体评估的基础上，也可以分析戒毒人员群体的评估曲线与变化规律。例如，在对不同单位区间的戒毒人员群体进行测量后，可以统计不同单位区间的戒毒人员在良好、一般、较差等级上的分布人数；通过数据比较来评价戒毒人员群体的戒毒矫治质量，为戒毒人员复吸风险性的群体决策提供参考依据。

3. 效益分析

该系统在社会效益方面主要发挥三种功能：(1)心理戒毒处方功能，即该系统可以评估戒毒人员当前的戒毒心理状态，为制订矫治方案提供依据；(2)戒毒心理评估工具功能，即该系统也可以用来评估戒毒人员的戒毒治疗效果，为了解戒毒人员的复吸倾向、及时调整治疗方案提供信息；(3)社会衔接辅助工具功能，即该系统的评估结果反馈有助于做好戒毒人员的社会衔接工作。比如，戒毒人员在回归社会前，其复吸风险评估结果有利于戒毒机构与场所对接社区戒毒、社区康复戒毒、戒毒康复中心和美沙酮门诊等部门的工作，评估戒毒人员复吸因素，制定戒毒处方，对戒毒人员在后续的戒毒环节和工作中维持戒毒行为具有重要意义。

总之，戒毒人员心理行为评估工作是戒治整体工作中的重要环节和组成部分，对于促进戒治工作的科学化和专业化发展具有重要意义。心理行为评估工作的开展，既可从传统的理论和测量方法出发，也可凭借前沿技术来研发相应的评估工具。本节主要介绍了以传统理论和方法为基础构建的戒毒人员复吸风险评估系统，还有依据现代前沿技术，如内隐测试技术、虚拟现实技术等构建的高危风险行为评估系统，上述系统在戒毒实践中得到临床验证，可以较好地应用于戒毒人员心理行为评估工作中。

■ 主要参考文献

1. 戴晓阳、蔡太生：《临床心理评估的过去、现在与未来》，载《中国临床心理学杂志》2001年第3期。

2. 田杰：《统一戒毒基本模式下的诊断评估改善和提升策略》，载《中国司法》2019年第5期。

3. 谢敬聃、苗丹民、杨业兵：《项目反应理论及计算机自适应测验在临床心理评估中的应用》，载《临床医学工程》2012年第2期。

4. 马立骥：《心理评估技术在社区心理咨询中的应用》，载《中国全科医学》2007年第11期。

5. 郑霞等：《虚拟现实技术应用于神经心理评估的研究概述》，载《心理科学进展》2010年第3期。

6. 王春光、罗桂伶、徐万富：《戒毒人员冲动攻击行为"内隐＋外显"筛查评估系统的构建》，载《中国监狱学刊》2020年第2期。

7. 李娜、王春光：《戒毒人员复吸倾向性量表的编制》，载《中国药物依赖性杂志》2012年第1期。

8. Taylor, *Aggressive Behavior and Physiological Arousal As a Function of Provocation And the Tendency to Inhibit Aggression*, Personality, Vol. 35:2, p. 297 – 310(1967).

9. Hortensius, et al., *When Anger Leads to Aggression: Induction of Relative Left Frontal Cortical Activity with Transcranial Direct Current Stimulation Increases the Anger – aggression Relationship*, Social Cognitive and Affective Neuroscience, Vol. 7:3, p. 342 – 347(2012).

10. Riva, *Virtual Reality in Psychotherapy: Review*, Cyber Psychology & Behavior, Vol. 8:3, p. 220 – 230(2005).

11. Kaganoff E., et al., *Feasibility of Using Virtual Reality to Assess Nicotine Cue Reactivity During Treatment*, Research on Social Work Practice, Vol. 22:2, p. 159 – 165(2012).

12. Saladin, et al., *A Preliminary Report on the Use of Virtual Reality Technology to Elicit Craving and Cue Reactivity in Cocaine Dependent Individuals*, Addictive Behaviors, Vol. 31:10, p. 1881 – 1894(2006).

13. 王春光:《颜色与音乐联合刺激对冰毒成瘾者愤怒攻击性的影响》,中国科学院大学 2017 年博士学位论文。

14. 李红霞等主编:《心理测量实用教程》,北方文艺出版社 2013 年版。